E. Peterson **Torticollis spasmodicus**
F. J. Erbguth **Langzeitergebnisse der Physiotherapie, Botulinumtoxin-Injektionen und operativen Behandlungen**

Springer-Verlag Berlin Heidelberg GmbH

E. Peterson
F. J. Erbguth

Torticollis spasmodicus

Langzeitergebnisse der Physiotherapie,
Botulinumtoxin-Injektionen
und operativen Behandlungen

Mit 84 Abbildungen
in 132 Teilabbildungen
und 53 Tabellen

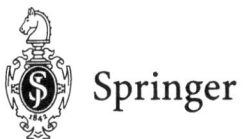

Springer

Dr. med. ECKHARD. PETERSON
Rommel-Klinik
Bätznerstraße 96
75323 Bad Wildbad

Prof. Dr. med. Dipl.-Psych. FRANK J. ERBGUTH
Neurologische Klinik des Klinikums Nürnberg
Breslauerstr. 201
90340 Nürnberg

*Für diese Arbeit erhielt der Autor E. Peterson
den Neuroorthopädie-Preis 1992*

ISBN 978-3-540-67448-1

Die Deutsche Bibliothek – CIP-Einheitsaufnahme
Peterson, Eckhard:
Torticollis spasmodicus : Langzeitergebnisse der Physiotherapie, Botulinum-Injektionen und operativen Behandlungen / Eckhard Peterson ; Frank J. Erbguth.
– Berlin ; Heidelberg ; New York ; Barcelona ; Hongkong ; London ; Mailand ; Paris ; Singapur ; Tokio : Springer, 2001
   ISBN 978-3-540-67448-1   ISBN 978-3-642-56828-2 (eBook)
   DOI 10.1007/978-3-642-56828-2

Dieses Werk ist urheberrechtlich geschützt. Die dadurch begründeten Rechte, insbesondere die der Übersetzung, des Nachdrucks, des Vortrags, der Entnahme von Abbildungen und Tabellen, der Funksendung, der Mikroverfilmung oder der Vervielfältigung auf anderen Wegen und der Speicherung in Datenverarbeitungsanlagen, bleiben, auch bei nur auszugsweiser Verwertung, vorbehalten. Eine Vervielfältigung dieses Werkes oder von Teilen dieses Werkes ist auch im Einzelfall nur in den Grenzen der gesetzlichen Bestimmungen des Urheberrechtsgesetzes der Bundesrepublik Deutschland vom 9. September 1965 in der jeweils geltenden Fassung zulässig. Sie ist grundsätzlich vergütungspflichtig. Zuwiderhandlungen unterliegen den Strafbestimmungen des Urheberrechtsgesetzes.

http://www.springer.de

© Springer-Verlag Berlin Heidelberg 2001
Ursprünglich erschienen bei Springer-Verlag Berlin Heidelberg New York 2001

Die Wiedergabe von Gebrauchsnamen, Warenbezeichnungen usw. in diesem Werk berechtigt auch ohne besondere Kennzeichnung nicht zu der Annahme, dass solche Namen im Sinne der Warenzeichen- und Markenschutzgesetzgebung als frei zu betrachten wären und daher von jedermann benutzt werden dürften.

Produkthaftung: Für Angaben über Dosierungsanweisungen und Applikationsformen kann vom Verlag keine Gewähr übernommen werden. Derartige Angaben müssen vom jeweiligen Anwender im Einzelfall anhand anderer Literaturstellen auf ihre Richtigkeit überprüft werden.

Herstellung: PRO EDIT GmbH, Haberstr. 7, 69126 Heidelberg
Umschlaggestaltung: design & production GmbH, 69121 Heidelberg
Satz: TBS, 69207 Sandhausen
Druck CTP: Stürtz AG, Universitätsdruckerei, 97080 Würzburg

Gedruckt auf säurefreiem Papier   SPIN: 10765369   24/3130 ML   5 4 3 2 1 0

*Meiner Tochter
Astrid Peterson
gewidmet*

Geleitwort

Unwillkürliche abnorme Bewegungen und Haltungen charakterisieren das Krankheitsbild der Dystonie. Der Torticollis spasmodicus stellt die häufigste Form einer fokalen Dystonie dar. Die pathophysiologischen Grundlagen der dystonen Bewegungsstörungen sind aber noch weitgehend ungeklärt. Eindeutige morphologische Veränderungen wurden nicht beobachtet. Neurophysiologische Untersuchungen und Studien mit Methoden der funktionellen Bildgebung lassen neben einer Beteiligung der Basalganglien auch eine Einbeziehung der motorischen und sensorischen Hirnrinde erkennen.

Angesichts dieses Wissensstandes erscheinen die Schwierigkeiten in der Therapie der Dystonien nicht überraschend. Anders als z. B. für den M. Parkinson fehlen klare neuropharmakologische oder chirurgische Konzepte für eine spezifische Behandlung. Vor diesem Hintergrund kommt der Darstellung der verschiedenen Therapiemaßnahmen und ihrer Langzeitergebnisse, die im Wesentlichen aus der Zeit vor der Ära der Botulinumtoxin-Behandlung stammen, eine große Bedeutung zu. Der Autor verfügt über eine unvergleichbare Erfahrung mit der Rehabilitation von Torticollis-Patienten, die konservativ mit Medikamenten und krankengymnastischen Maßnahmen oder mit chirurgischen Eingriffen am zentralen oder peripheren Nervensystem behandelt wurden. Dabei stützt er sich auf kontrollierte Verlaufsuntersuchungen unter Einbeziehung von quantitativen polygraphischen Messungen.

Die kritische Beurteilung der medikamentösen und chirurgischen Therapie und auch die Herausstellung der gezielten krankengymnastischen Behandlung werden auch in Zukunft für die Strategie der Behandlung des Torticollis spasmodicus bedeutsam bleiben. Zwar ist der Einsatz von Botulinumtoxin zur Therapie der 1. Wahl geworden. Der Beitrag von Erbguth belegt das mit eindrucksvollen Zahlen über Langzeitverläufe. Aber primäre und sekundäre Therapieversager zwingen weiterhin, andere Behandlungswege zu berücksichtigen. Schließlich werden auch die neuen Ansätze der stereotaktischen Behandlung mit chronisch-implantierten Stimulationselektroden die früheren Ergebnisse der stereotaktischen Läsionen im Thalamus und Pallidum nicht außer Acht lassen können.

So ist dem vorliegenden Werk von E. Peterson zu wünschen, dass es eine große Aufmerksamkeit bei all denen findet, die sich mit der oft schwierigen Behandlung von Torticollis-Patienten befassen.

Professor Dr. Dr. h.c. C. H. LÜCKING

Vorwort

Unter dem Begriff „Dystonie" fasst man ein breites Spektrum an Bewegungsstörungen zusammen, zu denen auch der „spastische Schiefhals" gehört. Der Torticollis spasmodicus ist eine Erkrankung, die bezüglich ihrer Ätiopathogenese und Therapie viele Fragen offen lässt.

Die Forschung beschäftigt sich mit einem Krankheitsbild, welches zwar in seiner klinischen Symptomatik in der Literatur dokumentiert ist, dessen Entstehungstheorien und Bedeutung neuronaler Systeme der Kopfbewegungen jedoch zu spannenden Hypothesen der Pathophysiologie führten.

Es schien uns daher gerechtfertigt, eine Darstellung wichtiger, aktueller Behandlungskonzepte auf klinisch-empirischer Basis vorzustellen, mit gewissen Schwerpunkten der Neurorehabilitation in Bad Wildbad. Die Zielgrößen sind zum einen die klinischen Befunde, zum anderen die Analyse motorischer Funktionen durch telemetrisch gewonnene Muskelaktionspotentiale, synerger, agonistischer und antagonistischer Muskeln. Am Beispiel des Torticollis spasmodicus wird ein in der Rommel-Klinik entwickeltes Verfahren zur Registrierung und semiquantitativen Auswertung von EMG-Befunden vorgestellt. Diese Methode ist eine wertvolle Bereicherung in der therapeutischen Entscheidungsfindung beim Torticollis spasmodicus. Dabei führen häufig erst die Messergebnisse der klinischen und elektrophysiologischen Untersuchungen zu einer gesicherten therapeutischen Entscheidung und damit einer wirksamen Besserung der Krankheitsfolgen. In dieser Studie werden die Langzeitergebnisse einer kömbinierten krankengymnastischen Torticollisbehandlung von 40 nichtoperierten und 86 operierten Patienten vorgestellt.

Seit Ende der 80er-Jahre wird das Botulinumtoxin als Mittel der ersten Wahl empfohlen. Der reversible Charakter der Wirkung ist Vorteil und Nachteil zugleich. Deshalb wurde auch den Langzeitverläufen des Torticollis spasmodicus unter Behandlung mit Botulinumtoxin A ein eigenes Kapitel gewidmet.

Die Zusammenstellung und kritische Bewertung der aktuellen Behandlungsmöglichkeiten des Torticollis spasmodicus kann ein wirksamer Ratgeber in der Therapieplanung und -durchführung sein.

Möge dieses Buch dazu dienen, dass die neueren Erkenntnisse allen Patienten zugute kommen, die unter quälenden Torticollis-Problemen leiden.

Autoren und Herausgeber hoffen mit diesem Beitrag einen Einstieg geschaffen zu haben, um das Interesse am Torticollis spasmodicus zu fördern, damit den Betroffenen noch wirksamer als bisher geholfen werden kann. Den Mitarbeitern des Springer-Verlages danken wir für die hilfreiche Zusammenarbeit und großzügige Ausstattung des Buches.

Bad Wildbad, Erlangen E. PETERSON
im Frühjahr 2001 F. J. ERBGUTH

Inhaltsverzeichnis

1	**Einleitung**	1
	E. Peterson	
1.1	Problemstellung und Ziele dieser Arbeit	2
1.2	Definition und Nomenklatur des Torticollis spasmodicus	3
1.3	Theorien der Torticollis-Entstehung	5
1.3.1	Die psychogene Theorie	5
1.3.2	Die Basalganglientheorie	5
1.3.3	Die labyrinthäre Theorie	6
1.4	Neuronale Systeme der Kopfbewegungen	6
1.5	Das pathologisch-anatomische Substrat des Torticollis spasmodicus	8
1.6	Pathophysiologie des Torticollis spasmodicus	8
2	**Methodik**	11
	E. Peterson	
2.1	Einführung	11
2.2	Verfahren und Anordnung zum quantitativen Aufbereiten von analogen EMG-Signalen verschiedener Muskeln	12
2.3	Ausführungsbeispiel – Elektromyogramme, Aufbereitung und Histogramme eines normalen und eines pathologisch innervierten Muskels	14
2.4	Arbeitsweise und Versuchsaufbau	18
2.5	Computerergebnisse anderer Autoren	22
2.6	Geräte und Ableitungstechnik	23
2.7	Untersuchungszeitraum und Patientengut	26
2.7.1	Formen des Torticollis spasmodicus der untersuchten Patienten	26
2.7.2	Alter der Patienten und Dauer der Erkrankung	27
2.8	Klinische Untersuchung	27

3	**Diagnostische Befunde beim Torticollis**	29
	Funktionsanalyse – Klinik und EMG	29
	E. PETERSON	
3.1	Einführung	29
3.2	Der horizontale Torticollis spasmodicus	30
3.2.1	Klinische Symptome	30
3.2.2	Telemetrische EMG-Befunde und Funktionsanalyse	32
3.2.3	Beschreibung einer Krankengeschichte	36
3.3	Der rotatorische Torticollis spasmodicus	39
3.3.1	Klinische Symptome	39
3.3.2	Telemetrische EMG-Befunde und Funktionsanalyse	41
3.3.3	Beschreibung einer Krankengeschichte	42
3.4	Der kombinierte horizontal-rotatorische Torticollis spasmodicus	45
3.4.1	Klinische Symptome	45
3.4.2	Telemetrische Elektromyographie: Befunde und Funktionsanalyse	47
3.4.3	Beschreibung einer Krankengeschichte	50

4	**Die konservative und rehabilitative Therapie**	55
	E. PETERSON, F.J. ERBGUTH	
4.1	Das bisherige Therapiekonzept	55
4.2	Medikamentöse Unterstützung der Therapie des Torticollis spasmodicus	55
4.3	Botulinumtoxin in der Langzeitbehandlung des Torticollis spasmodicus	57
4.3.1	Charakterisierung der Patienten und der Torticollis-Erkrankung	57
4.3.2	Injektion von Botulinumtoxin A, Muskelselektion und Therapiekontrolle	73
4.3.3	Wirkung der ersten Behandlung (Erstinjektionszyklus)	77
4.3.4	Verlaufsbeobachtungen	85
4.3.5	Diskussion	112
4.4	Krankengymnastische Behandlungen	127
4.5	Das neurophysiologische Konzept der krankengymnastischen Therapie	128
4.5.1	Das Brunkow-Konzept der Torticollis-Therapie	131
4.6	Behandlungstechniken unter telemetrischer EMG-Kontrolle	134
4.6.1	Stemmübungen nach Brunkow	134
4.6.2	Bewegungs-Ballspiele, Therapeutisches Reiten (Hippotherapie)	141

4.6.3	Massagen	145
4.6.4	Kopfstützen, orthopädische Hilfsmittel und passive Manipulationen	145
4.6.5	Feedback-Mechanismus	147
4.7	**Langzeitergebnisse der krankengymnastischen Therapie**	149
4.7.1	Periphere operative Eingriffe während der krankengymnastischen Therapie	151
5	**Kombinationsbehandlung von Operationen und Physiotherapie**	**153**
	E. Peterson	
5.1	Zielpunkte für stereotaktische Operationen bei extrapyramidalen Bewegungsstörungen	153
5.2	Bedeutung der Funktionsanalyse – Klinik und EMG – für die Zielpunktbestimmung bei stereotaktischer Therapie	154
5.2.1	Krankengeschichte	155
5.3	Langzeitbefunde der Kombinationsbehandlung von stereotaktischer Operation und Physiotherapie	159
5.3.1	Zusammenstellung der stereotaktischen Zielareale und peripheren Eingriffe	160
5.3.2	Behandlungsergebnisse	161
5.3.3	Komplikationen und Nebenwirkungen der Operation	162
5.3.4	Beeinflussbarkeit von Operationsnebenwirkungen durch die Physiotherapie	163
5.4	EMG-Verlaufsbefunde während der postoperativen Physiotherapie	164
5.5	Klinische Ergebnisse anderer Autoren	166
5.6	Mikrovaskuläre Dekompression des N. accessorius in der Regio kranio-zervikalis	168
5.7	Implantation eines hochzervikalen Elektrostimulationssystems	169
5.7.1	Zusammenfassung der Ergebnisse	173
5.7.2	EMG-Befunde unter zervikaler Elektrostimulation	174
5.8	Die selektive operative Denervation der seitlichen Hals-Nacken-Muskulatur	176
5.8.1	Operationsergebnisse	177
5.8.2	Operationsbedingte Nebenwirkungen	177
5.9	Tiefe Hirnstimulation	178

6 Zusammenfassung 179

Literatur 183

Sachverzeichnis 193

Abkürzungsverzeichnis

A.	Arteria
Abb.	Abbildung
Abl.	Ableitung
BWK	Brustwirbelkörper
EMG	Elektromyogramm, Elektromyographie
H.	Forel'sches Faserfeld
H1, H2	Fasciculus pallido-thalamicus
K1, K2	Kanal 1, 2 des Elektromyographen
LWK	Lendenwirbelkörper
M., Mm.	Musculus, Musculi
N.	Nervus
Op.	Operation
Pat.	Patient

Thalamuskerne:

V.im.i.	Nucleus ventrointermedius internus
V.o.a.	Nucleus ventrooralis anterior
V.o.i.	Nucleus ventrooralis interius
V.o.p.	Nucleus ventrooralis posterior

Kapitel 1

Einleitung

E. Peterson

Trotz zahlreicher somatotopischer Forschungsbefunde bleiben viele Fragen bezüglich der Ätiologie und Pathogenese des Torticollis spasmodicus offen. Das Spektrum der konservativen und operativen Behandlungen spasmodischer Syndrome ist zwar umfangreich, die Wirksamkeit der einzelnen Therapieformen jedoch sehr unterschiedlich. Neben spontanen Remissionen ist ein progredienter Krankheitsverlauf möglich. Nach den in der Literatur beschriebenen Verlaufsbeobachtungen spricht etwa die Hälfte der Torticollis-Patienten auf konservative Maßnahmen an.

Der Behandlungsplan von Arzt und Therapeut muss bei dieser teils progredient verlaufenden dystonischen Erkrankung mit schweren Haltungs- und Bewegungsstörungen des Kopfes und Verkrampfungsschmerzen der Hals-Nacken-Muskeln sowohl auf die Möglichkeit einer psychogenen als auch einer organischen Ursache abgestellt sein. In der Regel werden zunächst alle konservativen Maßnahmen durchgeführt, wobei Psychotherapie, Physiotherapie und medikamentöse Behandlungen im Vordergrund stehen. Nach erfolgloser konservativer Behandlung kann eine organische Manifestation des Torticollis postuliert werden, welche die Indikation zur chirurgischen Therapie beinhalten kann.

Die klinische Symptomatologie des Torticollis spasmodicus kann sich im fortgeschrittenen Stadium der Erkrankung sehr variabel gestalten, sodass eine exakte Analyse der bevorzugten Haltungs- und Bewegungskomponente des Kopfes nur durch eine elektromyographische Zusatzuntersuchung zu objektivieren ist. Bei einem Summenaktionspotential mit einer Frequenz von mehr als 10 Hz nimmt der Kopf stets eine abnormale Haltung in einer bevorzugten Richtung ein, die im Sinne eines dystonischen Torticollis mehr oder weniger fixiert bleibt.
Es werden in diesem Buch

- die grundlegenden Überlegungen zur Pathophysiologie mitgeteilt (Peterson)
- der Stellenwert der elektromyographischen Diagnostik erläutert (Peterson)
- ein Überblick über die konservativen und operativen Behandlungen gegeben (Peterson, Erbguth)
- die Kurz- und Langzeitergebnisse der Therapie mit Botulinumtoxin dargestellt (Erbguth)
- und die Möglichkeiten der Physiotherapie in Kombination mit unterschiedlichen chirurgischen Verfahren behandelt (Peterson).

Mit der vorliegenden Arbeit soll eine Klärung der bislang offenen Fragen nach dem Stellenwert einer speziellen Krankengymnastik auf neurophysiologischer Grundlage gegenüber operativen Maßnahmen in der Behandlung des Torticollis spasmodicus versucht werden.

1.1
Problemstellung und Ziele dieser Arbeit

Im ersten Teil der Arbeit wird eine klinische und elektromyographische Funktionsanalyse des Torticollis spasmodicus vorgenommen. Dabei sollen wesentliche klinische Kriterien und typische EMG-Befunde ermittelt und dargestellt werden. Erfahrungsgemäß ist das Erscheinungsbild des Torticollis vielfältig und äußerst variabel, da die Intensität der hyperkinetischen Innervation synerger Hals-Nacken-Muskeln von unterschiedlichem Charakter sein kann.

In Fällen mit einer kombinierten horizontal-rotatorischen Torticollis-Symptomatik kann bei überwertiger Neigung (Rotation) bzw. Wendung des Kopfes die klinische Diagnose unvollständig bleiben, da nur die bevorzugte Bewegungsrichtung zunächst ins Auge fällt. Es werden Fälle dieser Art, d. h. mit einer unvollständigen Diagnose, aus dem eigenen Krankengut vorgestellt und mit Angaben in der Literatur verglichen.

Die chirurgische Therapie des Torticollis spasmodicus mit Ausschaltung definierter Zielareale (stereotaktische Thalamotomie) für Rotation und Wendung setzt eine exakte Funktionsanalyse der Kopfhaltung voraus. Dies können die Krankheitsverläufe einiger operierter Patienten bestätigen, bei denen der erste Eingriff ohne Effekt auf den Torticollis blieb und erst die Zweitoperation auf der Gegenseite oder einem anderen Zielareal zu einer Besserung führte.

Zur Lösung dieser diagnostischen Funktionsprobleme versprachen eingehende telemetrische EMG-Untersuchungen interessante Befunde und eine wesentliche Hilfe bei der Charakterisierung der einzelnen Torticollis-Formen. Eine weitere Aufgabe war es, zu beobachten, wie sich Modus und Intensität der Innervation hyperkinetischer Muskeln bei den einzelnen krankengymnastischen Übungen verändern, objektive Kontrollbefunde zu erhalten, die reproduzierbar sind und den Wert einer Langzeitbehandlung aufzeigen können.

In der verfügbaren Literatur werden keine Methoden zur quantitativen Messung oder Bewegungsanalyse der Wirkung krankengymnastischer Maßnahmen mitgeteilt. Es war deshalb auch ein Ziel dieser Untersuchungen, ein Messverfahren zu finden, welches eine quantitative Aufbereitung telemetrisch registrierter EMG-Signale ermöglicht.

In dieser Arbeit wird die klinische Bedeutung eines von uns entwickelten neuen Verfahrens und die Anordnung zur quantitativen Auswertung von Myogrammen in der Diagnostik und Rehabilitation zerebraler Bewegungsstörungen am Beispiel des Torticollis spasmodicus erläutert. Der Wert der modernen Physiotherapie für den Patienten, insbesondere wenn neurophysiologische Behandlungstechniken eingesetzt werden, ist unbestritten. Bisher liegen leider nur wenige wissenschaftliche Ergebnisse für solche Behandlungskonzepte vor. Die Behandlungsfolgen wurden hinsichtlich ihrer Effizienz durch telemetrische EMG-Untersuchungen mit synchroner Ableitung synergistischer, an der Kopfkontrolle beteiligter Hals-Nacken-Muskeln registriert und überwacht. Simultanableitungen aus synergen hyperkinetisch kontrahierten Hals-Nacken-Muskeln hatten das Ziel, deren Verhalten in Phasen der Ruhe und Bewegung oder unter krankengymnastischen Anforderungen zu beobachten und zu messen.

Eine wesentliche Aufgabe dieser Studie war es, die Langzeitergebnisse einer krankengymnastischen Bewegungstherapie, die auf dem Brunkow-Bobath-Konzept beruht, zu ermitteln und diese mit den Resultaten verschiedener Kombinationsbehandlungen von Operationen und Krankengymnastik zu vergleichen.

1.2
Definition und Nomenklatur des Torticollis spasmodicus

Der Torticollis spasmodicus (spastischer Schiefhals), eine langsame dystonische Hyperkinese, ist durch unwillkürliche und nicht spastisch fixierte Störungen der richtungsbestimmten Kopfhaltung gekennzeichnet. Die hyperkinetische Innervation mit krampfhafter Anspannung synergistischer Hals-Nacken-Muskeln bewirkt die Behinderung derjenigen Bewegungen, die der spontanen Bewegungsrichtung entgegengesetzt sind.

Dies bedeutet bei einem horizontalen Torticollis nach links eine Beeinträchtigung der Blickfolge und Kopfwendung nach rechts. Die dabei nicht intendierten Muskelkontraktionen verteilen sich asymmetrisch auf Hals- und Nacken-Muskeln, wodurch es zu einer bevorzugten Haltung und Bewegungsrichtung des Kopfes kommt. Um die Bewegungsrichtung des Kopfes beim Menschen mit den quadrupeden Wirbeltieren vergleichen und mit äquivalenten Bewegungen des Blickes benennen zu

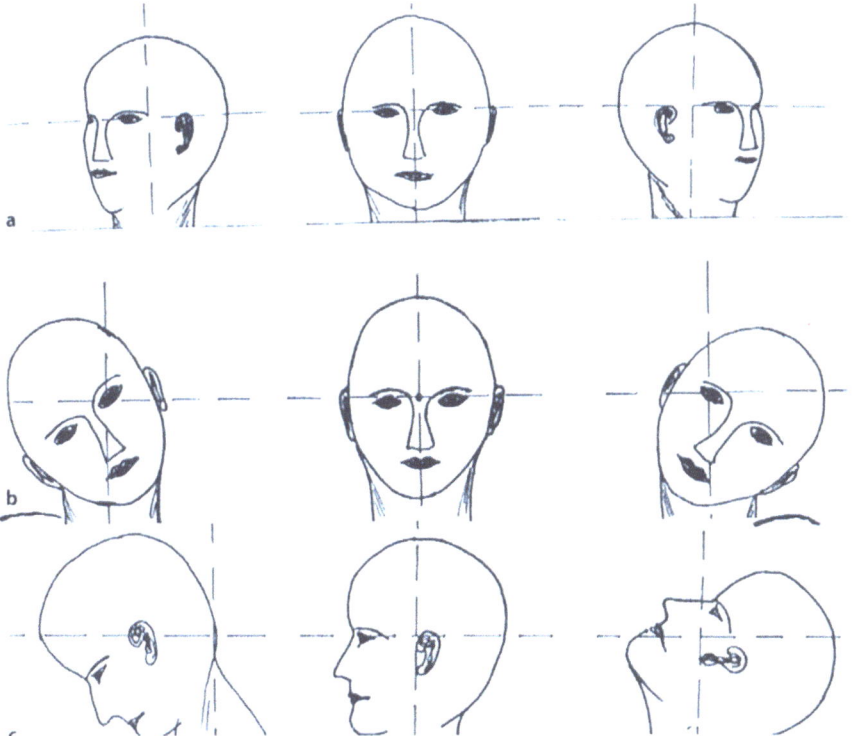

Abb. 1.1 a–c. Schematische Darstellung des Mechanismus der richtungsbestimmten unwillkürlichen Kopfhaltung bei verschiedenen Typen des Torticollis spasmodicus. a Torticollis horizontalis: Kopfwendung nach rechts und links, b Torticollis rotatorius: Kopfneigung zur Seite (Rotation), c Antero- und Retrocollis: Senkung und Hebung des Kopfes

können, ist es erforderlich, einander entsprechende Bewegungsrichtungen zu definieren. Entgegen anderen Darstellungen des Torticollis, wie etwa von Podivinsky (1968) werden in dieser Untersuchung Kopfbewegungen nach rechts und links um die vertikale Achse ebenso wie die horizontalen Bewegungen des Blickes als Wendungen bezeichnet. Diesen ist sensorisch der laterale, horizontale Bogengang zugeordnet. Als Rotation oder Raddrehungen (Seitneigungen) im strengen Sinn werden Bewegungen des Kopfes um die fronto-occipitale Achse bezeichnet, entsprechend den rotatorischen Blickbewegungen. Sensorisch wird ihnen der obere, frontale Bogengang zugewiesen. Bewegungen des Kopfes um eine horizontal-frontale Querachse (Augenachse) und die entsprechenden Blickbewegungen werden als Hebungen und Senkungen bezeichnet.

Die richtungsbestimmte unwillkürliche Kopfhaltung beim Torticollis spasmodicus hat 4 Bewegungskomponenten:

- eine reine Wendung des Kopfes um die vertikale Achse nach rechts oder links (horizontaler Torticollis),
- eine Rotation oder Raddrehung des Kopfes um die horizontal-sagittale Achse (Seitneigung), wobei sich das Ohr zur homolateralen Schulter neigt (rotatorischer Torticollis),
- eine Kopfhebung um eine horizontal-frontale Querachse, die einen Retrocollis bewirkt, und
- eine Kopfsenkung nach vorn, ebenfalls um eine horizontal-frontale Querachse, die zu dem seltenen klinischen Bild des Anterocollis führt.

Durch eine hyperkinetische Aktivierung des M. sternocleidomastoideus wird das Gesicht immer zur Gegenseite gewendet. Die Kontraktion der seitlichen unteren Hals-Nacken-Muskulatur (Mm. splenius capitis, semispinalis und trapezius) führt zu einer Seitneigung (Rotation) des Kopfes zur homolateralen Schulter.

Bei der klinischen Untersuchung sind sowohl die Kopfwendung um die vertikale Achse (Kopfdrehen), die Rotation des Kopfes um die fronto-occipitale Achse (Seitneigung), als auch Hebung und Senkung des Kopfes zu objektivieren. Erfahrungsgemäß sollte der klinische Befund in entspannter Ruhehaltung und in Bewegung des Patienten erstellt werden. Charakteristischerweise ist eine hyperkinetische Haltungs- und Bewegungsstörung in Ruhe (entspanntes Sitzen oder Liegen) oft kaum zu sehen, hingegen wird sie unter Bewegungsanforderungen (Stehen und Gehen) in ihrer klinischen Symptomatik immer sichtbar. Das klinische Bild beim Torticollis kann sehr variabel sein, da es abhängig ist von der Intensität der jeweilig bevorzugten Bewegungsrichtung des Kopfes. So finden wir neben rein rotatorischen bzw. horizontalen Formen Kombinationstypen, bei denen Wendung mit gleichzeitiger Seitneigung (Rotation), Anteflexion oder mit partieller Reklination des Kopfes zu beobachten sind.

Die Kontraktionen der synergen hyperkinetischen Hals-Nacken-Muskeln erfolgen tonisch und phasisch. Die krampfhaft kontrahierten Muskeln bieten palpatorisch einen deutlichen Widerstand. Auf den Modus der hyperkinetischen Innervation kann durch die klinische Bezeichnung wie Torticollis dystonicus, myoklonicus, crampiformis bzw. rigidus hingewiesen werden.

1.3
Theorien der Torticollis-Entstehung

In der Literatur werden zusammengefasst drei Theorien über die Entstehung des Torticollis angeführt: die psychogene, die Basalganglien- und die labyrinthäre Theorie.

1.3.1
Die psychogene Theorie

Die psychogene Theorie geht auf Brissaud u. Feindel (1899) zurück. Die Beeinflussbarkeit des Torticollis durch affektive Momente ließ vermuten, dass psychische Vorgänge bei der Entstehung eine wesentliche Rolle spielen. Whiles (1940) behandelte Frauen, bei denen der Torticollis Symbolcharakter im Sinnes eines „Nicht-ins-Auge-Fassens" oder eines „Sich-Abwendens" hatte.

Sie konnten durch eine psychotherapeutische Behandlung von ihrem Torticollis befreit werden. Brierley (1967) berichtete von Patientinnen mit hysterischem Torticollis, die mit Erfolg einer Verhaltenstherapie unterzogen wurden.

Mitscherlich (1971 a, b), Lützenkirchen (1979) weisen darauf hin, dass beim Torticollis häufiger als bei anderen extrapyramidalen Syndromen besondere Persönlichkeitsstrukturen zu finden seien. Bei diesen Patienten konnte der Torticollis durch Psychotherapie gebessert werden. Auch von Essen et al. (1980) fanden bei 17 operierten Patienten gehäuft psychoneurotische Persönlichkeitsmerkmale und führen den Beginn der Torticollis-Symptomatik auf psychogene Faktoren zurück. Allerdings sei eine organische Manifestation dann anzunehmen, wenn der Torticollis nach Beseitigung der auslösenden Faktoren fortbestehe.

Eine rein psychogene Ursache des Torticollis wird von anderen Autoren aber in Frage gestellt (Cockburn 1971; Martin 1982; Naber et al. 1986).

1.3.2
Die Basalganglientheorie

Die Basalganglientheorie wurde von Foerster (1920), der den Torticollis auf eine Erkrankung des Corpus striatum zurückführte, diskutiert. Das Corpus striatum übe in erster Linie eine Hemmung auf den thalamopallidären Reflexbogen aus. Im Falle der Erkrankung entfalle die normalerweise vorhandene „striäre Bremse". Charakteristisch für einen striären Torticollis sei seine Beeinflussbarkeit im positiven und negativen Sinn durch sensible und sensorische Reize bzw. affektive Impulse, Foerster (1921, 1929). Bei dem von Foerster (1933) vorgelegten Sektionsfall handelte es sich um einen Torticollis als Teilsymptom einer Athetose, der eine Striatumschädigung zugrunde liegt.

Der Torticollis-Fall von Tretiakoff (1919) zeigt eine Läsion im ventralen Teil des Nucleus niger, während im hereditären Fall von van Bogaert (1941) eine Atrophie des inneren Pallidumgliedes und des dorsalen Teils des Nucleus subthalamicus beobachtet wurde. In weiteren Fällen werden herdförmige Veränderungen im Striatum und

Putamen in den Vordergrund gestellt (Wimmer 1929; Grinker u. Walker 1933; Alpers u. Drayer 1937).

In Fällen mit reiner Torticollis-Symptomatik fehlen in der Literatur bisher eindeutige neuropathologisch-anatomische Korrelate.

1.3.3
Die labyrinthäre Theorie

Die labyrinthäre Theorie geht auf Curschmann (1907) zurück. Er beschreibt einen kombinierten Torticollis mit Wendung nach links und Kopfneigung nach rechts bei beidseitiger labyrinthärer Schwerhörigkeit. Bei Kopfdrehung um die sagittale Achse entstand ein starker Schwindel und horizontaler Nystagmus. Eine Chininbehandlung führte zur Heilung, die anderthalb Jahre anhielt. In zwei weiteren Fällen führte eine Chininbehandlung zu einer Besserung des mit labyrinthären Symptomen verbundenen Torticollis.

1.4
Neuronale Systeme der Kopfbewegungen

Die Bedeutung der Stell- und Gleichgewichtsreaktionen auf die Kopf-Rumpf-Kontrolle wurde durch die tierexperimentellen Befunde von Magnus u. de Kleyn (1912) bei labyrinthlosen dezerebrierten Katzen und von Tarlov (1969) nach Läsionen der Nuclei vestibulares beim Affen beobachtet.

Kemberling et al. (1952) erzeugten bei Katzen einen experimentellen Torticollis, indem sie stereotaktische Läsionen im Bereich der Vestibulariskerne und der rhombencephalen Formatio reticularis setzten. Die Bedeutung der Formatio reticularis für die statische Innervation, aber auch für die Integration und Koordination der Körper- und Kopfstellreflexe erscheint gesichert. Spiegel (1927) weist darauf hin, dass die Stellfunktion des Mittelhirnapparates bei höheren Tieren (Katze, Hund) im Gegensatz zum Kaninchen „immer mehr willkürlich gehemmt werden kann".

Duensing u. Schäfer (1960) untersuchten die Beziehungen zwischen Formatio reticularis und Vestbulariskernen an Kaninchen mit intaktem Kleinhirn. Sie beobachteten, dass bestimmte reticuläre Neurone auf mehrere labyrinthäre Rezeptoren einwirken und somit potentiell zu aktiven Bewegungen des Kopfes nach verschiedenen Richtungen in Beziehung stehen. Die Autoren unterscheiden zwischen differenzierten und undifferenzierten Neuronen und meinen, dass Frequenzänderungen der differenzierten Neurone, die bei aktiven Kopfwendungen hervorgerufen werden, denen bei passiven Bewegungen entgegengesetzt sind. Dies wäre eine Bestätigung des Reafferenzprinzips von Holst u. Mittelstaedt (1950) am einzelnen Neuron der Formatio reticularis. Die differenzierten Neurone, die zum Wecksystem gehören, reagieren auf sensible, akustische und optische Reize nicht so empfindlich wie die undifferenzierten. Die Konvergenz verschiedener Sinnesqualitäten auf die differenzierten Einheiten ist möglicherweise für die Stellreflexe vom Körper auf den Kopf sowie für Kopfbewegungen von Bedeutung, die auf akustische und optische Reize ausgerichtet sind.

Die Aufgabe der Formatio reticularis für die Integration verschiedener automatischer Reaktionen geht auf Untersuchungen von Szentagothai (1952) zurück, der bei elektrischer Reizung der Cristae acusticae bei Katzen und Hunden einfache und komplizierte Reflexe beobachten konnte.

Bei Drehung des Kopfes in jeder beliebigen Richtung sei die Wendung der Augen in entgegengesetzter Richtung durch einen Mechanismus äußerster Einfachheit, höchster Automatie und schnellster Funktion gesichert. Diese Funktion läuft über einfache (typische) Reflexe ab, die von den Bogengängen über die Vestibulariskerne und das hintere Längsbündel die Augenmuskelkerne erreichen. Der Ausfall einer Labyrinthfunktion kann nicht durch die typischen Reflexe kompensiert werden, wohl aber durch komplizierte Reflexe erfolgen, die über die Formatio reticularis ablaufen. Diese beinhalten die reziproke Hemmung und werden deshalb auch „atypische Reflexe" genannt. Der Reflexerfolg, d. h. Kontraktionen synerger Muskeln bzw. deren Hemmung, ist von den funktionellen Verhältnissen des Hirnstammes abhängig. Zerstörungen in der Formatio reticularis bei Verschonung des hinteren Längsbündels heben diese atypischen Reflexe auf.

Bucher u. Bürgi (1945) fanden durch Reizung in der Formatio reticularis bei narkotisierten Katzen die so genannte tegmentale Reaktion, eine ipsilateral gerichtete Wendung des Kopfes. Beim wachen und freibeweglichen Tier können Wendeeffekte vorwiegend bei Reizung im laterodorsalen, Raddrehungen im ventromedialen Bereich und Hebungen des Kopfes nahe der Mittellinie ausgelöst werden.

Weitere tierexperimentelle Untersuchungen der neuronalen Systeme für richtungsbestimmte Kopfbewegungen gehen auf Hess (1940) zurück. Durch örtlich umschriebene Reizungen im Mittel- und Zwischenhirn der Katze war es gelungen, richtungsbestimmte Lokomotionsbewegungen auszulösen und durch die nachträgliche Ausschaltung einen spiegelbildlichen Effekt zu erzielen.

Hassler u. Hess (1954) konnten Rotations- bzw. Raddrehbewegungen um die Längsachse der Katze durch Reizung des Nucleus interstitialis sowie seiner absteigenden und aszendierenden Bahnen bewirken. Die Raddrehung erfolgte zur gereizten Seite, nach Ausschaltung der Reizstelle kam es zu einer spiegelbildlichen Rotationshaltung zur Gegenseite. Für die Kopfsenkung wurde der Nucleus praecommissuralis und seine absteigenden Faserverbindungen angenommen (Hassler 1960). Das Neuronsystem des Nucleus praestitialis und seine aszendierenden Faserverbindungen zum Hypothalamus sowie seine deszendierenden Bahnen, die im Bereich des hinteren Längsbündels zum oberen Halsmark absteigen, wurde als das Substrat für die Kopfhebung angesehen. Die vom Pallidum bzw. seinem inneren Glied verursachten kontraversiven Kopfwendungen konnten durch die Untersuchungen von Montanelli u. Hassler (1964) sowie Hassler u. Dieckmann (1968) bestätigt werden.

Außerdem zeigte sich, dass Reizungen des Putamen nicht zu einer kontraversiven, sondern zu einer ipsiversiven Wendung des Kopfes führen. Im Putamen besteht demnach ein antagonistisches System für kontraversive Wendungen, welches über direkte Verbindungen auf das Pallidum einwirkt. Nach Hassler (1961) bewirkt eine Ausschaltung des äußeren Pallidumgliedes eine Unterbrechung von direkt absteigenden Verbindungen zum Nucleus subthalamicus, zur Formatio reticularis des Mittelhirns und auch zum Nucleus ruber. Eine Beeinträchtigung dieser absteigenden Neuronsysteme kann ebenfalls das dynamische Gleichgewicht im Vorderhorn verändern, ohne dass die Bahnungswirkung der Pyramiden dabei eingeschränkt wird.

1.5
Das pathologisch-anatomische Substrat des Torticollis spasmodicus

Die wenigen Erfahrungen über das pathologisch-anatomische Substrat des Torticollis spasmodicus weisen auf Ausfallsherde des mittleren und vorderen Putamen als wesentlichen Läsionsherd hin. In Ergänzung der Ausführungen zur Basalganglien-Therapie unterstreicht auch Wilson (1913/14), dass die Bewegungsunruhe der Patienten mit hepatolenticulärer Degeneration auf einen Striatumuntergang zurückzuführen ist. Das Striatum habe einen hemmenden Einfluss auf die spinalen Vorderhornzellen, entweder direkt über das lenticulorubrospinale System oder indirekt über striothalamocorticale Bahnen.

In einem ihrer Fälle von Torsionsdystonie beschreiben C. u. O. Vogt's (1941/42) eine Zellatrophie im Zentralkern des Thalamus. Für den Torticollis, der oft nur eine auf den Halsbereich begrenzte Torsionsdystonie ist, wurde von Hassler u. Dieckmann (1970) eine Zellatrophie im Centre median des Thalamus beobachtet.

1.6
Pathophysiologie des Torticollis spasmodicus

Ein normaler Haltungsreflexmechanismus ist die Grundlage unserer unwillkürlichen Kopf-Rumpf-Kontrolle, sowie der harmonisch integrierten Haltungs- und Gebrauchsmotorik. Dieser besteht aus einer Vielfalt automatischer Antworten, die im Kindesalter erworben und in den ersten drei Lebensjahren entwickelt werden (Schaltenbrand 1928; Weisz 1938).

Alle Gleichgewichtsreaktionen, Tonusänderungen und Bewegungen müssen koordiniert, adäquat im Ausmaß und zeitlich gut abgestimmt sein (Rademaker 1935; Zador 1938). Die Haltung des Kopfes wird durch eine Vielfalt von Reflexen und automatischen Reaktionen gesteuert. Diese reagieren sowohl auf exterozeptive, propriozeptive Afferenzen der Halsmuskeln, als auch auf Stellrezeptoren der Halswirbelsäule und können vom Labyrinth, Vestibularistonus und von optischen und akustischen Distanzrezeptoren beeinflusst werden. Alle afferenten und affektiven Impulse werden im Hirnstamm bei normal funktionierenden Regelkreisen koordiniert und integriert.

Abbildung 1.2 zeigt schematisch die Anteile der Basalganglien und ihre wichtigsten afferenten, efferenten und inneren Verbindungen. Das Striatum empfängt die Mehrzahl aller Afferenzen zu den Basalganglien, die im Wesentlichen vom Motorcortex, den intralaminären Kernen des Thalamus und von der Substantia nigra kommen. Die Efferenzen des Striatum gelangen über die Substantia nigra bzw. innere Teile des Pallidums zum Thalamus bzw. Hirnstamm.

Hypothetische Überlegungen zur Pathophysiologie des Torticollis führten zu der Ansicht, dass Fehlfunktionen undifferenzierter Neurone der Formatio reticularis eine Störung der reziproken Innervation mit Kontraktion der Agonisten und Hemmung der Antagonisten der Hals-Nacken-Muskeln bewirken. Dadurch führen Afferenzen aus Großhirn, Pallidum, Vestibularis und Kleinhirn ausschließlich zu einer Kontraktion in deren nachgeschalteten Muskeln, weil ihnen das Substrat der komplizierten

Abb. 1.2. Zusammenfassung wichtiger afferenter, efferenter und Eigenverbindungen der Basalganglien. (Aus Schmidt u. Thewes 1977, S. 108)

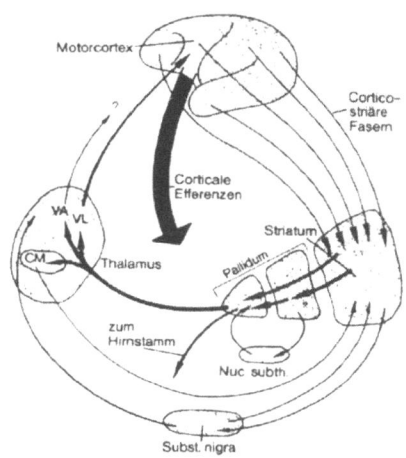

Reflexe mit ihrer reziproken Hemmung fehlt. Damit verliert das funktionell nachgeschaltete neuronale Substrat seine bremsende Zügelung, und es gelangen erregende Impulse über den Thalamus zum praemotorischen Rindenfeld 6 a alpha. Die motorischen Efferenzen bewirken in den zugehörigen Muskeln lediglich eine Kontraktion bei fehlender reziproker Hemmung, außerdem wird die supraspinale Regulierung der alpha- und gamma-Motoneuronaktivität gestört. Eine gezielte stereotaktische Operation mit Ausschaltungen im Bereich des Pallidum, Thalamus oder Subthalamus unterbricht die afferente Zuleitung ungebremster Impulse, womit ein Gleichgewicht zwischen Hemmung und Erregung wieder hergestellt werden soll. Andererseits wird der Torticollis spasmodicus als ein Enthemmungssyndrom aufgefasst, wobei die zentrale Hemmung auf das extrapyramidal-motorische System beeinträchtigt wird bzw. fehlt. Dies wiederum führt zu unwillkürlichen Haltungen und Bewegungen des Kopfes im Sinne von hyperkinetischen komplexen Bewegungsmustern, nicht aber zu einer Fehlinnervation einzelner Muskeln, die die Hals-Kopfstabilisierung regulieren. Die komplexe Beteiligung von synergen Hals-Nacken-Muskeln infolge einer zentralen Enthemmung ist somit auch nicht allein durch einen peripheren Eingriff im Sinne einer Myotomie oder Neurektomie zu korrigieren.

Abbildung 1.3 zeigt schematisch den Wirkungsmechanismus der Wendesysteme beim horizontalen Torticollis. Normalerweise (*oben*) besteht ein Gleichgewicht zwischen den vom rechten und linken Pallidum ausgehenden kontraversiven Wendekräften, die auf jeder Seite unter hemmender Kontrolle des ipsiversiv wirksamen Putamen stehen.

Beim horizontalen Torticollis nach rechts (*unten*) besteht ein Ausfall im linken Putamen bzw. im vorgeschalteten Zentralkern des Thalamus, wodurch die Hemmung auf das linke Pallidum entfällt. Damit überwiegt die Wendewirkung des linken Pallidum nach rechts, die aktive Kopfwendung nach links ist erschwert (Hassler u. Dieckmann 1970).

Pathophysiologisch ist demnach der horizontale Torticollis als eine Enthemmung des die Halsbewegung repräsentierenden somatotopischen Segments des Pallidum durch einen umschriebenen Putamenausfall aufzufassen.

Abb. 1.3 a, b. Schema des Wirkungsmechanismus der Wendesysteme beim horizontalen Torticollis. **a** Normalzustand mit Gleichgewicht der kontraversiven Wendekräfte, **b** Torticollis nach rechts durch Enthemmung des linken Pallidum. (Aus Hassler u. Dieckmann 1970, S. 482)

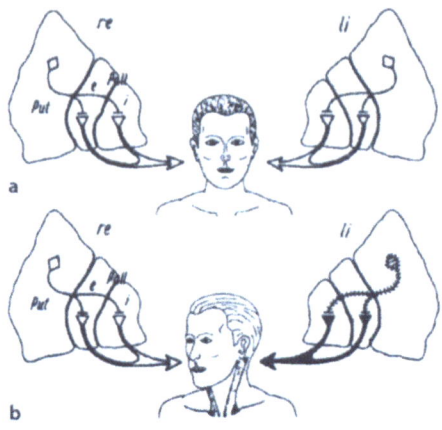

Auch eine Beeinträchtigung der hemmenden Kontrolle oder „striären Bremse" (Abb. 1.2) führt zu einer Überaktivität der kontraversiven Wendekräfte des Pallidum, wobei efferente Impulse über pallidothalamische Fasern (H1) zum Nucleus ventrooralis anterior (V.o.a.) des Thalamus die unwillkürliche Kopfwendung zur Gegenseite der Funktionsstörung einleiten.

KAPITEL 2

Methodik 2

E. PETERSON

2.1
Einführung

Die Elektromyographie (EMG) ist heute auch in der Rehabilitation ein Standardverfahren zur Untersuchung und Analyse motorischer Funktionen. Am Beispiel des Torticollis spasmodicus wird ein von uns entwickeltes Verfahren zur Registrierung und quantitativen Auswertung von telemetrisch gewonnenen EMG-Befunden vorgestellt. Durch die nahezu synchrone Innervation synerger Muskelfasern entsteht ein elektrisches Muskelaktionspotential, das mit entsprechenden Oberflächenelektroden auf der Haut nach einer geeigneten Verstärkung als Summenpotential mit einem Kathodenstrahloszillographen und mit einem Analogschreiber registriert wird. Da die Aktionspotentiale einzelner Muskelfaserbündel, insbesondere bei hyperkinetischer Innervation, zeitlich zusammenfallen und dabei ein sehr dichtes Interferenzbild (Summenpotential) bilden, ist eine Betrachtung einzelner Potentiale kaum noch möglich. Durch die Simultanableitungen synerger, agonistischer und antagonistischer Muskeln können Modus und Intensität der Innervation bei bestimmten motorischen Leistungen, z. B. Liegen, Stehen, Gehen und während krankengymnastischer Übungen analysiert werden.

Eine solche Analyse der Motorik ermöglicht das Studium der Innervation bei bestimmten Körperhaltungen und Bewegungen (Kinesiologie), andererseits können auch pathologische Reaktionen während der Physiotherapie objektiviert werden.

Die abgeleiteten Signale wurden bisher nur qualitativ ausgewertet, wobei der optische Eindruck bei der Rekrutierung von Muskelaktionspotentialen (Interferenzbild) und die Höhe der Amplituden einer vergleichenden Beurteilung zugrunde liegen. Damit ist ein signifikanter Vergleich von EMG-Protokollen auch bei ein und demselben Patienten praktisch unmöglich.

Bisher fehlte ein geeignetes Analyseverfahren, um die Aktivität von Muskeln mit unterschiedlicher Innervation bzw. Kontraktion quantitativ beurteilen zu können und somit auch exakte Aussagen über den Erfolg krankengymnastischer Maßnahmen zu erhalten.

Ein Vergleich von telemetrisch gewonnenen EMG-Protokollen (Abb. 2.1) verschiedener Bewegungsphasen (Liegen, Sitzen, Gehen) bei einem Patienten mit einem Torticollis horizontalis nach links zeigt die unterschiedliche Gesamtaktivität eines Muskels und unterstreicht den Wert und Bedarf eines geeigneten Verfahrens zur quantitativen Beurteilung der registrierten EMG-Signale.

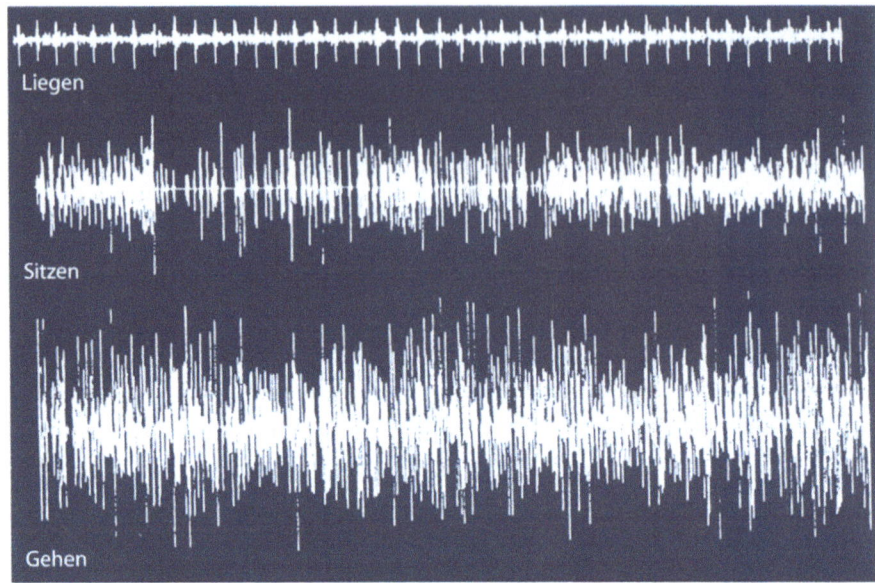

Abb. 2.1. Telemetrische EMG-Protokolle bei Hyperkinese des M. sternocleidomastoideus rechts in Ruhe und Bewegung, bei einem Torticollis horizontalis nach links

Wie die Myogramme zeigen, lassen die enormen Streuungen der Potentiale auch bei ein und demselben Patienten optisch keine exakte Auswertung der Protokolle zu, wodurch die objektive Beurteilung eines therapeutischen Effektes erschwert bzw. unmöglich wird.

Die Auswertung eines Maximalinnervationsmusters ist deskriptiv und umfasst keine quantitative Analyse. Die Beurteilung und Beschreibung von Summenaktionspotentialen hängt von der Erfahrung des Untersuchers ab. Elektromyographieprotokolle könnten lediglich bei einer gedehnten Papieraufzeichnung über die Dauer von einigen Sekunden (Abb. 2.2a) ausgezählt und miteinander verglichen werden. Eine solche Messung ist zur vergleichenden Beurteilung mit quantitativer Aussage, therapeutisch relevanter Beobachtungsphasen aber nicht geeignet, wie ein Beispiel (Abb. 2.2b) zeigt.

2.2
Verfahren und Anordnung zum quantitativen Aufbereiten von analogen EMG-Signalen verschiedener Muskeln

Die eigene Messmethode ist ein Verfahren zum selbsttätigen Aufbereiten von analogen Signalen, die unterschiedlichen Muskelfasern entsprechen. Hierbei werden die analogen Signale zunächst in digitale Einzelsignale umgewandelt; die Einzelsignale von Gruppen, jeweils bestehend aus einer konstanten Anzahl von Einzelsignalen werden gespeichert, wonach Abweichungssignale entsprechend Abweichungen der Ein-

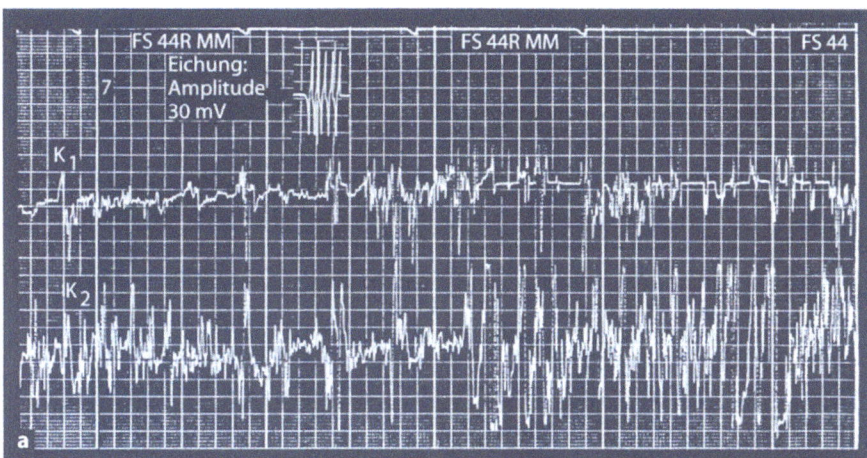

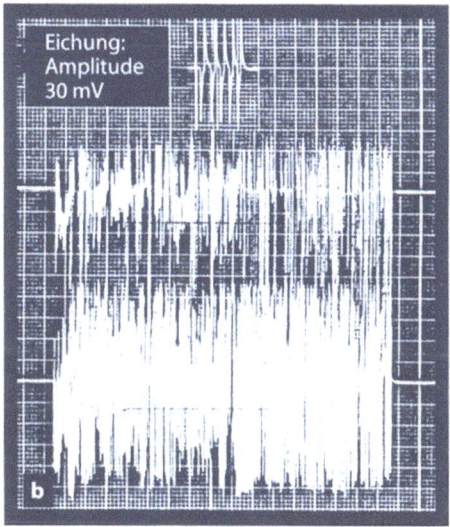

Abb. 2.2 a, b. Telemetrisches EMG antagonistischer Nackenmuskeln bei einer 41-jährigen Patientin mit einem Torticollis rotatorius nach rechts. **a** Einzelsignale von Muskelpotentialen. Registrierdauer von 4 Sekunden. K1 (*obere Kurve*): M. trapezius links (normale Innervation). K2 (*untere Kurve*): M. trapezius rechts (hyperkinetische Innervation). **b** Summen-Aktionspotential der Nackenmuskeln derselben Patientin. Dauer der Registrierung ca. 30 Sekunden

zelsignale der Gruppen gegenüber den Gruppenmittelwerten entsprechenden Signalen gebildet werden; schließlich werden Anzeigesignale, die von den Abweichungssignalen abgeleitet sind, Bereichen zugeordnet, für die Bereichssignale unter Berücksichtigung der Häufigkeit der innerhalb ihnen liegenden Anzeigesignale gebildet werden. Diese Bereichssignale werden dann vorzugsweise in Form einer graphischen Darstellung angezeigt. Die gebildeten Bereichssignale können besonders gut im Vergleich zueinander bewertet werden, wenn sie als Histogramm dargestellt werden.

Aus dem Vergleich von aufbereiteten Kurven im Verlauf einer Therapie können damit wichtige Rückschlüsse über eine Besserung oder Verschlechterung gezogen werden. Das vorgenannte Verfahren zum Aufbereiten von Signalen wurde der Einfachheit halber für Signale beschrieben, die jeweils von einem Muskel stammen.

Wenn mehrere Muskeln, z. B. ein Agonist und ein Antagonist, zusammenwirken, können die Potentiale beider Muskeln erfasst und über einen zweikanaligen Sender und Empfänger simultan registriert und quantitativ gemessen werden.

Das Messverfahren zur quantitativen Auswertung von telemetrischen EMG-Signalen wird anhand der ein Ausführungsbeispiel darstellenden Zeichnungen näher erläutert. Es zeigen:

- Abb. 2.3: Ein Elektromyogramm eines normal innervierten M. sternocleidomastoideus.
- Abb. 2.4: Ein Elektromyogramm eines hyperkinetisch erregten M. sternocleidomastoideus.
- Abb. 2.5: Den Verlauf von Anzeigesignalen dieses normal innervierten M. sternocleidomastoideus.
- Abb. 2.6: Den Verlauf von Anzeigesignalen dieses hyperkinetisch erregten M. sternocleidomastoideus.
- Abb. 2.7: Ein Histogramm aus Bereichssignalen dieses normal innervierten Muskels.
- Abb. 2.8: Ein Histogramm aus Bereichssignalen dieses hyperkinetisch erregten Muskels.

2.3
Ausführungsbeispiel – Elektromyogramme, Aufbereitung und Histogramme eines normalen und eines pathologisch innervierten Muskels

Zur Registrierung der Gesamtaktivität eines Muskels werden Oberflächenelektroden verwendet. Ein Elektromyograph verstärkt die telemetrisch abgeleiteten, mit einem Sender übertragenen Muskelpotentiale. Die entsprechenden Potentialwerte werden dann auf einem Schreiber in Form eines Elektromyogramms (Interferenzbild) abgegeben.

Die Abb. 2.3 zeigt ein solches Elektromyogramm für einen normal innervierten M. sternocleidomastoideus, wobei auf der Abszisse die Zeit (t) in Sekunden (s), auf der Ordinate das analoge Ausgangssignal V in Mikrovolt des Elektromyographen aufgetragen sind.

Die regelmäßigen Spitzen h werden vom Puls der A. carotis verursacht. Abbildung 2.4 zeigt von demselben Patienten ein Elektromyogramm des hyperkinetisch gespannten M. sternocleidomastoideus. Unterschiedliche Myogramme, wie sie in Abb. 2.3 und 2.4 von antagonistischen Muskeln gezeigt sind, lassen sich wegen der enormen Streuung auch bei ein und demselben Patienten ohne Rechner kaum quantitativ bewerten, so dass der Erfolg therapeutischer, z. B. operativer und/oder konservativer Maßnahmen nicht exakt beurteilt werden kann. Mit unserer Schaltungsanordnung werden die Ausgangssignale des Elektromyographen nun so aufbereitet, dass eine schnelle und relativ eindeutige Bewertung möglich wird. Den Verlauf der gespeicherten Signale (Standardabweichung St in % von dem Mittelwert des Diagramms in Abb. 2.3) über die Messzeit (32 s) für einen normal innervierten Muskel (M. sternocleidomastoideus) zeigt Abb. 2.5. Das entsprechende Diagramm des hyperkinetisch erregten Antagonisten (M. sternocleidomastoideus) zeigt Abb. 2.6.

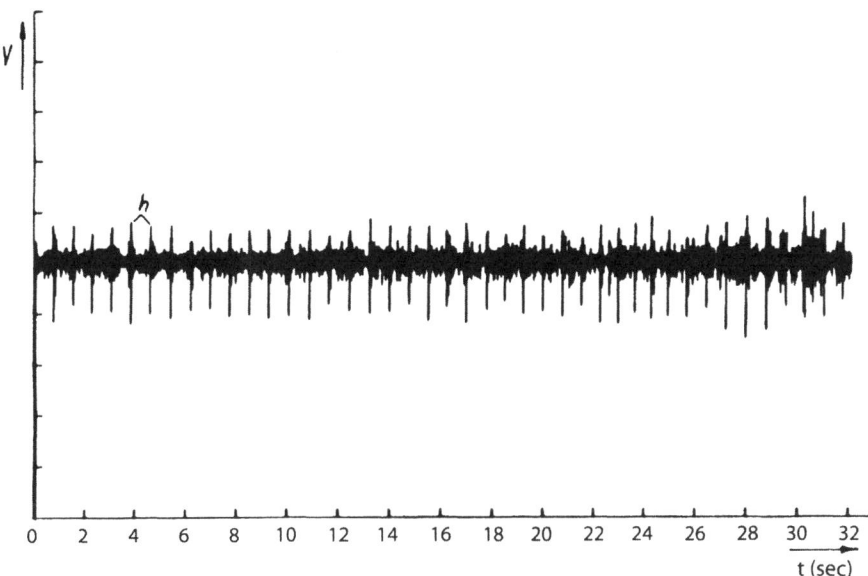

Abb. 2.3. Ein Elektromyogramm eines normal innervierten M. sternocleidomastoideus

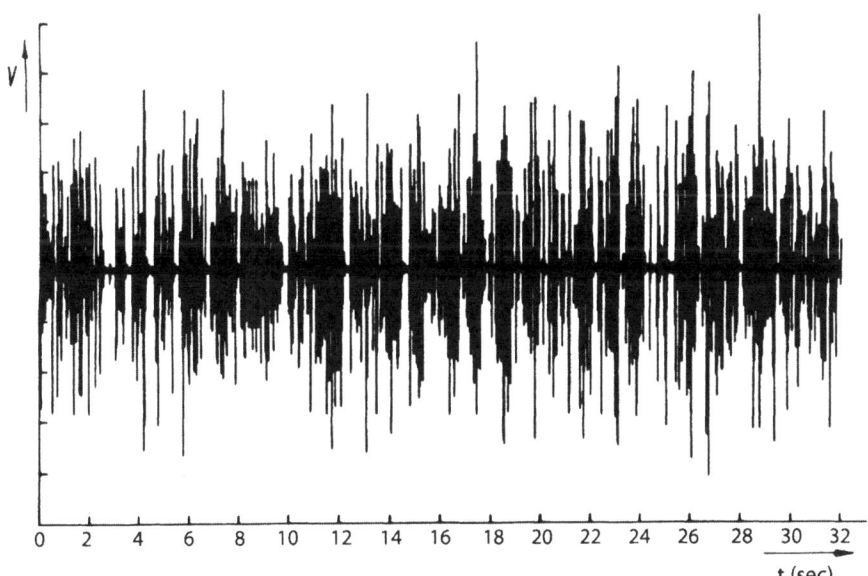

Abb. 2.4. Ein Elektromyogramm eines hyperkinetisch erregten M. sternocleidomastoideus

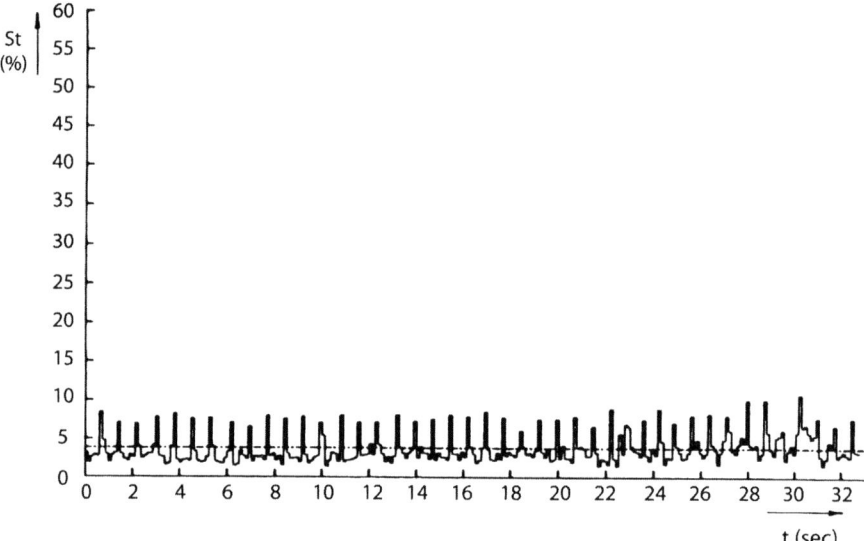

Abb. 2.5. Den Verlauf von Anzeigesignalen dieses normal innervierten M. sternocleidomastoideus

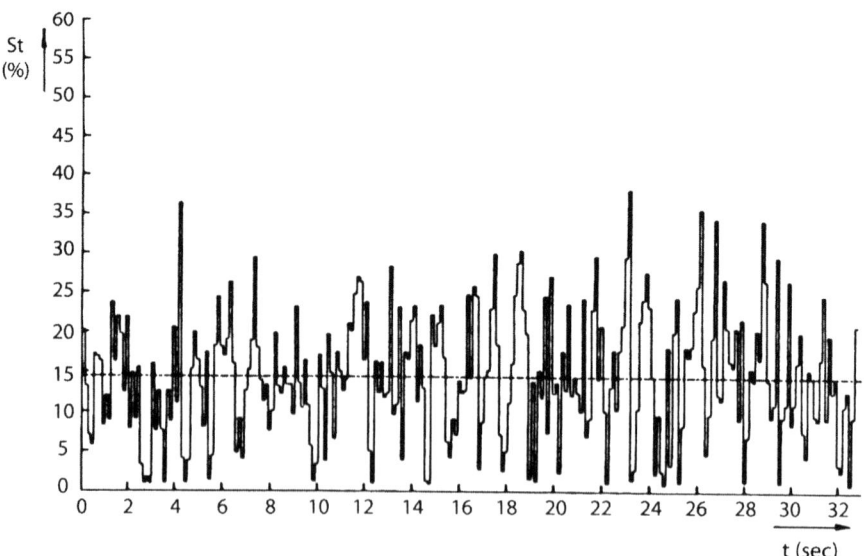

Abb. 2.6. Den Verlauf von Anzeigesignalen dieses hyperkinetisch erregten M. sternocleidomastoideus

Da sich auch die Verläufe der Anzeigesignale noch nicht besonders gut zur Beurteilung von Elektromyogrammen eignen, werden die gespeicherten Werte in Bereichssignale umgewandelt, einem Anzeigegerät zugeführt und als Histogramm dargestellt. Dabei ist auf der Abszisse die Standardabweichung St in %, auf der Ordinate die Häufigkeit H aufgetragen. Die Bereiche auf der Abszisse entsprechen somit jeweils einer Standardabweichung von 1%. Abbildung 2.7 zeigt einen typischen Verlauf im Histogramm für Bereichssignale des normal innervierten M. sternocleidomastoideus mit zwei regelmäßigen und engen Verteilungen, von denen die erste höhere m dem Muskel, die zweite, niedrigere h dem Herzschlag zuzuordnen sind.

Ganz anders sieht der Kurvenverlauf des hyperkinetisch gespannten M. sternocleidomastoideus entsprechend Abb. 2.8 aus. Der Herzschlag ist nicht mehr zu identifizieren. Das Histogramm für die Bereichssignale zeigt keinerlei regelmäßige Verteilung, sondern raue Zacken. Aus dem Vergleich von aufbereiteten Kurven im Verlauf einer Therapie können aber wichtige, quantitative Rückschlüsse über eine

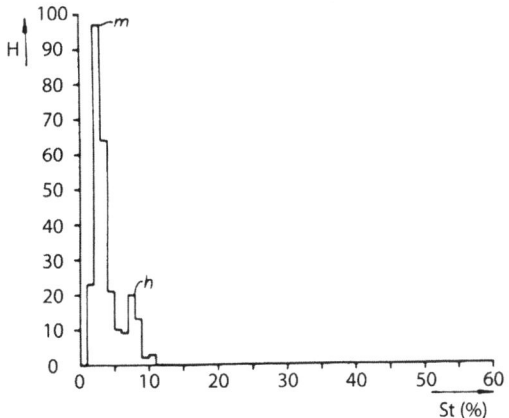

Abb. 2.7. Ein Histogramm aus Bereichssignalen dieses normal innervierten Muskels

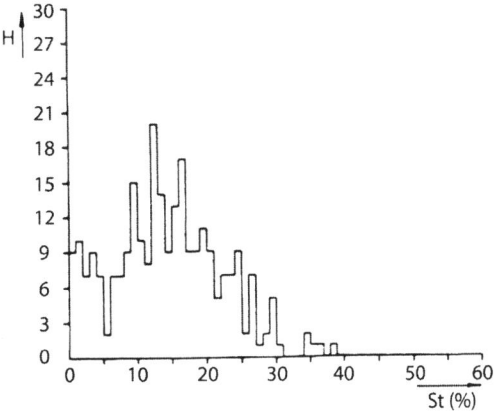

Abb. 2.8. Ein Histogramm aus Bereichssignalen dieses hyperkinetisch erregten Muskels

Besserung oder Verschlechterung gezogen werden. Zur schnellen und summarischen Beurteilung des jeweiligen Elektromyogramms lässt sich zusätzlich eine Kennziffer bilden. Das vorgenannte Verfahren und die vorgenannte Anordnung zum Aufbereiten von Signalen wurden der Einfachheit halber für Signale beschrieben, die jeweils von einem agonistisch und einem antagonistisch wirkenden Muskel stammen.

Wenn mehrere synerge Muskeln, z. B. Mm. trapezius, splenius und der kontralaterale M. sternocleidomastoideus bei einem Torticollis horizontalis zusammenwirken, können die Potentiale der einzelnen Muskeln erfasst und deren Signale über einen mehrkanaligen Elektromyographen auf den Rechner übertragen werden.

2.4
Arbeitsweise und Versuchsaufbau

Zur Auswertung der Myogramme wurde ein Gerät erstellt, welches die von zwei Muskeln abgegebenen und verstärkten Muskelaktionspotentiale erfasst und statistisch auswertet. Es wurde ein Verfahren entwickelt, mit dessen Hilfe eine quantitative Beurteilung der über einen EMG-Verstärker registrierten Signale möglich ist. Ein Computer errechnet fortlaufend die Standardabweichungen der eingehenden Signale und stellt diese über einen Thermodrucker graphisch dar.

Bei Auswertung erfolgt der Ausdruck des Mittelwertes der Standardabweichung zusammen mit einer Häufigkeitsverteilung. Dabei werden jeweils die letzten dreißig Sekunden berücksichtigt. Die Betrachtung der Standardabweichung gilt als Grundlage für eine Bewertung der momentanen Muskelaktivität.

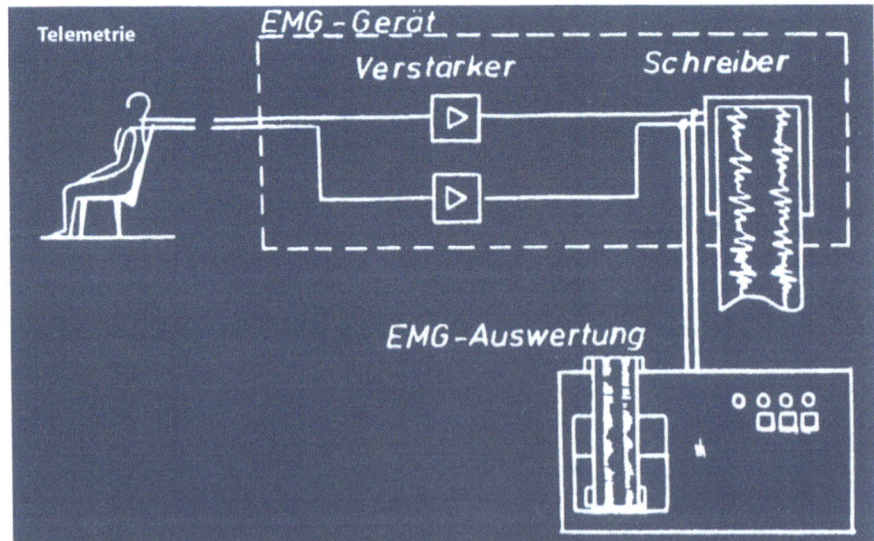

Abb. 2.9. Versuchsaufbau der telemetrischen EMG-Ableitungen

Die über Hautelektroden telemetrisch abgeleiteten Muskelpotentiale werden in einem EMG-Gerät verstärkt. Die verstärkten Eingangssignale können entweder mit einem Oszillographen oder Nadelschreiber direkt sichtbar gemacht oder einem Rechner zur quantitativen Auswertung zugeführt werden.

Nach dem Einschalten nimmt der Computer alle 1,6 ms (Millisekunden) den über einen 2-Kanal 8-bit A/D-Wandler digitalisierten Wert des EMG-Signals auf (Kanal A und Kanal B). Diese Abtastfrequenz von 625 Hz wird bestimmt durch die Operationszeit des Rechners und die Wandlungszeit des A/D-Wandlers. Sind 2×126 Messwerte aufgenommen, errechnet der Computer nach etwa 0,2 s die Standardabweichungen und speichert sie ab. Sobald 2×8=16 Standardabweichungen errechnet worden sind, werden sie als Histogramm vom Drucker aufgezeichnet. Dieser Vorgang wiederholt sich so lange, bis die Messperiode beendet und eine Auswertung abgerufen wird. Die Auswertung bezieht sich dann immer auf die letzten 30 s, die auf dem Papierstreifen dokumentiert sind.

Zusätzlich wird eine Häufigkeitsverteilung aufgestellt. Um den Maßstab hierfür immer optimal zu legen, ist die Ordinate variabel gehalten und richtet sich jeweils nach der am häufigsten aufgetretenen Standardabweichung.

Abb. 2.10 zeigt die Ergebnisse einer solchen Messung.

Bei der Betrachtung der EMG-Signale auf dem oberen Streifen erkennt man bereits eine deutlich größere Aktivität des auf Kanal 1 geschalteten Muskels gegenüber dem Kanal 2. Dieser Unterschied findet sich auf dem Auswertungsstreifen auf der linken Seite histographisch dargestellt. Die Standardabweichungen vom Kanal 1 sind größer als die vom Kanal 2. Ein kurzzeitiges Nachlassen der Muskelaktivität (K1) wird auch durch einen Rückgang der Standardabweichung registriert. Die Muskelerregung auf K1 entspricht der hyperkinetischen Erregung des Muskels (M. sternocleidomastoideus) im Vergleich zur normal innervierten Seite (K2). (2.10 Anlage).

Um Änderungen der Muskelerregung erkennen, beurteilen und miteinander vergleichen zu können, wird der statistische Mittelwert der Standardabweichungen gebildet.

Zur Auswertung gehören:

- eine laufende Nummer,
- Mittelwert der Standardabweichungen,
- Standardabweichung der Standardabweichungen,

Auswertung 1: Mittelwert 35 (K1) zu 9 (K2)

Die Häufigkeitsverteilung der Standardabweichungen ist auf dem unteren Teil des Auswertungsstreifens auf der linken Seite der Abb. 2.10 wiedergegeben. Sie lässt erkennen, dass im Kanal 2 am häufigsten ein Sigma von 7, nämlich 17-mal, registriert wird. Demgegenüber ist die Verteilung im Kanal 1 breiter (Sigma=10) das Maximum liegt in der Mitte und stimmt mit dem Mittelwert überein.

Inwieweit diese Zahlen, insbesondere der Mittelwert der Standardabweichungen, reproduzierbar sind, müssen weitere Versuche zeigen. Die Ergebnisse der vorliegenden Messungen an Patienten mit unwillkürlichen, extrapyramidalen Bewegungsstörungen haben uns in die Lage versetzt, quantitative Aussagen über Muskelinnervationen zu geben, die einer subjektiven Betrachtung der EMG-Signale nicht widersprechen.

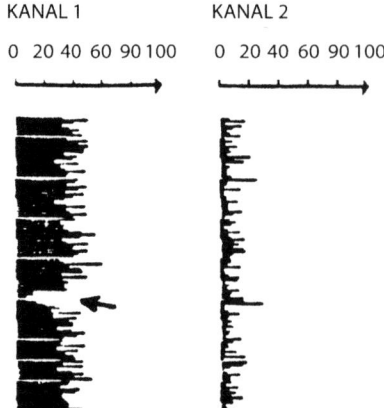

AUSWERTUNG: 1

Mittelwert = 35   Mittelwert = 9
Signa = 10   Signa = 5

Haeufigkeitsverteilung :

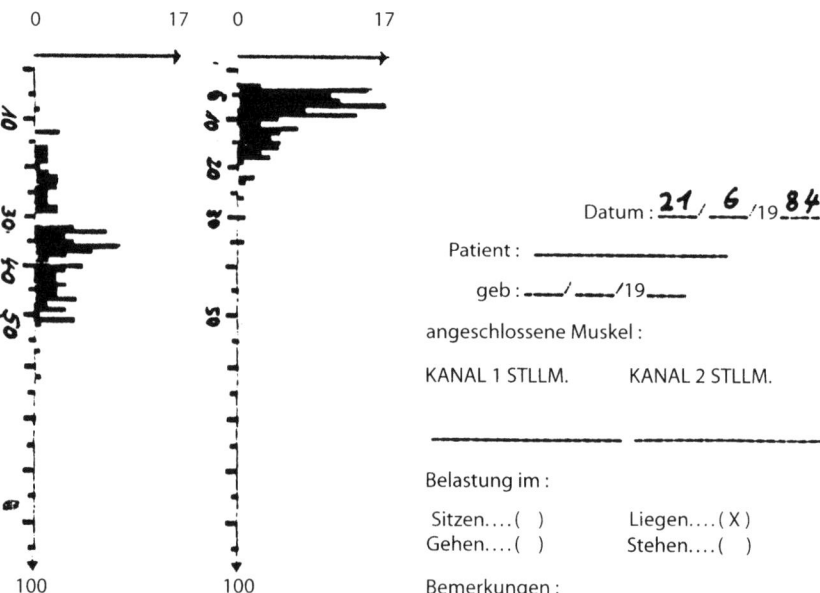

Datum : **21** / **6** /19**84**

Patient : _____

geb : ___/___/19___

angeschlossene Muskel :

KANAL 1 STLLM.   KANAL 2 STLLM.

Belastung im :

  Sitzen....( )   Liegen....(X)
  Gehen....( )   Stehen....( )

Bemerkungen :

Abb. 2.10. Ausgedruckte Messwerte

2 Methodik 21

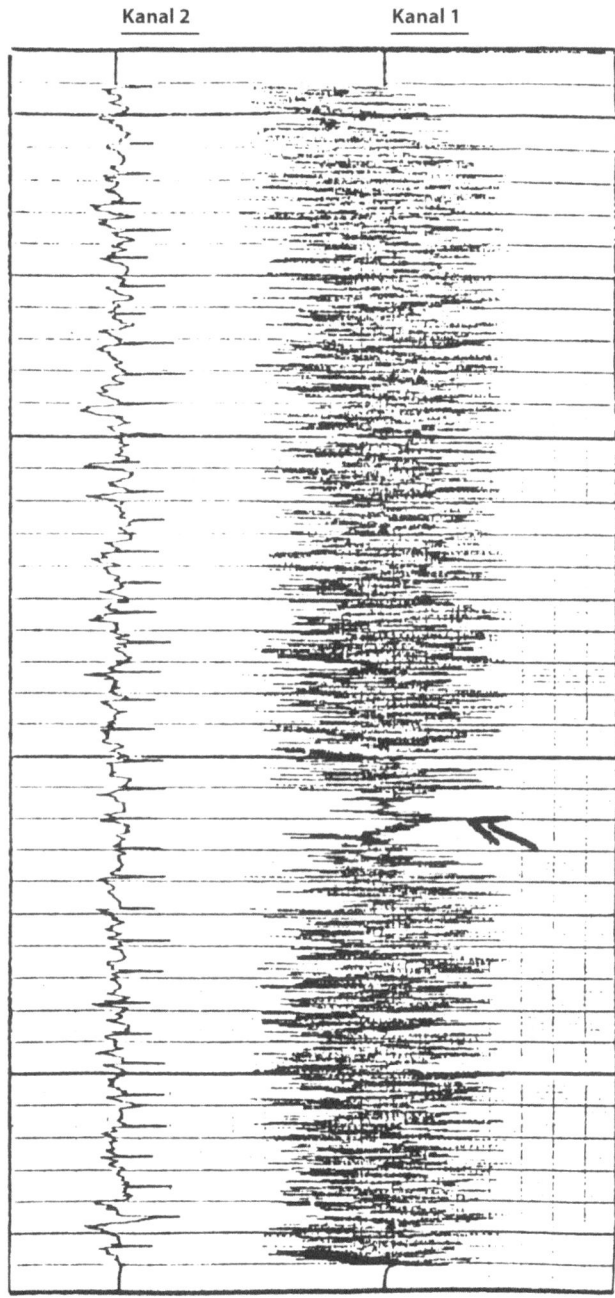

Abb. 2.10. *Anlage*

2.5
Computerergebnisse anderer Autoren

Die Computeranalyse des EMG hat bisher eine Bedeutung in der neuromuskulären Diagnostik bei einer Schädigung des periphermotorischen Neurons bzw. der Differenzierung von Myopathien erlangt.

Nach Buchthal et al. (1954, 1975) ist dabei die Dauer einzelner Muskelpotentiale während leichter Innervation ein grundlegender Parameter. Dessen Aussagekraft ist allerdings begrenzt, da die motorischen Einheiten unterschiedlich groß sind und mit verschiedenen Schwellenwerten korrelieren. Eine Auswertung des Maximalinnervationsmusters eines Muskels ist nach Buchthals Methode aber nur deskriptiv und umfasst keine quantitativen Wertungen.

Demgegenüber ermöglicht die Messmethode von Kopec et al. (1983) eine quantitative Bewertung von Muskelpotentialen, die mit einer koaxialen Nadelelektrode abgeleitet werden. Die vergleichbaren Kriterien der Histogramme von Interferenzmustern enthalten Potentialdauer, Potentialphasen und Höhe der Amplituden. Das Hauptproblem bei der automatischen Analyse ist die Identifikation der einzelnen Muskelaktionspotentiale, um entscheiden zu können, ob zwei leicht unterschiedliche Potentiale von zwei verschiedenen oder der gleichen motorischen Einheit stammen. Zur Diagnose einer Myopathie müsste man eine vermehrte Polyphasie, maximale Dichte des Interferenzbildes und verminderte Amplituden bei maximaler Innervation erwarten. Das Problem der computergesteuerten Diagnose peripherer, neurologischer Erkrankungen sind aber die stark variierenden EMG-Parameter.

Die in der Literatur vorgestellten Messmethoden von Bergmans (1973), Kunze (1973), Lee u. White (1973), Leifer et al. (1976), Prochazka et al. (1973), Rathjen et al. (1968) sowie Tanzi et al. (1979) basieren darauf, Muskelpotentiale von gleicher Form zu verarbeiten. Bislang ist das Problem der Erkennung einzelner Muskelaktionspotentiale für eine Routinemethode aber noch nicht zufrieden stellend gelöst.

In der Literatur werden keine Methoden zur quantitativen Messung der Wirkung krankengymnastischer Maßnahmen und Bewegungsfolgen, die mit unserer Methode vergleichbar wären, mitgeteilt.

Bei unserem Verfahren werden simultan die abgeleiteten Signale von Muskeln registriert, um Aufwand und Modus der Aktionspotentiale in Ruhe, Bewegung und bei Maximalinnervation eines Muskels ermitteln zu können. Die Computerauswertung ist hierbei, im Gegensatz zur Diagnostik bei peripheren Störungen, nicht auf einzelne formgleiche pathologische Muskelaktionspotentiale ausgerichtet, sondern erfasst Anzahl und Amplituden von allen registrierten EMG-Signalen, jeweils in verschiedenen Bewegungsphasen. Die errechneten Mittelwerte sind dabei ein Maß für die momentane Aktionsphase der untersuchten Muskeln.

Dagegen wird in der peripheren Diagnostik durch Auswertung pathologischer, formgleicher Einzelpotentiale eine Aussage über die Akuität eines Krankheitsprozesses am Muskel versucht. Hierzu bedarf es naturgemäß der Erkennung einzelner, unterschiedlicher Muskelaktionspotentiale. Die Verfahren zur quantitativen Computerauswertung von EMG-Befunden bei Störungen des peripheren motorischen Neuron bzw. zerebralen Bewegungsstörungen sind in Zielsetzung, klinischer Routine und im Ergebnis völlig unterschiedlich und deshalb nicht miteinander vergleichbar.

2.6
Geräte und Ableitungstechnik

Zur Registrierung der Gesamtaktivität eines Muskels (Summenpotential) wurden Oberflächenelektroden verwendet. Die Ableitungen und Aufzeichnungen der Summenaktionspotentiale wurden telemetrisch durchgeführt.

Die Telemetrie bietet die Möglichkeit einer Registrierung von Muskelfunktionen auch während der krankengymnastischen Übungsbehandlung, da die dabei erforderliche Mobilität des Patienten gewährleistet bleibt.

Abgeleitet wurden die an der Kopfkontrolle beteiligten seitlichen Hals-Nacken-Muskeln, insbesondere der M. splenius capitis und M. trapezius pars descendes und der jeweils aktive M. sternocleidomastoideus.

Durch einen direkten Vergleich der Myogramme agonistischer bzw. antagonistischer Muskeln lassen sich Hemmung bzw. Aktivierung objektivieren und wir können feststellen, ob eine Einwirkung zu ökonomischen oder pathophysiologischen Reaktionen führt. Mit Oberflächenelektroden wurden simultan die Summenpotentiale, d.h. der Innervationsaufwand synerg wirkender Muskeln abgeleitet.

Die Ergebnisse wurden mit dem Gerät Biotel 18 der Firma Glonner registriert (Abb. 2.11): Sender: Kl Typ TTX 11, Empfänger: RT NA.

Während der Messperiode wurden die Muskelsignale mittels Monitor verfolgt und gleichzeitig auf einen Papierstreifen eines Siemens EKG-Gerätes, Typ Elektro-Kardiograph Physioscript P 323 fortlaufend aufgezeichnet, bzw. auf einen Ampex-Bandspeicher aufgenommen.

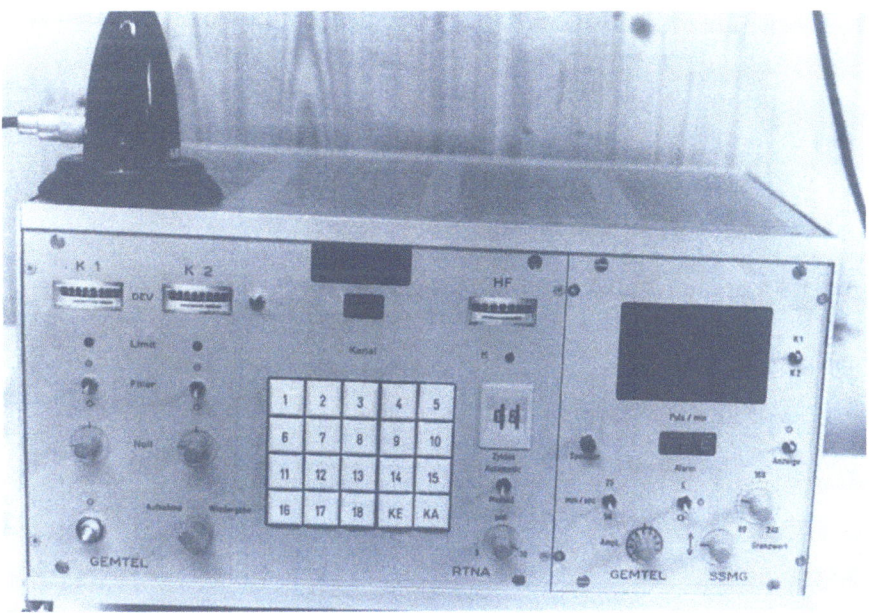

Abb. 2.11. Biotel 18

Anordnung und Position der Klebeelektroden zur Registrierung der telemetrischen EMG-Befunde können den Abb. 2.12 a–d entnommen werden. Abgeleitet wurden in den einzelnen Untersuchungsphasen die Summationsmuster agonistischer

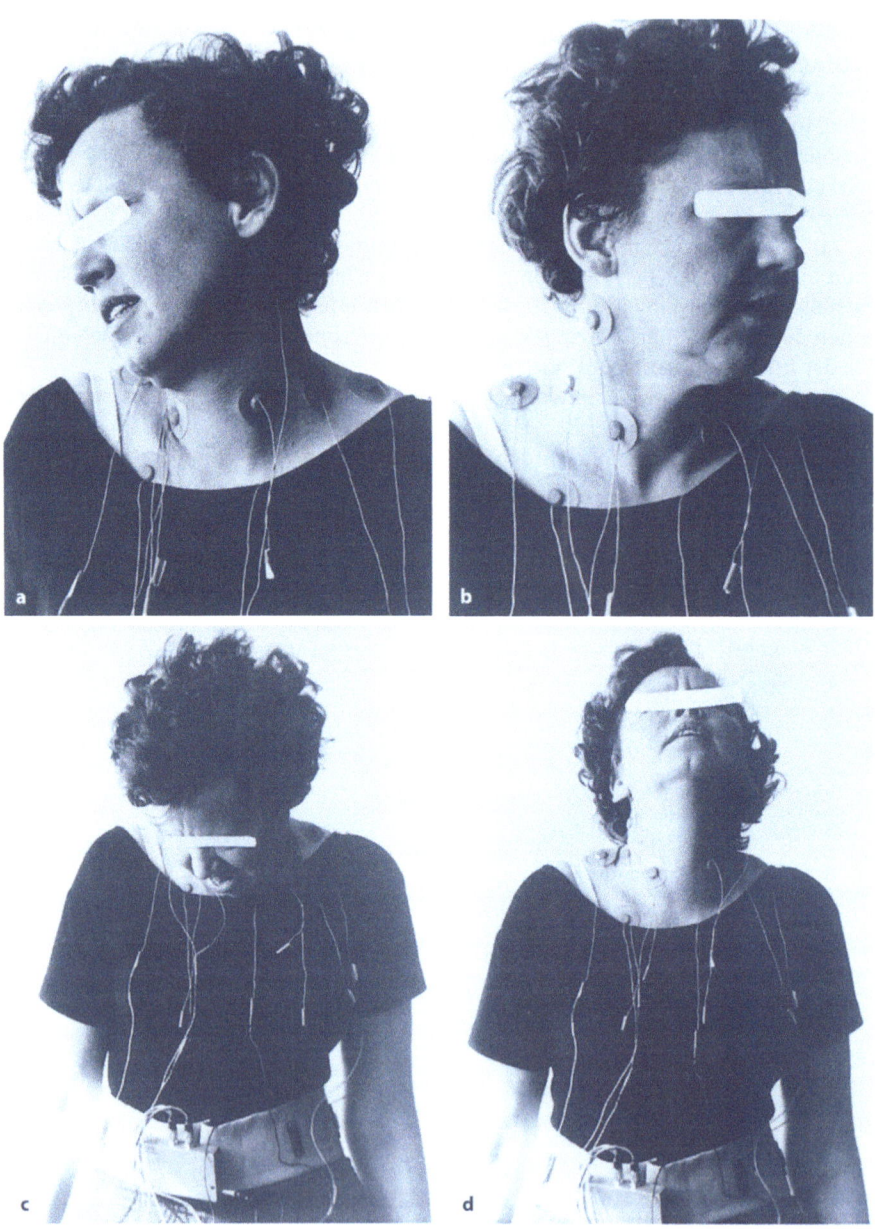

Abb. 2.12 a–d. Anordnung und Position der Klebeelektroden und des Senders zur Registrierung der telemetrischen EMG-Befunde (Patientin mit rotatorischem Torticollis spasmodicus)

bzw. antagonistischer Hals-Nacken-Muskeln unter den unterschiedlichen Bedingungen von Haltung, Bewegung und Ruhe, bei alltäglichen Gebrauchsbewegungen und während der Physiotherapie.

Die technischen Möglichkeiten unserer Messeinheit zur Durchführung dieser wissenschaftlichen Untersuchungen gewährleisten eine Registrierung von EMG-Befunden bei uneingeschränkter Mobilität der untersuchten Personen.

Dadurch werden unabdingbare Voraussetzungen zur Ermittlung von Messergebnissen unter nahezu alltagsgemäßen Bedingungen geschaffen, unbeeinträchtigt durch stärkere, affektive Einflüsse einer Untersuchungssituation.

Über die klinischen Beobachtungen hinaus vermittelt das Elektromyogramm bei simultaner Ableitung der hyperkinetischen Hals-Nacken-Muskeln wesentliche Informationen über Modus und Intensität der Innervation, zeitliches Zusammenwirken der Muskeln und den Effekt kompensatorischer Reaktionen.

Die EMG-Befunde der Simultanableitungen aus den Mm sternocleidomastoidei und unteren Hals-Nacken-Muskeln bei einer gesunden Person sind in Abb. 2.13 dargestellt.

Die Ruheableitung (a) zeigt einen symmetrisch verteilten physiologischen Haltungstonus. Bei aktiver Kopfwendung nach rechts (b) erfolgt eine Kontraktion des linken M. sternocleidomastoideus, bei der Gegenwendung nach links (c) wird der rechte M. sternocleidomastoideus stärker innerviert. Bei der Kopfwendung unterstützen die seitlichen Hals-Nacken-Muskeln der rechten oder linken Seite die Aktion des kontralateralen M. sternocleidomastoideus. Eine harmonische Bewegung mit normaler Kopfkontrolle (Abl. d) bewirkt eine symmetrische Aktivierung der synergen Muskeln beider Seiten.

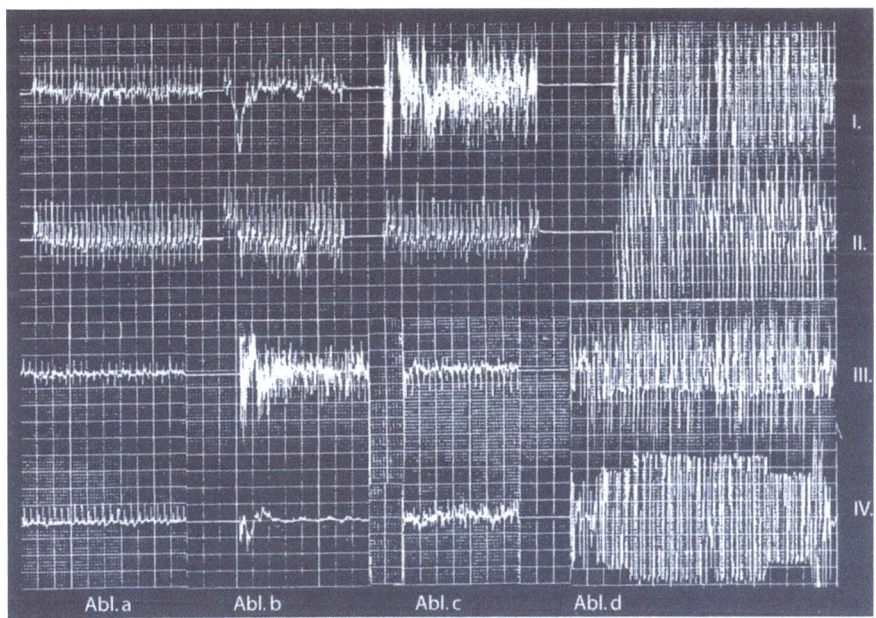

Abb. 2.13. Telemetrische EMG-Befunde einer gesunden Vergleichsperson. Physiologische Aktionsmuster synerger Hals-Nacken-Muskeln

2.7
Untersuchungszeitraum und Patientengut

In dem Zeitraum von 1974 bis Ende 1990 wurden in der Rommelklinik 267 Patienten mit einem Torticollis spasmodicus stationär behandelt. Aus diesem Kollektiv konnten auslesefrei 126 (40 nicht operierte und 86 operierte) Torticollis-Patienten nachuntersucht werden, die sich über 2 Jahre hinweg, und zwar im Wechsel stationär und ambulant, einer permanenten speziellen krankengymnastischen Weiterbehandlung unterzogen haben.

2.7.1
Formen des Torticollis spasmodicus der untersuchten Patienten

Die variierenden Haltungs- und Bewegungsrichtungen des Kopfes beim Torticollis haben zu einer diagnostischen Einteilung der Torticollis-Formen nach den jeweils dominierenden Bewegungsrichtungen geführt. Wir fanden unter den untersuchten 126 Patienten folgende Erscheinungsformen:

Die Diagnosen wurden nach dem klinischen Aspekt und den telemetrisch gewonnenen EMG-Befunden von den hyperkinetisch kontrahierten Hals-Nacken-Muskeln gestellt. Die Verteilung der Torticollisformen bei den 40 nicht operierten und 86 operierten Patienten ist in Tabelle 2.2 aufgeführt.

Tabelle 2.1. Verteilung der Torticollisformen bei den eigenen untersuchten 126 Patienten

Torticollis horizontalis	60 Patienten	47,6%
Torticollis rotatoris	10 Patienten	7,9%
Kombinierter horizontal-rotatorischer Typ	52 Patienten	41,3%
Anterocollis	2 Patienten	1,6%
Retrocollis	2 Patienten	1,6%

Tabelle 2.2. Verteilung der Torticollisformen bei nicht operierten (n=40) und operierten (n=86) Patienten

	n=40 nicht Operierte		n=86 Operierte	
	n	%	n	%
Torticollis horizontalis	22	55,0	38	44,2
Torticollis rotatorius	2	5,0	8	9,3
Kombinierter horizontal-rotatorischer Typ	13	32,5	39	45,3
Anterocollis	2	5,0	-	-
Retrocollis	1	2,5	1	1,2

2.7.2
Alter der Patienten und Dauer der Erkrankung

Das Alter unserer nicht operierten Patienten lag zwischen 24 und 71 Jahren, das der operierten zwischen 26 und 69 Jahren. Die Dauer der Erkrankung vom Auftreten der ersten klinischen Symptome bis zur Operation schwankt zwischen 4 und 31 Jahren. Der Beginn der konservativen krankengymnastischen Behandlung nach dem Brunkow-Bobath-Konzept lag bei den nicht operierten Patienten zwischen 1 und 27 Jahren nach der Erkrankung. Beim überwiegenden Anteil der Behandelten (67,5%) bestand der Torticollis zwischen 1 und 4 Jahren.

Die Altersstufen der nicht operierten Patienten zu Beginn der klinischen Rehabilitation haben einen Gipfel zwischen dem 36. und 55. Lebensjahr, mit zusammen 60 %, die der Operierten einen zwischen dem 26. und 35. bzw. dem 45. bis 55. Lebensjahr mit zusammmen 65%.

Die Geschlechtsverteilung weist bei den nicht operierten Patienten mit 22 männlichen (55%) und 18 weiblichen (45%) Patienten ein etwa umgekehrtes Verhältnis im Vergleich zu den Operierten auf.

2.8
Klinische Untersuchung

Bei der klinischen Untersuchung wurden unsere Patienten jeweils im Liegen, Sitzen, Stehen und beim Gehen untersucht. Dabei ermittelten wir mit Hilfe eines Winkelmessers die unwillkürlichen Kopfwendungen nach rechts oder links und die Rotation des Kopfes (Seitneigung zur Schulter) durch die Messung des Schulter-Wangen-Winkels. Außerdem konnten Abweichungen im Sinne einer Reklination oder eines Anterocollis erfasst werden. Neben den Winkelmaßen für horizontale Wendung und Seitnei-

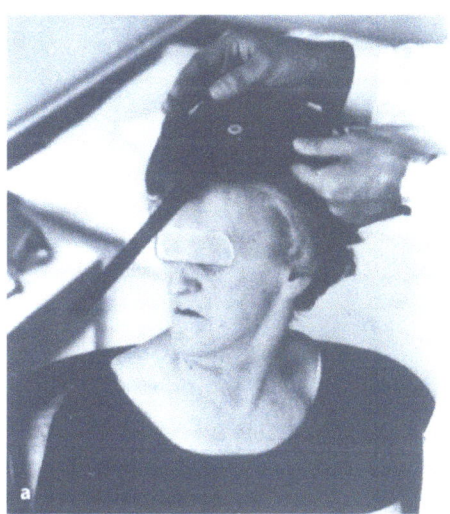

Abb 2.14 a,b. Bei der klinischen Untersuchung wurde die Kopfwendung nach rechts oder links und die Rotation (Schulter-Wangen-Winkel) in Phasen der Ruhe und Bewegung gemessen. (Untersuchungsbeispiel Wendung nach re)

Abb 2.14. b Neigung (Rotation) nach rechts

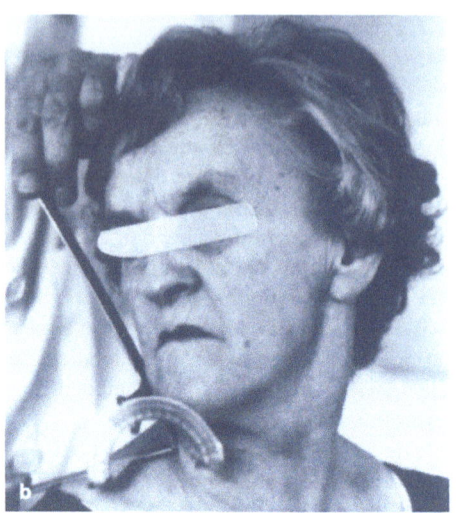

gung des Kopfes wurden Fechterstellung der Schulter, torsionsdystone Komponenten und der Grad der Hypertrophie synergistisch-hyperkinetisch wirksamer Muskeln (Mm. sternocleidomastoideus, trapezius, Hals-Nacken-Muskeln) registriert und kontrolliert. In die Beurteilung einbezogen wurden daneben das Ausmaß der aktiven Kopfkontrolle des Patienten, insbesondere seine Fähigkeit, den Kopf entgegen der bevorzugten Torticollisrichtung zu bewegen und zu halten.

KAPITEL 3

Diagnostische Befunde beim Torticollis

Funktionsanalyse – Klinik und EMG

E. Peterson

3.1
Einführung

Die Bedeutung von EMG-Befunden beim Torticollis spasmodicus in Korrelation zur klinischen Symptomatik ist durch die Untersuchungen von Lozano-Saavedra (1979) hervorgehoben worden.

Bei zentralen Regulationsstörungen der Innervation mit Spastik, Rigor oder fokaler Dystonie erhalten wir vom EMG Informationen über das Zusammenspiel synerger und antagonistischer Einheiten und ihr Verhalten bei Willkür- und Reflexinnervation. Bereits in der Ruheableitung zeigen diese Syndrome einen messbar erhöhten Muskeltonus. Durch Auslösen von Dehnungsreflexen (propriozeptiv) des Muskels, bzw. über Hautreize (exterozeptiv) wird die pathologisch gesteigerte Reflexerregbarkeit aus der Latenz gehoben. Die exakte Funktionsanalyse beim Torticollis spasmodicus ist eine entscheidende Voraussetzung für eine Erfolg versprechende chirurgisch-rehabilitative Kombinationstherapie. So wurden beispielsweise bei einigen der bisher publizierten, operierten Torticollisfällen aufgrund der primären klinischen Diagnose Zielpunkte ausgewählt, die nicht die gewünschte Besserung brachten, bei denen aber der zweite operative Eingriff mit definierter Ausschaltung auf der Gegenseite zu einem günstigen Effekt auf den Torticollis führte.

Auf typische EMG-Befunde beim Torticollis, wie vermehrte antagonistische Innervation und ein Nebeneinander tonischer und phasischer Aktivierung synerger hyperkinetischer Muskeln, haben Vasilescu u. Dieckmann (1975) sowie Bertrand et al. (1978) hingewiesen.

Podivinsky (1968) beobachtete eine Verkürzung der Zeit zwischen Entspannung nach isometrischer Kontraktion und erneuter Anspannung des hyperkinetischen Muskels.

Nach willkürlicher Drehung des Kopfes in die Torticollisrichtung gegen Widerstand und nach plötzlicher Entlastung kommt es bereits nach 0,5–1 Sekunde zu neuerlicher Innervation (Release-Phänomen), während die Latenzphase bei gesunden Personen bis zu 3 s beträgt. Der allmähliche Anstieg der Muskelkontraktion beim Torticollis spasmodicus spricht für eine zentrale Innervationsregelung und gegen einen reinen Reflexmechanismus.

Entsprechend konnten Vasilescu u. Dieckmann (1975) durch Reizungen im Nucleus ventrooralis internus des Thalamus und Tractus pallidothalamicus eine Aktivitätshemmung im EMG erzielen, bei Ausschaltung stellte sich eine Besserung des Torticollis ein.

Lücking (1980) hat EMG-Befunde mit Hemmung der pathologischen Innervation synerger Muskeln beim Torticollis bei Korrekturübungen, symmetrischem Vorhalten der Arme oder bei antagonistischen Gesten vorgestellt.

Die diagnostischen Befunde und Ergebnisse der eigenen Untersuchungen resultieren aus den klinischen und elektromyographischen Kontrolluntersuchungen, die bei 126 Patienten in einem Behandlungszeitraum von 2 Jahren in der Rommelklinik durchgeführt wurden. Unsere Beobachtungen enthalten wesentliche Kriterien der unterschiedlichen Haltungs- und Bewegungsformen des Torticollis spasmodicus. Außerdem wurde eine Funktionsanalyse der hyperkinetischaktiven Muskeln bei den verschiedenen Haltungs- und Bewegungsmustern des Kopfes vorgenommen.

3.2
Der horizontale Torticollis spasmodicus

3.2.1
Klinische Symptome

Bei dieser Form des Torticollis steht klinisch eine reine Wendung und Haltung des Kopfes nach rechts oder links um die vertikale Achse im Vordergrund.

Die Wendung wird überwiegend durch Anspannung und Hypertrophie eines M. sternocleidomastoideus bewirkt, der durch die unteren Hals-Nacken-Muskeln der kontralateralen Seite unterstützt wird, insbesondere durch die Mm. splenius capitis, semispinalis und trapezius pars descendes. Dies bedeutet bei einem Torticollis nach links eine Überaktivität im rechten M. sternocleidomastoideus, die durch eine Kontraktion der seitlichen Hals-Nacken-Muskeln links unterstützt werden kann. Die kontrahierten Muskeln verursachen einen Widerstand gegen passive Bewegungen und weisen palpatorisch einen erhöhten Tonus auf.

Der aktive M. sternocleidomastoideus wird infolge der langanhaltenden, isometrischen, unwillkürlichen Kontraktionen besonders in seiner medialen sternalen Portion stark hypertrophisch. In den synergen Muskeln können rhythmische, wurmförmige, ab- und anschwellende Kontraktionen zu tasten und zu sehen sein. Bei myoklonen Zuckungen des Kopfes in horizontaler Richtung ist die Innervation des aktiven M. sternocleidomastoideus und der kontralateralen Hals-Nacken-Muskeln eindeutig erhöht. Die Kontraktionen der hyperkinetisch innervierten Muskeln bei der horizontalen Form erfolgen häufig klonisch infolge der Gegenspannung antagonistischer Muskelgruppen, die eine Korrektur der hyperkinetischen Bewegungsrichtung anstreben.

Die Blickbewegungen können bei den typischen horizontalen Torticollisformen gestört sein. Wird der Kopf in Mittellage oder Ausgangshaltung fixiert, so kann die Blickbewegung entgegengesetzt zur Bewegungsrichtung des Torticollis eingeschränkt sein. Wenn der Kopf jedoch in seiner Vorzugshaltung steht, fällt es dem Patienten leichter, die Augen in die entgegengesetzte Endstellung zu bringen, womit für den Blickapparat ein Teil der abnormen Haltungsstörung ausgeglichen werden kann.

Auf der Seite des kontrahierten M. sternocleidomastoideus ist häufig ein Schulterhochstand zu beobachten. Diese Schulterasymmetrie ist auch klinisch deutlich zu erkennen. Die Schulter, welcher der Kopf zugewendet wird, also kontralateral zum überaktiven M. sternocleidomastoideus, gerät meist in eine so genannte Fechterstellung. Durch eine solche Gegendrehung der Schulter und des oberen Körperquadranten kann ein Teil der abnormen Haltung des Kopfes korrigiert werden.

Abb. 3.1 a,b. 68-jährige Patientin mit einem Torticollis horizontalis nach rechts

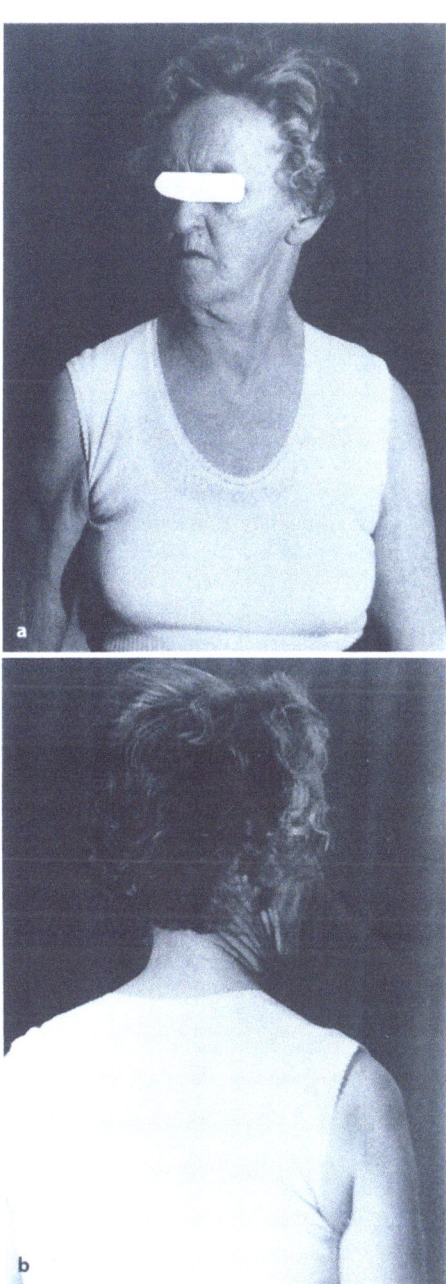

Die hyperkinetisch gespannten Muskeln können erhebliche Spannungsbeschwerden verursachen, die meist in den seitlichen Hals-Nacken-Muskeln, weniger im M. sternocleidomastoideus, schmerzhaft empfunden werden. Kopf- und Blickwendung zur Gegenseite sind erschwert. Beim Versuch der aktiven Gegenwendung hat der Kopf in Mittelstellung einen deutlichen Widerstand zu überwinden. Die Korrekturbewegungen des Kopfes entgegen der Torticollisrichtung gelingen meist nur ruckartig mit kurzen Phasen des Stillstandes.

3.2.2
Telemetrische EMG-Befunde und Funktionsanalyse

Bei einem Patienten mit einem myoklonischen Torticollis horizontalis nach rechts wurde eine synchrone Registrierung der Aktionen des M. sternocleidomastoideus links (K1) und der seitlichen Hals-Nacken-Muskeln (Mm. splenius capitis, trapezius pars descendes) rechts (K2) vorgenommen (Abb. 3.2).

Bereits in Rückenlage (Abl. 1) wird eine unrhythmische, teils gruppierte Innervation der synergen Muskeln von einigen Sekunden Dauer registriert, wobei die Kontraktion des M. sternocleidomastoideus links (K1) durch die synchrone Kontraktion der Hals-Nacken-Muskeln rechts (K2) kräftig unterstützt wird.

Dieser myoklonen Aktivierung folgt eine tonische Phase. Das Myogramm entspricht einem klinischen Befund mit einer Kopfwendung nach rechts von 5–10° und leichter Neigung nach rechts von 5 Grad. Der linke M. sternocleidomastoideus ist noch deutlich hypertrophisch, obwohl die linksseitige, stereotaktische Thalamotomie sechs Monate zurückliegt. Die myoklonen Spannungen werden auf's Platysma übertragen.

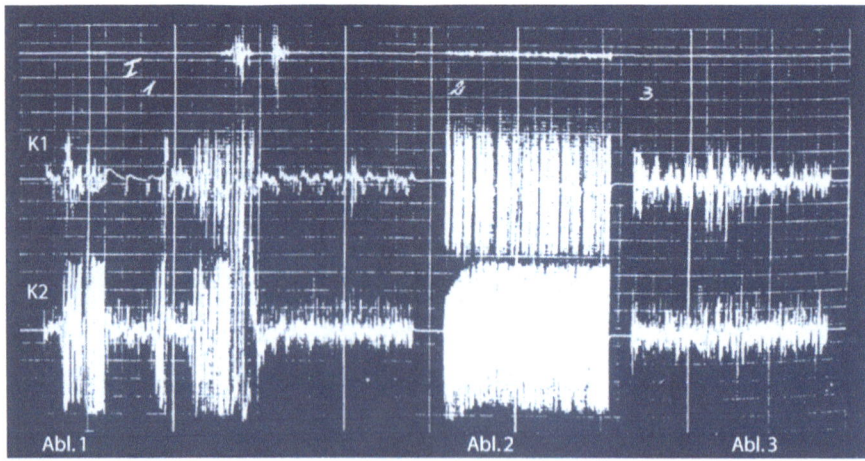

Abb. 3.2. Telemetrisches EMG von einem 50-jährigen Mann mit einem Torticollis horizontalis nach rechts. Registrierung der Aktivierung synerger Muskeln: K1 (*obere Kurve*): M. sternocleidomastoideus links. K2 (*untere Kurve*): seitliche Hals-Nacken-Muskeln rechts

Beim Gehen verstärkt sich der horizontale Torticollis durch eine Wendung des Kopfes nach rechts auf 15–20° und eine Neigung nach rechts auf 5–10. Die rechte Schulter wird dabei leicht angehoben.

Die aktive Kopfkontrolle bleibt erhalten, der Kopf kann gegen geringen Widerstand nach links über die Mittellinie hinaus gewendet und in dieser Position gut gehalten werden.

Die synergen Muskeln beider Seiten (K1, K2) werden bei der aktiven Kopfwendung nach rechts (Abl. 2) über das physiologische Ausmaß hinaus aktiviert, und zwar mit einem dichten Interferenzbild auf der rechten Seite (K2), während der linke M. sternocleidomastoideus (K1) rhythmisch, gruppiert mit Phasen der Ruhe innerviert wird. Bei der aktiven Kopfwendung nach links (Abl. 3) erfolgt hingegen nur eine unvollständige reziproke Hemmung des hyperkinetischen M. sternocleidomastoideus links.

Zum Vergleich wurden in der Abb. 3.3 die nicht hyperkinetischen Antagonisten, d. h. die unteren Hals-Nacken-Muskeln links (K2) und der M. sternocleidomastoideus rechts (K1) abgeleitet. Hier zeigt sich in der Ruheableitung (1) eine leichte, tonische Innervation des M. sternocleidomastoideus rechts (K1), möglicherweise als Ausdruck einer gewissen Gegenaktivität zur hyperkinetisch verkrampften linken Seite.

Die Ableitung 2 entspricht bei einer aktiven Kopfwendung nach rechts nahezu einem physiologischen Interferenzbild, d. h. keine Aktivierung des M. sternocleidomastoideus rechts und der Hals-Nacken-Muskeln links.

Bei der aktiven Kopfwendung nach links (Abl. 3) erfolgt eine physiologische Aktivierung des M. sternocleidomastoideus rechts (K1) und der seitlichen Hals-Nacken-Muskeln links (K2), die aber nicht tonisch sondern rhythmisch gruppiert abläuft. Die

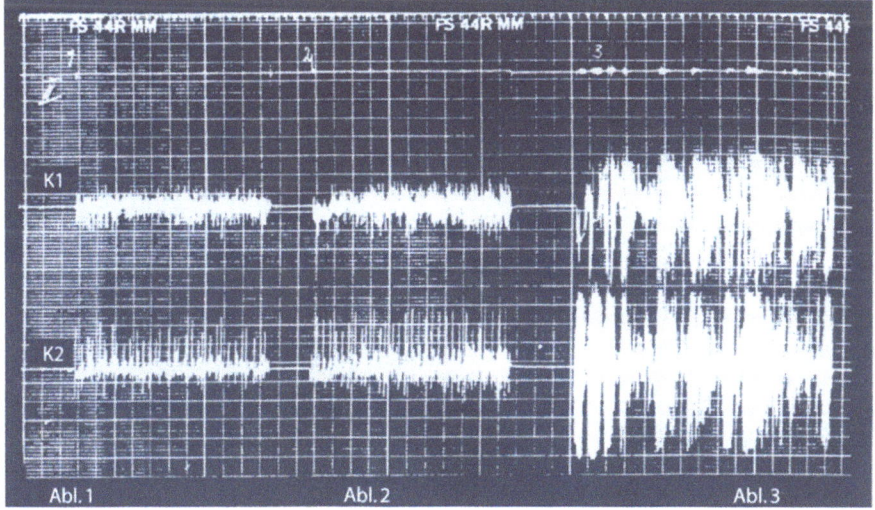

Abb. 3.3. EMG entsprechend der Abb. 3.2. Patient mit einem Torticollis horizontalis nach rechts. Vergleichsregistrierung der Aktivität der antagonistisch wirksamen normal innervierten Muskeln. K1 (*obere Kurve*): M. sternocleidomastoideus rechts. K2 (*untere Kurve*): seitl. Hals-Nacken-Muskeln links

physiologische Aktivierung der synergen Muskeln für die Kopfwendung nach links scheint phasisch zu verlaufen.

Das EMG bestätigt die klinische Symptomatik die zeigt, dass eine aktive Kopfwendung nach links, also gegen die Torticollis-Richtung, nur ruckartig mit Phasen des Stillstandes erfolgt. Der Patient hat zunächst sichtbare Mühe, bei der Kopfwendung nach links einen Widerstand in Mittelstellung zu überwinden. Danach gelingt die Wendung leichter und der Kopf kann in der linken Position gehalten werden. Allerdings bleibt eine erhöhte Anspannung der hyperkinetischen Antagonisten klinisch sichtbar erhalten.

Die Vergleichsregistrierung der Summationsbilder beider Kopfwender (Abb. 3.4) zeigt in der Ruheableitung beim zwanglosen Sitzen (Abl. 1) eine tonische Aktivierung der rechten Seite (K1), die einer aktiven unbewussten Korrekturspannung gegen den Torticollis nach rechts entsprechen könnte. Dabei ist klinisch der horizontale Torticollis nahezu beseitigt. Bei aktiver Kopfwendung nach rechts (Abl. 2) in das pathologische Muster wird die hyperkinetische Innervation im linken M. sternocleidomastoideus unerwartet heftig. Das Interferenzbild ist dicht, tonisch innerviert und von hoher Amplitude.

In Abl. 3 bei aktiver Kopfwendung nach links zeigt sich eine physiologische aber unvollständige Hemmung des linken M. sternocleidomastoideus, während der rechte eine phasische Aktivierung aufweist. Die vermutete, tonische Kontraktion des M. sternocleidomastoideus rechts bleibt aus, da der Linkswendung durch den Resttorticollis ein Widerstand entgegengesetzt wird. Deshalb erfolgt die Kopfbewegung nach links ruckartig unterbrochen, wie mit Phasen des Stillstandes.

Im Liegen ist eine physiologische Hemmung beider Seiten zu beobachten, wobei der Grundtonus rechts leicht überwiegt (Abl. 4). Die Ruheableitung des linken M. sternocleidomastoideus entspricht einem Zustand nach stereotaktischer Thalamotomie.

Im Gegensatz zur klinischen Besserung und den EMG-Befunden in den Ruheableitungen zeigen die Myogramme in allen Bewegungsphasen, dass die hyperkinetischen Muskeln auch postoperativ überaktiv reagieren.

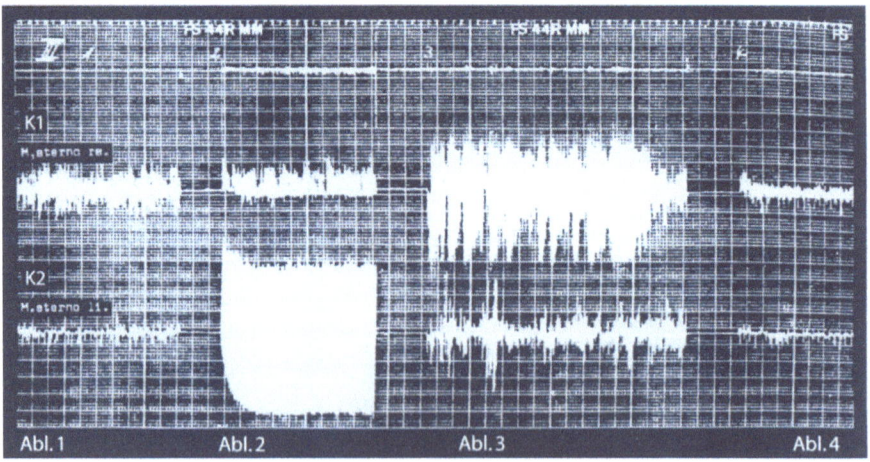

Abb. 3.4. EMG von ein und demselben Patienten abgeleitet wie in Abb. 3.2 und Abb. 3.3. Torticollis horizontalis nach rechts. Vergleichsregistrierung von: K1 (*obere Kurve*): M. sternocleidomastoideus rechts. K2 (*untere Kurve*): M. sternocleidomastoideus links

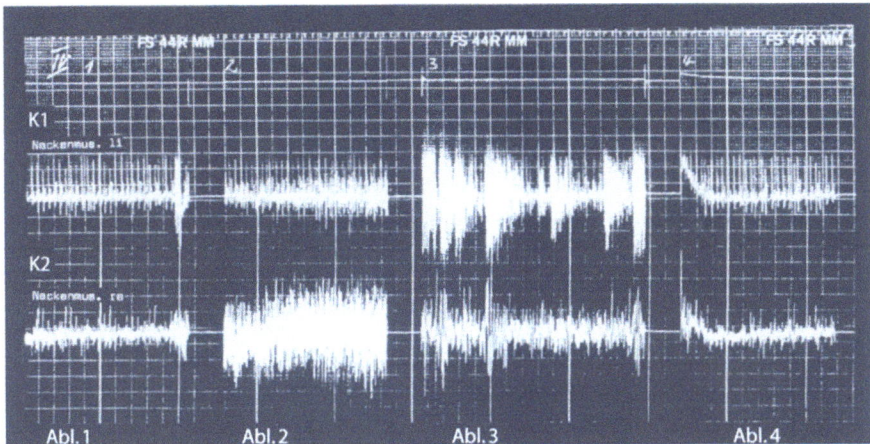

Abb. 3.5. Vergleichsregistrierung der Innervation der Hals-Nacken-Muskeln beider Seiten. Patient mit einem Torticollis horizontalis nach rechts. K1 (*obere Kurve*): linke Seite. K2 (*untere Kurve*): rechte Seite

Die Abb. 3.5 registriert bei demselben Patienten mit horizontalem Torticollis nach rechts Intensität und Modus der Innervation der unteren Hals-Nacken-Muskeln beider Seiten.

Die Ruheableitung im Liegen lässt bereits eine stärkere Verspannung der rechten Seite erkennen, die bei aktiver Kopfwendung nach rechts durch eine tonische Aktivierung (Abl. 2) erwartungsgemäß noch deutlicher wird.

In Ableitung 3 zeigt das Myogramm bei aktiver Kopfwendung nach links eine physiologische Aktivierung der linken Hals-Nacken-Muskeln, die aber im Gegensatz zur rechten Seite nicht tonisch, sondern phasisch gruppiert erfolgt und es weist eine nur unvollständige Hemmung der rechten Seite aus. Die hyperkinetischen Hals-Nacken-Muskeln rechts setzen der aktiven Wendung nach links einen spürbaren Widerstand entgegen, der klinisch durch eine tremorartige Gegenbewegung gekennzeichnet ist.

Entspanntes Sitzen mit Beugung des Kopfes nach vorn (Kutschersitz) führt zu einer deutlichen Hemmung beider Seiten, wobei allerdings auch wieder die rechte Seite stärker innerviert bleibt. (Abl. 4). Dies entspricht klinisch einem erhöhten Spannungswiderstand der rechten unteren Halsmuskeln, der auch in Phasen der Ruhe, d. h. ohne Kopfwendung zu tasten ist und eine Gegenbewegung erschwert.

Zusammenfassung wesentlicher Kriterien im EMG beim Torticollis horizontalis nach links

- Synerge hyperkinetische Innervation des M. sternocleidomastoideus links und der unteren Hals-Nacken-Muskeln rechts.
- Die hyperkinetische Innervation der synergen Muskeln bleibt auch nach erfolgreicher stereotaktischer Thalamotomie im EMG messbar.

- Bei einer Kopfbewegung nach rechts zeigt sich eine über das physiologische Maß hinausgehende Aktivierung der synergen hyperkinetischen Muskeln.
- Bei Kopfwendung nach links wird eine unvollständige Hemmung der synergen hyperkinetisch-kontrahierten Muskeln beobachtet. Die antagonistische Hemmung ist eingeschränkt.
- Eine aktive Gegenwendung des Kopfes nach links bewirkt in den normal innervierten Muskeln eine physiologische Aktivierung, die aber nicht tonisch, sondern meist rhythmisch gruppiert abläuft.
- In den Ruheableitungen ist bei Patienten nach stereotaktischer Behandlung oft eine Übertonisierung der normal innervierten Antagonisten zu beobachten. Hierbei könnte es sich um eine unbewusste, aktive Muskelspannung handeln, welche die Restsymptomatik des Torticollis korrigieren soll.
- Die physiologischen Innervationsbilder bei Rotation nach rechts und links, sowie beim Heben und Senken des Kopfes sind im Grundsatz erhalten. Dabei ist die reziproke Hemmung der hyperkinetischen Muskeln im Vergleich zur normal innervierten Seite jeweils unvollständig.

Diese Kriterien gelten in entsprechender Form auch für den horizontalen Torticollis nach rechts.

3.2.3
Beschreibung einer Krankengeschichte

B.,G., geb. 1911, weiblich

Diese Patientin leidet an einem myoklonisch-dystonischen Torticollis horizontalis nach links mit Hypertrophie des rechten M. sternocleidomastoideus und einem Schulterhochstand links.

Nach Aussage der Patientin hatte sich im Januar 1972 erstmals der Kopf nach links verzogen. Zu dieser Zeit habe sie aber den Kopf noch nach allen Seiten hin ausrichten können, ohne die Hand zur Hilfe zu nehmen. Massagebehandlungen und Einrenkungsversuche im Frühjahr 1972 zeigten keinen Erfolg. Danach habe sich ein Brennen in der linken Nackenseite eingestellt.

Im Juni 1972 wurde sie ambulant wegen Fehlsteuerung eines Nerves mit Akineton und Valium behandelt. Besonders beim Zeitunglesen hätte sich die Kopfwendung nach links verstärkt, desgleichen bei Witterungswechsel und Aufregungen. Im Liegen wäre eine deutliche Besserung der Kopfhaltung zu verspüren gewesen.

Der neurologische Befund zeigt eine Kopfwendung nach links mit einer leichten Neigung zur linken Schulter, Schulterhochstand links, Hypertrophie des rechten M. sternocleidomastoideus. Der links M. splenius sowie rhomboideus spannen sich deutlich an. An beiden Händen leichte Myoklonien, rechts stärker als links. Die Mitbewegung beim Gang ist links verstärkt. Gelegentliche Ticzuckungen der linken Gesichtsseite. Bei starkem Händedruck beiderseits kommt der Kopf fast in die Ausgangshaltung zurück. Die Kopfbewegungen nach rechts sind erheblich erschwert, die Augenbewegungen sind aber nach beiden Seiten frei.

Operation 06.06.1973. Zielpunkte: rechter Fasziculus thalamicus und rechter Nucleus ventrointermedius.

Kontrolluntersuchung 26.10.1973. Der Kopf steht in leichter Wendehaltung nach links, die spontan korrigiert werden kann. Die linke Schulter steht hoch, der rechte M. sternocleidomastoideus ist weich, der linke M. splenius noch verspannt. Ebenso treten Verspannungen des M. trapezius auf beiden Seiten auf. Die aktive Kopfwendung nach rechts ist noch erschwert, über die Mittellinie gelingt diese nur mit ruckartigen Bewegungen. Auch die Retroflektion bleibt erschwert. Eine Besserung der geringen Fehlhaltung kann durch Auflegen des Hinterkopfes (Unterlage), durch Hüpfen und mit antagonistischer Geste erreicht werden. Keine Provokation des Torticollis beim Gehen. Hier wird der Kopf gerade gehalten, allerdings etwas krampfhaft. Auch der motorische Neglect des linken Armes ist gebessert, jedoch noch nicht ganz behoben. Die Feinbeweglichkeit der linken Hand und die Kraft des linken Beines sind noch leicht unkontrolliert; keine Reflexdifferenzen.

Kontrolluntersuchung 04.11.1974. Zunächst guter Operationseffekt, der sich unter aktiver krankengymnastischer Weiterbehandlung kontinuierlich besserte. Rückkehr der Kopffehlhaltung nach links nach einer Nephrolithiasisoperation im Sommer 1974, seither zunehmende Verschlechterung des Torticollis horizontalis.

Befund. In Ruhe dystone Kopfwendung in der Horizontalen nach links und Rotation nach links hinten. Während der einschießenden Hyperkinesen deutliche Hypertrophie des rechten M. sternocleidomastoideus und Verspannungen des linken M. splenius und M. trapezius (Oberrand). Aktive Wendemöglichkeit des Kopfes nach rechts erschwert, Besserung der Kopfkontrolle bei Ausführung der antagonistischen Geste. Mäßige Provokation des Torticollis beim Gehen, deutliche Besserung aber der neglectartigen Halbseitensymptomatik links.

Elektromyographisch findet sich eine erhebliche Überaktivität des rechten M. sternocleidomastoideus und des linken M. splenius capitis bei normaler Erregbarkeit des linken M. sternocleidomastoideus und rechten M. splenius.

Die Ursache des Rezidivs war unklar. Wegen der zeitlichen Koinzidenz drängt sich der Verdacht auf, dass eine zerebrale Hypoxie im Verlauf der Nierenoperation eine Potenzierung ausgelöst haben könnte, ohne dass ein solcher Entstehungsmechanismus bisher etwa bekannt geworden wäre. Eine stereotaktische Reoperation war nicht indiziert. Therapeutisch kam wegen der Hyperkinese im rechten M. sternocleidomastoideus eine Denervation mittels Ausschaltung des N. accessorius in Betracht, daneben eine gezielte krankengymnastische Therapie nach der Bobath-Brunkow-Methode.

Eine weitere Verschlechterung des Torticollis trat auf, als der Patientin am 13.03.1979 aus einer Dachluke ein mit Zeitungen gefüllter Karton auf den Kopf stürzte. Ein hinzugezogener Orthopäde stellte einen Bruch des 2. LWK und einen weiteren Deckplatteneinbruch eines BWK fest, so dass sie acht Wochen zwar nicht im Gipskorsett, aber mit einem Brustpanzer stillgelegt wurde. Danach trat eine weitere Verschlechterung der Kopfhaltung auf, die Verkrampfung der linken Schulter war verstärkt, der rechte M. sternocleidomastoideus wurde aktiver und ebenso die linke Hals-Nacken-Muskulatur. Es wurden Schmerzen beiderseits im Nacken angegeben.

Durch eine erneute krankengymnastische Behandlung konnte eine Besserung der Rezidivsymptomatik erzielt werden.

Kontrolluntersuchung im August 1980. Diese Untersuchung zeigt einen Torticollis horizontalis nach links von 35° bei einer gleichzeitigen Kopfneigung nach links von 20° (Schulter-Wangen-Winkel 70° links). Eine starke Hypertrophie des M. sternocleidomastoideus rechts, sowie eine leichte Hypertrophie des linken M. splenius, der auch druckempfindlich ist, wurde festgestellt. Bei der aktiven Rückführung des Kopfes aus der Linksposition nach rechts muss kurz vor Erreichen der Mittelstellung ein Widerstand ruckartig überwunden werden, wobei die Patientin einen Schmerz im Bereich der linken seitlichen Hals-Nacken-Muskeln verspürt. Der Kopf kann aktiv ohne antagonistische Geste nach rechts gewendet werden, die Augenbewegungen sind frei. Es besteht noch eine leichte Dysdiadochokinese der linken Hand mit einer minimalen Einschränkung der feinmotorischen Geschicklichkeit.

Zusammenfassung und Beurteilung. Durch die stereotaktische Ausschaltung im rechten Fasciculus thalamicus und im rechten Nucleus ventrointermedius wurde der Torticollis horizontalis nach links mit leichter Neigung zur linken Schulter vollständig beseitigt.

Das im Anschluss an eine Narkose und nach einem Kopftrauma erfolgte Rezidiv konnte durch konsequente Krankengymnastik und gezielte Eigenübungen zur Stabilisierung der aktiven Kopfkontrolle wieder beseitigt werden. Allerdings kam es erneut zu einer stärkeren Hypertrophie des M. sternocleidomastoideus rechts und zu Spannungsbeschwerden in der seitlichen Nackenmuskulatur.

Die Indikation zu einer Myotomie oder Denervation wurde in Anbetracht des Narkose-Risikos (mögliche Hypoxie bei Nierensteinoperation) nicht vorgeschlagen.

Torticollis horizontalis – Zusammenfassung klinischer Kriterien

- Synerge-hyperkinetische Muskeln beim Torticollis horizontalis
  - M. sternocleidomastoideus
  - Evtl. seitliche Hals-Nacken-Muskeln der kontralateralen Seite mit unterschiedlicher Intensität: M. splenius capitis, M. semispinalis, M. trapezius
- Klinische Symptome
  - Horizontale Kopfwendung um die vertikal-horizontale Achse nach rechts oder links
  - Hypertrophie des hyperkinetisch innervierten M. sternocleidomastoideus
  - Schulterhochstand und häufige Hypertrophie des M. trapezius (Oberrand) auf der homolateralen Seite des gespannten M. sternocleido-mastoideus
  - Fechterstellung der kontralateralen (zugewendeten) Schulter zum Ausgleich der abnormen Kopfhaltungsstörung
  - Spannungsbeschwerden der synergen, kontrahierten Hals-Nacken-Muskeln
  - Eventuell minimale Kippung des Hinterkopfes zur gleichseitigen Schulter
  - Einschränkung der Kopfbewegung und Blickfolge zur Gegenseite der Torticollisrichtung

Die Funktionsanalyse zeigt, dass bei horizontalen Fällen die hyperkinetische Innervation des M. sternocleidomastoideus zwar am stärksten ist, diese aber durch eine geringere Verkrampfung der kontralateralen Hals-Nacken-Muskeln unterstützt werden kann.

3.3
Der rotatorische Torticollis spasmodicus

3.3.1
Klinische Symptome

Der seltenere, rein rotatorische Torticollis ist durch eine Neigung (Rotation) des Kopfes um die horizontal-sagittale Achse definiert. Bei diesen Fällen bewirkt die Hyperkinese eine meist tonische Kontraktion der pathologisch innervierten Muskeln, myoklone Bewegungsformen kommen seltener vor. Durch die Neigung (Rotation) des Kopfes um die fronto-occipitale Achse nimmt der Schulter-Wangen-Winkel auf der geneigten Seite ab (kleiner als 90°), in extremen Stadien liegt das Ohr auf der verkrampften Schulter.

Die Neigung (Rotation) erfolgt durch tonische oder rhythmische Verkrampfungen der seitlichen Hals-Nacken-Muskeln, wodurch der Kopf zur Schulter heruntergezogen wird. Diese Bewegung kann durch eine gleichzeitige Aktivierung des homolateralen M. sternocleidomastoideus, der dann zu einer Hypertrophie besonders in seinem proximalen Abschnitt am Mastoidansatz neigt, unterstützt werden. Damit wird eine Kippung des Hinterhauptes zur geneigten Seite und teilweise eine minimale Wendung des Gesichtes zur Gegenseite bewirkt. Eine solche Wendung ist dann weniger die Folge einer horizontalen Torticollis-Komponente, sondern als ein passives Drehmoment aufzufassen, welches sich aus der Muskelmechanik ableiten lässt. In solchen Fällen kann dadurch allerdings die klinische Diagnose erschwert sein und zu Fehlinterpretationen Anlass geben. Die Diagnose und Funktionsanalyse ist hier nur durch den EMG-Befund zu objektivieren.

Die Rotation des Kopfes ist messbar und durch eine Abnahme des Schulter-Wangen-Winkels (normal 90°) auf der geneigten Seite gekennzeichnet. Eine Wendung um die horizontale Achse besteht in der Regel nicht bzw. nur in der angeführten minimalen Ausprägung, die ursächlich auf die Kippung des Hinterhauptes zurückzuführen ist.

Der Tonus der hyperkinetischen Muskeln ist palpatorisch deutlich erhöht, außerdem führt die Kontraktion in den verspannten Muskeln zu einer Hypertrophie. Passiven und aktiven Gegenbewegungen wird ein fühlbarer Widerstand entgegengebracht. Typisch ist neben der Rotation des Kopfes ein Schulterhochstand und eine Hypertrophie des Oberrandes des M. trapezius auf der gleichen Seite. Die Muskelspannungen können extreme Verkrampfungsbeschwerden verursachen. Die Patienten haben große Mühe, den Kopf zur Mitte oder Gegenseite der Rotationsrichtung zu bewegen. Sekundäre Folgen einer starken, andauernden Kopfneigung können degenerative Veränderungen der Halswirbelsäule mit radikulären Kompressionssyndromen sein.

Abb. 3.6 a,b. 50-jährige Patientin mit einem Torticollis rotatorius nach rechts

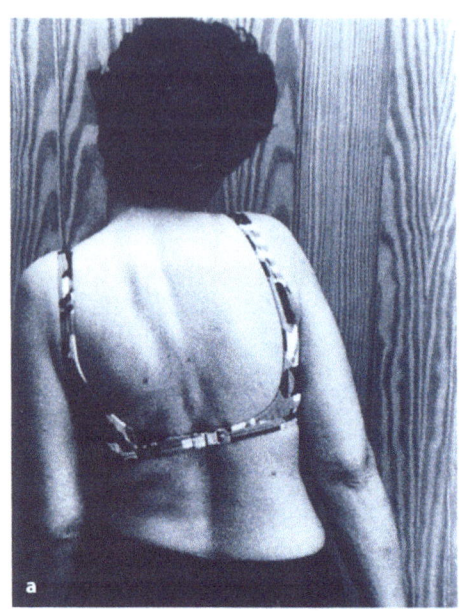

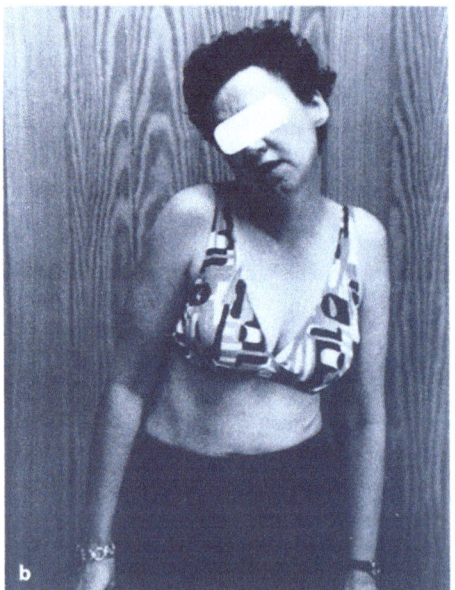

3.3.2
Telemetrische EMG-Befunde und Funktionsanalyse

Abbildung 3.7 zeigt bei einem rotatorischen Torticollis nach links die Myogramme der hyperkinetischen, synergen seitlichen Hals-Nacken-Muskeln links und des M. sternocleidomastoideus links. In allen Ableitungen überwiegen die Summenaktionspotentiale der seitlichen unteren Hals-Nacken-Muskeln auf der geneigten linken Seite, außerdem erfolgt synchron mit geringerer Intensität eine Kontraktion des homolateralen M. sternocleidomastoideus.

Bei der Registrierung der Aktionspotentiale im Sitzen (Abl. 4) werden unrhythmische Kontraktionen in den unteren Hals-Nacken-Muskeln links und synchron, aber mit geringerer Intensität, im homolateralen M. sternocleidomastoideus aufgezeigt.

In der Bewegungsphase beim schnellen Gehen (Abl. 10) nehmen die hyperkinetischen Kontraktionen heftig zu, mit einem sehr dichten Interferenzbild und hohen Amplituden in den linken Hals-Nacken-Muskeln und im gleichseitigen M. sternocleidomastoideus.

Der Kurvenabschnitt von K1 (Abl. 11) lässt erkennen, dass die Mitkontraktion des linken M. sternocleidomastoideus sogar über die Bewegungsphase hinaus anhält (s. Pfeil). Klinisch zeigt sich während der Untersuchung eine Neigung des Kopfes nach links um 30°, eine Anspannung des linken M. sternocleidomastoideus und ein Anheben der linken Schulter.

Beim Senken des Kopfes im entspannten Kutschersitz wird die Innervation der seitlichen Hals-Nacken-Muskeln und beider Kopfwender in physiologischer Weise gehemmt. Auf der linken, hyperkinetischen Seite ist die Hemmung schwächer, es verbleibt hier eine tonische Kontraktion mit guter Rekrutierung und höheren Amplitu-

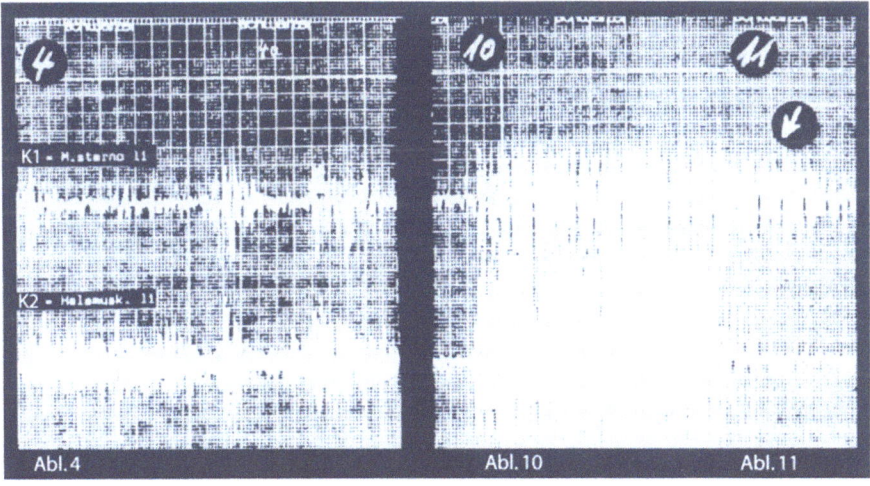

Abb. 3.7. EMG einer 45-jährigen Patientin mit rotatorischem Torticollis spasmodicus nach links. Ableitung synerger Muskeln (K1, K2) in Ruhe und Bewegung. K1 (*obere Kurve*): M. Sternocleidomastoideus links. K2 (untere *Kurve*): Hals-Nacken-Muskeln links

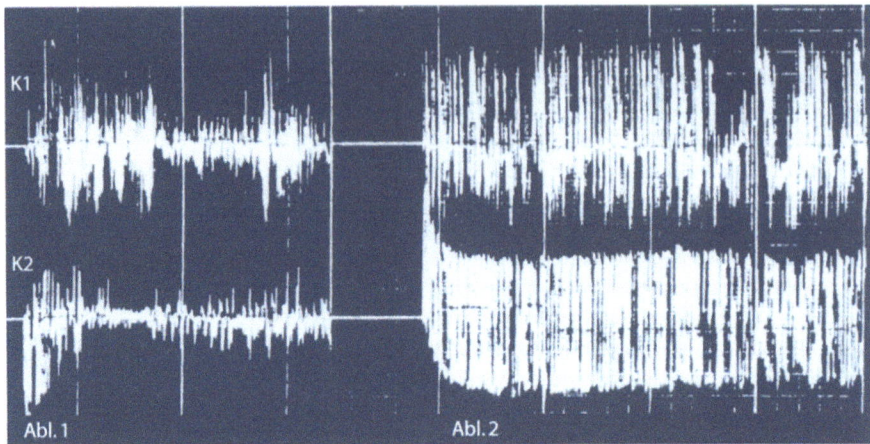

Abb. 3.8. EMG einer 48-jährigen Patientin mit rotatorischem Torticollis nach rechts. Vergleichende Registrierung der Aktivität beider Kopfwender in Ruhe und Bewegung. Zustand nach Thalamotomie, Denervation und Myotomie des rechten M. sternocleidomastoideus. K1 (*obere Kurve*): linke Seite. K2 (*untere Kurve*): rechte Seite

den. Die messbare Mitinnervation des M. sternocleidomastoideus bewirkt eine leichte Kippung des Hinterkopfes zur Schulter.

Die Abb. 3.8 zeigt das EMG einer Patientin mit einem rotatorischen Torticollis nach rechts. In der Ruheableitung (Abl. 1) findet man im linken M. sternocleidomastoideus eine stärkere gruppierte Aktivierung, welcher eine eher tonische Spannung der rechten Seite mit flacheren Amplituden und einem gelichteten Interferenzbild gegenübersteht. Die geringere Innervation des rechten M. sternocleidomastoideus ist Folge einer Myotomie und Denervation des Muskels.

Die Ableitung 2 registriert den Innervationsaufwand beider Muskeln beim Gehen der Patientin. Während der hyperkinetische rechte M. sternocleidomastoideus (K2) eine kräftige, tonische Kontraktion aufweist, wird auf der linken Seite (K1) eine unrhythmische, zerklüftete Erregung beobachtet. Beide Muskeln sind während des Gehens sichtbar angespannt. Die Aktivität des linken M. sternocleidomastoideus muss dabei wohl als eine Korrekturspannung gegen die hyperkinetische rechte Seite aufgefasst werden. In dieser Untersuchungsphase kann der Kopf in Mittelstellung mühelos gehalten werden.

3.3.3
Beschreibung einer Krankengeschichte

A.,I., geb. 1933, weiblich:

Zur Vorgeschichte wird zusammenfassend berichtet, dass die Patientin seit 1972 gelegentlich myoklonische Zuckungen des Kopfes zur linken Schulter bemerkt habe.

Seit 1975 besteht ein ausgeprägter myoklonischer Torticollis mit Neigung des Kopfes zur linken Schulter und, wenn auch wesentlich geringer, nach hinten.

In der Folgezeit nahmen die Fehlhaltungen des Kopfes, myoklonische Zuckungen und besonders schmerzhafte Verspannungen am Oberrand des linken M. trapezius und der linken seitlichen Halsmuskeln (M. splenius capitis) kontinuierlich zu.

Neben der extrapyramidal bedingten Symptomatik bot die Patientin eine reaktive, depressive Stimmungslage. Durch die Zunahme der schmerzhaften Verspannungen der Schulter-Nacken-Muskulatur links nahm die Patientin erhebliche Mengen von Analgetika zu sich, außerdem wurden täglich Lokalanästhetika in die verspannte Muskulatur appliziert. Komplizierend trat der Faktor hinzu, dass bei ihr eine Atlashypoplasie, verbunden mit einem Denshochstand als Teil einer basilären Impression vorliegt. Daneben zeigte sich außerdem eine relativ geringgradig ausgeprägte Torsionsdystonie mit Abknickung des Oberkörpers in der Hüfte nach links.

Trotz intensiver krankengymnastischer und medikamentöser Therapie wurde keine Besserung erzielt.

Da andererseits als Alternative eine Foerster'sche Rhizotomie der ersten drei bzw. vier Spinalwurzeln im Zervikalbereich nicht Erfolg versprechend und zu belastend für die Patientin gewesen wäre, wurde die Indikation zur Durchführung einer stereotaktischen Thalamo-Subthalamotomie gestellt.

Operation 21.03.1977. Hochfrequenzthermokoagulationen im Bereich der inneren Anteile des oralen Ventralkernes des Thalamus, sowie subthalamisch in den einstrahlenden interstitiothalamischen Fasern.

Während der ersten postoperativen Woche war die Torticollis-Symptomatik vollständig verschwunden, desgleichen die schmerzhafte Verspannung der Schulter-Nacken-Muskulatur und der Schulterhochstand links. Nach Rückgang des perifokalen Ödems traten jedoch eine Teilsymptomatik mit Zug des Kopfes zur linken Schulter und Myoklonien wieder auf. Deutlich gebessert blieben die schmerzhaften Verspannungen der Schulter-Nacken-Muskulatur links. Eine spezielle krankengymnastische Weiterbehandlung auf neurophysiologischer Grundlage wurde konsequent und regelmäßig durchgeführt.

Kontrolluntersuchung 06.11.1977. Subjektiv Abnahme der Spannungsbeschwerden im seitlichen Halsdreieck und im Trapezius links. Im Liegen besteht eine Kopfneigung nach links von 20° mit geringer Reklination des Hinterhauptes zur Schulter. Im Sitzen und beim Gehen nimmt der Schulter-Wangen-Winkel links noch weiter ab (Neigung nach links ca. 10°), die aktive Kopfkorrektur und die Bewegung gegen die Torticollisrichtung gelingt wesentlich leichter. Die aktive Kopfkontrolle erfolgt mit geringerer Mühe auch über eine längere Zeit. Beim Gehen fällt ein vermindertes Mitpendeln des rechten Armes auf. Es besteht eine Einschränkung der Feinmotorik der rechten Seite bei spurhafter Rechtsbetonung der Muskeleigenreflexe.

Im Verlauf des ersten Halbjahres 1978 wurden die korrektiven Eigenübungen und eine begonnene, permanente Physiotherapie vernachlässigt. In dieser Phase entwickelt sich eine Rezidivsymptomatik.

Die Ursache dafür muss einmal in der Vernachlässigung der Physiotherapie und des korrektiven Eigentrainings, andererseits aber auch in einem Fortschreiten der neurologischen Grunderkrankung vermutet werden.

Operation 05.10.1978. Myotomie mit Durchtrennung unterer Anteile des M. sternocleidomastoideus links mit nachfolgender Ruhigstellung in einem Gipskorsett.

Kontrolluntersuchung 14.01.1979. Nach Abnahme des Gipskorsettes und krankengymnastischer Mobilisierung ist die Kopfneigung nach links wesentlich geringer, eine Abstützung des Kopfes mit der Hand im Sinne der antagonistischen Geste ist nicht mehr erforderlich.

Im Liegen ist die Kopfneigung nach links beseitigt, es bleibt eine minimale Kinndrehung nach rechts. Die seitlichen Hals-Nacken-Muskeln links und der linke M. sternocleidomastoideus sind noch gespannt und hypertrophisch.

Im Gehen kommt es zu einer Kopfneigung nach links von 15–20°, die linke Schulter gerät in Fechterposition, der linke Arm pendelt weniger mit. Die torsionsdystone Komponente mit Abknickung des Oberkörpers in der Hüfte hat zugenommen.

Der Kopf kann auch in Bewegungsphasen aktiv wieder leichter ohne Hilfe kontrolliert und in der Willkürposition gehalten werden.

Koordination, motorische Geschicklichkeit und Feinmotorik sind beiderseits nicht beeinträchtigt. Unterstützt wurde die Physiotherapie durch die Gabe von Myotonolytika und die Applikation von Lokalanästhetika paravertebral im Bereich des Schultergürtels.

Während der ambulanten Physiotherapie, wobei wöchentlich zweimal 20 Minuten lang krankengymnastische Übungen durchgeführt wurden, kam es wiederholt zu einer Zunahme der Torticollis-Symptomatik.

Aufnahmeuntersuchung am 25.11.79. Im Liegen: Kopfneigung nach links 10° (Schulter-Wangen-Winkel 80°) Kopfwendung nach rechts 15–20°. Verkrampfungsbeschwerden und Spannung in den seitlichen Hals-Nacken-Muskeln links, Fechterstellung der linken Schulter.

Im Sitzen: Kopfneigung nach links 25°, Retrocollis, Progredienz der Fechterstellung links und Zunahme der Kopfwendung nach rechts bis auf 30°.

Beim Gehen: Maximaler Retrocollis, Kopfneigung nach links zwischen 35–40° (Schulter-Wangen-Winkel 50°), Kopfwendung nach rechts ca. 15°. Zunahme der Myoklonien, Gangbild unauffällig, beginnende Zeichen einer athetoiden Finger-Handbewegung links. Auffällig ist eine fortschreitende torsionsdystone Rumpffehlhaltung mit schwerer Sekundärskoliose der Wirbelsäule sowie Retraktion der linken Seite.

Diese Sekundärveränderungen bewirken schmerzhafte Verspannungen der Hals-Nacken-Muskulatur und radikuläre Kompressionssymptome des Plexus zervikalis links.

Unter erneuter stationärer Krankengymnastik in unserer Klinik wurde zwar wiederum eine Besserung der Torticollis-Symptomatik mit Abnahme der subjektiven Beschwerden erreicht, die torsionsdystonen Symptome nahmen weiter zu.

Kontrolluntersuchung 20.04.1980. Im Liegen: Kopfneigung (Rotation) nach links 5–10° (Schulter-Wangen-Winkel 80°), Wendung nach rechts 5°. Fechterstellung der linken Schulter.

Im Sitzen: Schulter-Wangen-Winkel links 80°, Wendung nach rechts 5°, verstärkte Myoklonien und Reklination des Kopfes nach links. Hypertrophie und Spannung im Oberrand des M. trapezius und den seitlichen Halsmuskeln.

Beim Gehen: Rotation nach links 35°, Wendung nach rechts 15°, starke Reklination nach links. Zunehmende Innenrotation und verminderte Mitbewegung des linken Armes, sowie athetoide Symptome der linken Hand.

Zusammenfassung und Beurteilung. Es handelt sich bei Frau A. offensichtlich um einen myoklonischen Torticollis rotatorius nach links bei einer sich chronisch progredient entwickelnden Torsionsdystonie.

Die Torticollis-Symptomatik konnte durch eine Thalamosubthalamotomie (21.03.1977), untere Myotomie des M. sternocleidomastoideus links (05.10.1978) reduziert und durch eine spezielle krankengymnastische Langzeitbehandlung sowie korrektive Eigenübungen der Patient'n jeweils verbessert und stabilisiert werden.

Im Rahmen einer fortschreitenden Torsionsdystonie stellten sich sekundäre Formstörungen am Achsenskelett ein, verbunden mit haltungsbedingten Beschwerden und radikulären Reizerscheinungen. Bezüglich der Torticollis-Symptomatik muss in diesem Verlauf auf die zunehmende Wendung des Kopfes nach rechts hingewiesen werden.

Torticollis rotatorius – Zusammenfassung klinischer Kriterien

- Synerge-hyperkinetische Muskeln beim Torticollis rotatorius
  - Seitliche untere Hals-Nacken-Muskeln: M. splenius capitis, M. semispinalis, M. trapezius
  - Evtl. Unterstützung durch den homolateralen M. sternocleidomastoideus, proximaler Abschnitt (Mastoid-Ansatz)
- Klinische Symptome
  - Bevorzugte Bewegungsrichtung ist eine Kopfneigung (Rotation) nach rechts oder links um eine horizontal-sagittale Achse
  - Schulterhochstand mit Annäherung des heruntergezogenen Kopfes auf der geneigten Seite. Abnahme des Schulter-Wangen-Winkels unter 90°
  - Tonische bzw. phasische Kontraktion der seitlichen Hals-Nacken-Muskeln
  - Verkrampfungsbeschwerden der hyperkinetisch, kontrahierten Hals-Nacken-Muskeln
  - Hypertrophie des M. sternocleidomastoideus in seinem proximalen Abschnitt und des M. trapezius (Oberrand) der gleichen Seite
  - Erschwerte Kopfbewegungen gegen die bevorzugte Torticollis-Richtung
  - Kompensierte Augenbewegungen bei der Rotation des Kopfes

3.4
Der kombinierte horizontal-rotatorische Torticollis spasmodicus

3.4.1
Klinische Symptome

Bei diesem kombinierten Typ ist die bevorzugte, abnorme Haltung und Bewegungsrichtung des Kopfes durch eine vertikal-horizontale Wendung nach rechts oder links mit einer zusätzlichen Seitenneigung (Rotation) des Kopfes um eine fronto-occipitale Achse gekennzeichnet. Nach heutiger Auffassung erfolgt die Kopfneigung (Rotation) dabei meist zur abgewendeten Schulter, d. h. bei Wendung des Kopfes nach links besteht eine Neigung (Rotation) nach rechts. Von der Muskelmechanik her wird der kombinierte Torticollis durch einen Synergismus eines M. sternocleidomastoideus und der seitlichen Hals-Nacken-Muskeln der gleichen Seite bewirkt. Eine Kopfwendung nach rechts mit Seitenneigung (Rotation) nach links erfolgt somit durch die hyperkinetische Innervation des linken M. sternocleidomastoideus und der seitlichen Hals-Nacken-Muskulatur der linken Seite.

Bei einer sehr seltenen Kombinationsform mit Wendung und Neigung des Kopfes zur gleichen Seite wird die unwillkürliche, hyperkinetische Aktivierung nicht allein homolateral, sondern beiderseits wirksam. Bei diesem Typ besteht demnach eine Hyperkinese eines M. sternocleidomastoideus und der seitlichen Hals-Nacken-Muskeln der kontralateralen Seite. Diese unwillkürliche Haltungs- und Bewegungsstörung des Kopfes könnte sich, wenn man sie von der Funktionsanalyse her betrachtet, aus einer rein horizontalen bzw. rein rotatorischen Symptomatik bei einem chronisch, progredienten Krankheitsverlauf entwickeln. Eine Krankengeschichte mit einem solchen Verlauf wird noch vorgestellt.

Der hyperkinetische M. sternocleidomastoideus und der meist tonisch kontrahierte M. trapezius auf der Seite des Schulterhochstandes hypertrophieren oft deutlich. Durch die Neigung um die fronto-occipitale Achse wird der Kopf zur Schulter heruntergezogen. Die dabei kontrahierten Muskeln können erhebliche Verkrampfungsbeschwerden verursachen.

Während bei den rein rotatorischen Fällen durch eine Kippung des Hinterhauptes eine leichte Gesichtswendung zur Gegenseite eingeleitet wird, erfolgt die horizontale Kopfwendung bei den Kombinationsformen durch eine starke hyperkinetische Innervation des jeweils aktiven M. sternocleidomastoideus. Von der Muskelmechanik her ist dieser Mischtyp durch eine tonische Verspannung der Hals-Nacken-Muskeln, welche die Neigung (Rotation) bewirken und des aktiven M. sternocleidomastoideus, der die horizontale Bewegungskomponente verursacht, zu verstehen.

Zum Unterschied von reinen Rotationsfällen werden die sternale und klavikuläre Portion des M. sternocleidomastoideus hypertrophisch, durch deren tonische oder phasische Kontraktionen die Kopfwendung zur Gegenseite intensiv eingeleitet wird. Dabei sind die Blick- und Kopfbewegungen entgegen der bevorzugten Torticollis-Richtung erschwert. Alle an der Hyperkinese beteiligten Muskeln haben einen erhöhten Ruhetonus und erschweren aktive und passive Gegenbewegungen des Kopfes. Der Schulter-Wangen-Winkel wird auf der geneigten Seite kleiner als 90°, die angehobene Schulter tritt in eine Fechterposition.

Der größere Teil unserer Kombinationsfälle wird durch eine Hyperkinese der unteren Hals-Nacken-Muskeln der rechten oder der linken Seite und des homolateralen M. sternocleidomastoideus unterhalten. Bei diesen Fällen, entspricht das klinische Bild zunächst meist einem Rotationstyp. Hinzu kommt aber, durch die Anspannung des homolateralen M. sternocleidomastoideus eine horizontale Kopfwendung um die vertikale Achse zur Gegenseite der Kopfneigung, mit schmerzhaften Muskelverspannungen.

Der Torticollis spasmodicus bleibt somit als Funktionsstörung nicht auf Kopf und Halswirbelsäule beschränkt, sondern wird beim Übergreifen auf Schultergürtel und Rumpf zu einem allgemeinen Achsenproblem. Erinnert sei in diesem Zusammenhang an das klinische Bild der Torsionsdystonie, die mit einem Torticollis beginnen kann, wobei die Hyperkinese später den oberen Körperquadranten und die Extremitäten erfasst.

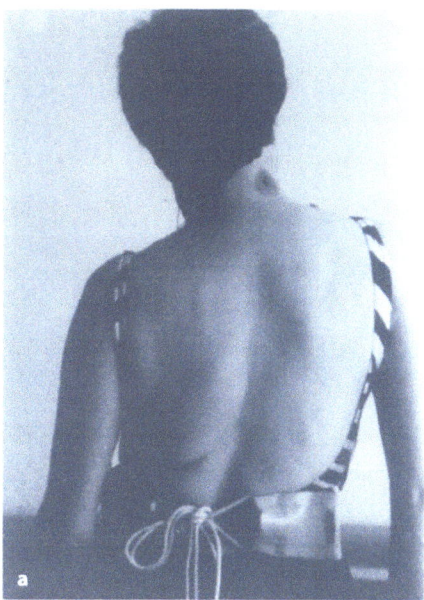 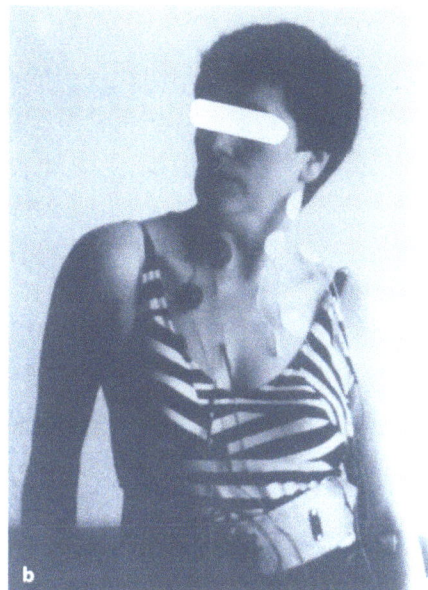

Abb. 3.9 a,b. 50-jährige Patientin mit einem kombinierten horizontal-rotatorischen Torticollis spasmodicus. Wendung nach rechts, Neigung (Rotation) nach links

3.4.2
Telemetrische Elektromyographie: Befunde und Funktionsanalyse

Die Summenaktionspotentiale weisen entsprechend der klinischen Symptomatik eine hyperkinetische Aktivierung der seitlichen Hals-Nacken-Muskeln, welche die Neigung einleiten und des synergen, meist homolateralen M. sternocleidomastoideus, wodurch die Kopfwendung bewirkt wird, auf.

Abbildung 3.10 zeigt ein Überwiegen der unwillkürlichen Innervation in den Hals-Nacken-Muskeln (K2) gegenüber dem M. sternocleidomastoideus (K1) der gleichen Seite. Dies entspricht auch dem klinischen Befund, wobei eine stärkere Neigung (Rotation) des Kopfes nach rechts mit einer leichten Wendung nach links zu beobachten ist. Die Kontraktionen erfolgen gruppiert, nahezu rhythmisch mit unterschiedlicher Amplitude. Im Vergleich zur Ruheableitung (Abl. 1) im Sitzen werden die hyperkinetischen Muskeln beim Gehen (Abl. 2) stark und tonisch innerviert (dichtes Interferenzbild mit hohen Amplituden). Dies wiederum entspricht auch dem klinischen Aspekt, der eine Verstärkung der Torticollis-Symptomatik mit Kopfneigung nach rechts und Wendung nach links erkennen lässt. Dominierend bleibt klinisch und elektromyographisch die Kopfneigung (Rotation von 15°) nach rechts, bei einer Wendung nach links von 5–10°

Abbildung 3.11 gibt die Befunde einer Vergleichsregistrierung der Myogramme des linken (K1) und rechten (K2) M. sternocleidomastoideus wieder, von Muskeln also, die eine antagonistische Funktion ausüben. Die Ruheableitung zeigt eine unrhyth-

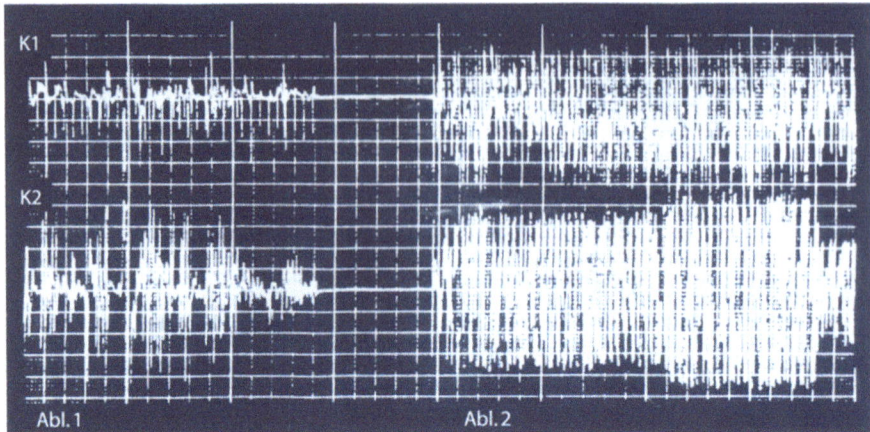

Abb. 3.10. Telemetrisches EMG einer 39-jährigen Patientin mit einem kombinierten Torticollis spasmodicus. Neigung (Rotation) nach rechts, Wendung nach links. Registrierung der Gesamtaktivität der synergen, hyperkinetisch aktiven Muskeln. K1 (*obere Kurve*): M. sternocleidomastoideus rechts. K2 (*untere Kurve*): seitl. Hals-Nacken-Muskeln rechts

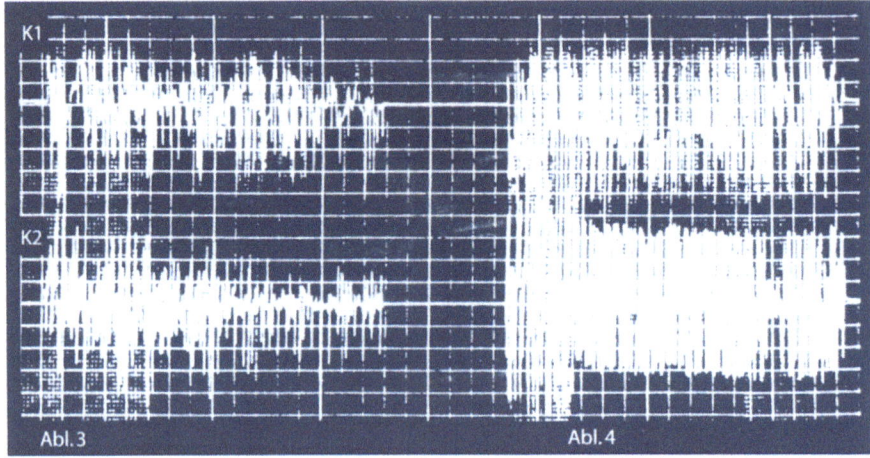

Abb. 3.11. Telemetrisches EMG derselben Patientin, entsprechend der Abb. 3.10. Vergleichsregistrierung der Gesamtaktivität aus beiden Kopfwendern (Antagonisten). K1 (*obere Kurve*): M. sternocleidomastoideus links. K2 (*untere Kurve*): M. sternocleidomastoideus rechts

misch gruppierte Aktivierung beider Kopfwender, wobei das Interferenzbild des rechten M. sternocleidomastoideus teilweise dichter erscheint (K2). Beim schnellen Gehen allerdings wird beiderseits eine tonische Aktivierung registriert, wobei das Interferenzmuster der rechten Seite mit stärkerer Dichte und höheren Amplituden imponiert (K2). Die Kontraktion des linken, normal innervierten M. sternocleidomastoideus ist wahrscheinlich Ausdruck einer aktiven Muskelanspannung gegen die Torti-

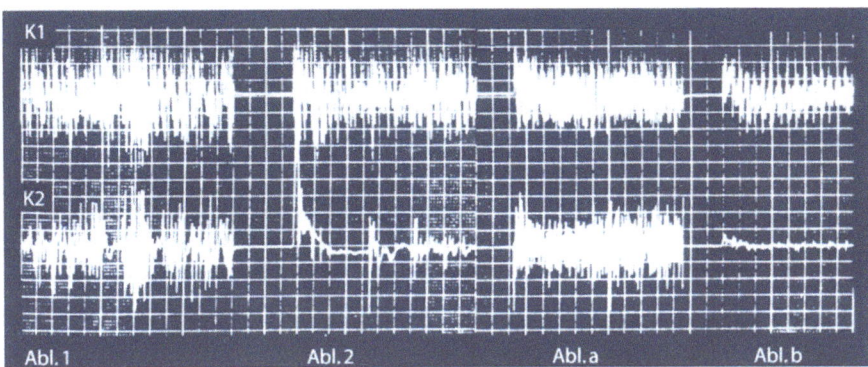

Abb. 3.12. EMG entsprechend den Abb. 3.10 und Abb. 3.11. Kombinierter, rotatorisch-horizontaler Typ mit Neigung nach rechts und Wendung nach links. Vergleichsregistrierung der Gesamtaktivität der unteren Hals-Nacken-Muskeln beider Seiten (Antagonisten) in Phasen der Ruhe und Bewegung. K1: seitliche Hals-Nacken-Muskeln rechts. K2: seitliche Hals-Nacken-Muskeln links

collisrichtung nach links. Klinisch sind in dieser Phase eine passagere Kopfneigung nach rechts um 30° (Schulter-Wangen-Winkel 60°) mit einer Wendung nach links von 20–30° zu beobachten.

In Abbildung 3.12 werden synchrone Ableitungen der Gesamtaktivität der unteren Hals-Nacken-Muskulatur beider Seiten in verschiedenen Phasen von Ruhe und Bewegung abgeleitet und registriert.

In Ruhe (Abl. 1) überwiegt die tonische Aktivierung der rechten unteren Hals-Nacken-Muskulatur (K1) gegenüber einer rhythmisch gruppierten, phasischen Kontraktion der linken Seite. Die Innervation der linken Seite könnte Ausdruck einer unbewussten Kopfbewegung gegen die Neigung (Rotation) nach rechts sein.

Im Liegen (Abl. 2) erfolgt lediglich auf der linken Seite (K2) eine physiologische Hemmung, während die hyperkinetischen Muskeln rechts stark innerviert bleiben. Während der Ruheableitung im Liegen (Abl. 2) besteht klinisch eine Kopfneigung nach rechts um 25–30°. Die aktive Neigung nach links erfolgt nur gegen starken Widerstand, die Bewegung ist abgehackt, der Kopf kann nur etwa 20° über die Mittellage nach links geneigt und dort gehalten werden. In dieser Phase besteht eine sichtbare Anspannung der hyperkinetisch innervierten Hals-Nacken-Muskeln rechts.

Bei einer aktiven Kopfneigung nach links (Abl. a) erfolgt eine physiologische Aktion der linken seitlichen Hals-Nacken-Muskeln (K2), die erwartete antagonistische Hemmung der rechten Seite (K1) bleibt aufgrund der Hyperkinese aus. Das Interferenzbild der rechten Hals-Nacken-Muskeln wird sogar durch eine passive Dehnung bei der Kopfneigung nach links im Sinne einer pathophysiologischen Reaktion dichter (K1 in Abl. 2a).

Dagegen gelingt die aktive Neigung ins pathologische Muster nach rechts (Abl. 2b), mit geringer phasischer Kontraktion (K1) bei einer völligen Hemmung der linken, normal innervierten Hals-Nacken-Muskeln (K2).

Unter neurophysiologischen Gesichtspunkten kann eine aktive bzw. passive Dehnung der hyperkinetischen Muskeln eine Aktivierung der Innervation bewirken, wie dies bei einigen neurologischen Symptomen wie Spastik und Rigor bekannt ist. Die Innervation der hyperkinetischen Muskeln ist offensichtlich eine andere als deren pathologische Aktivierung, etwa bei passiver oder aktiver Gegenbewegung (Dehnung), wenn man dies bei den beiden Summationsmustern der Abl. 2 a und b im Vergleich betrachtet.

3.4.3
Beschreibung einer Krankengeschichte

K. L., geb. 1920, weiblich

Im Anschluss an eine Strumaoperation im Jahr 1971 seien eine Kopffehlhaltung mit Neigung des Hinterkopfes zur linken Schulter und rhythmischen Zuckungen in der genannten Richtung aufgetreten. Die zunächst geringe Fehlhaltung des Kopfes sei bis Mitte 1975 nicht stärker geworden.

Danach habe allerdings die Rotationsstellung stark zugenommen, der Kopf war praktisch in seiner Neigung fixiert, außerdem trat zusätzlich eine Wendung nach rechts mit Anheben des Kinns auf. Die myoklonischen Bewegungsabläufe wurden mit der Fixierung des Kopfes in der Rotationshaltung geringer, aber unter emotionalen Belastungen deutlich verstärkt. Psychopathologisch litt die Patientin unter früher nicht bekannten, starken Ängsten, besonders vor dem Alleinsein.

Untersuchungsbefund 09.03.1976. Eine erhebliche Rotationshaltung des Kopfes mit einer Annäherung des linken Hinterhauptes an die linke Schulter und eine weniger stark ausgeprägte Wendehaltung nach rechts mit Hebung des Kinns wurden festgestellt. In der Hals-Nacken-Muskulatur links fanden sich leichte feinschlägige Myoklonien, die linke Schulter stand hoch. Der linke M. sternocleidomastoideus war erheblich hypertrophiert und verspannt, der linke M. splenius capitis und der aufsteigende Ast des M. trapezius waren stark verspannt, während der rechte M. splenius weniger Spannung aufwies. Die linke Hand bot eine Dysdiadochokinese, die Zeigeversuche wurden links unsicherer und mit einem feinschlägigen Intentionstremor durchgeführt.

Operation 17.03.1976. Nach erfolglosen, mehrfachen konservativen Behandlungen erfolgte die stereotaktische Thalamotomie mit Ausschaltungen im inneren Ventrooralkern, dem inneren Intermediärkern und subthalamisch in den einstrahlenden interstitiothalamischen Fasern.

Postoperativ wurden eine geringe Beeinträchtigung der Feinmotorik der linken Extremitäten (Dyssynergie) und eine zunächst stärker ausgeprägte Antriebsminderung der Patientin beobachtet.

Der postoperative Verlauf war bis zum 14. Tag, zwei Tage nach dem ersten Aufstehen, regulär. Am Abend des 14. postoperativen Tages trat im Gefolge einer akuten Blutdruckerhöhung auf Werte um 230/140 mmHg im Verlauf einiger Stunden eine armbetonte Hemiparese links auf, die sich in den nächsten Tagen zu einer Plegie des linken Armes und mittelschweren Parese des linken Beines steigerte. Unter entsprechender Onko- und Osmotherapie besserten sich die Willkürfunktionen des linken Beines deutlich, während Arm und Hand noch keine Funktionsrückkehr zeigten.

Beim Gehen zeigte der linke Arm ein typisches Beugemuster mit Adduktion und Depression der Schulter. Die Muskeleigenreflexe waren links gegenüber rechts gesteigert auslösbar.

Die Torticollis-Symptomatik hatte sich postoperativ gut gebessert. Der Kopf stand nun in verminderter Form noch in einer Rotationsstellung zur linken Schulter mit leichter Wendung nach rechts. Diese Position verstärkte sich beim Gehen, aber erreichte nicht die Intensität der praeoperativen Phase. Die Fehlhaltung konnte aktiv jederzeit ohne Zuhilfenahme der Hände voll korrigiert werden. Der linke M. sternocleidomastoideus war weiterhin hypertrophiert, die Verspannung des linken M. splenius hatte erheblich nachgelassen.

Wegen der verbliebenen Wendehaltung des Kopfes nach rechts war noch an eine Neurektomie des N. accessorius gedacht worden. Dieser Eingriff wurde nach dem zerebralen Insult in der postoperativen Phase nicht vorgenommen.

Die erste stationäre Weiterbehandlung in der Rommel-Klinik erfolgte vom 11.04. bis 23.05.1976. Nach Durchführung einer speziellen Krankengymnastik nach dem Brunkow-Bobath-Konzept konnten eine Verbesserung der extrapyramidalen Symptomatik und der Parese des linken Armes beobachtet werden.

Kontrollbefund 23.05.1976. Verbesserung der Gebrauchsbewegungen des linken Armes bis auf eine Beeinträchtigung der selektiven Hand-Fingerfunktion. Absinken und Pronation des Armes beim Vorhalteversuch, linksbetonte Muskeleigenreflexe und positiver Babinski. Beim Gehen pendelt der linke Arm weniger mit, kann aber bei ausreichender Zuwendung mitgenommen werden. Das Bein wird kontrolliert von der Unterlage abgehoben und ohne Zirkumduktion nach vorn gesetzt. Allerdings zeigt sich dabei eine leichte Gangataxie.

Torticollis: Kopfwendung nach rechts im Liegen 25°, Neigung nach links 30°; im Gehen Wendung nach rechts 30–40°, Neigung nach links 20°. Die aktive Kopfkontrolle ist verbessert. Neigung und Wendung können aktiv voll ausgeglichen werden, trotz eines Widerstandes ist die Gegendrehung über die Mittellage hinaus bereits möglich. Die Spannung im linken M. sternocleidomastoideus ist weiterhin deutlich erhöht.

Kontrolluntersuchung 15.04.1977. Die Hemiparese links hat sich deutlich gebessert. Es besteht eine armbetonte Restschwäche links mit Dysdiadochokinese der Hand, ein Absinken beim Vorhalteversuch und eine Ataxie beim Knie-Hackenversuch. Die aktive Beinkontrolle beim Gehen ist nur durch eine leichte Ataxie beeinträchtigt.

Torticollis-Symptomatik im Liegen: Wendung nach rechts 20°, Neigung nach links 10–15°.

Beim Gehen Wendung nach rechts 35°, Neigung nach links 25°. Trotz einer deutlichen Hypertrophie und Spannung im M. trapezius (Oberrand) rechts und M. sternocleidomastoideus links werden keine Verkrampfungsbeschwerden angegeben.

Kontrolluntersuchung 23.06.1978. Die anfangs wegen der Hemiparese zurückgestellte Neurektomie und Myotomie des M. sternocleidomastoideus wurde inzwischen durchgeführt. Außerdem erfolgten regelmäßige krankengymnastische Behandlungen und korrektive Eigenübungen der Patientin.

Klinische Befunde. Leichte armbetonte Halbseitensymptomatik links. Beim Gehen assoziierte Reaktionen des linken Armes ins Beugemuster mit athetoiden Hand-Finger-Symptomen.

Torticollis-Symptomatik weiterhin kontrolliert und stabilisiert. Im Liegen Neigung nach links 5–7°, Wendung nach rechts 15–20°, leichte Reklination nach links. Im Stehen und Gehen Zunahme der Linksneigung auf ca. 20–25°, Wendung nach rechts 30–40°.

Kontrolluntersuchung 27.04.1980. Torticollis-Symptomatik im Liegen: Kopfwendung nach rechts 5°, Neigung nach links 10°.

Sitzen: Wendung nach rechts 20°, Neigung nach links 10° mit Zunahme einer Retrocollis-Symptomatik nach links. Der Tonus der linken Seite ist weiterhin leichtgradig erhöht bei einer feinmotorischen Störung in der linken Hand. Feiner horizontaler Kopftremor, Hypertrophie des M. sternocleidomastoideus und des M. trapezius links. Fechterstellung der rechten Schulter, keine Verspannungsbeschwerden der Hals-Nacken-Muskeln. Auch beim Gehen ist die aktive Kopfkontrolle gut, die Kopfwendung erfolgt mühelos bis etwa 1/3 über die Mittellinie zur Gegenseite des Torticollis, desgleichen kann der Kopf nach rechts geneigt und kürzere Zeit in dieser Position gehalten werden.

Zusammenfassung und Beurteilung. Es handelt sich bei Frau K. um einen Torticollis myoklonicus mit Wendung nach rechts und Neigung (Rotation) nach links. Im Gefolge einer stereotaktischen Thalamotomie (17.03.1976) kam es zu einer sofortigen Besserung der Torticollis-Symptomatik, aber auch als Nebenwirkung zu einer armbetonten starken Hemiparese links.

Unter einer speziellen Langzeitphysiotherapie und korrektiven Eigenübungen der Patientin zeigen die Verlaufsbefunde eine kontinuierliche Besserung und eine Stabilisierung des Torticollis. Die zentrale Hemiparese links konnte bis auf eine feinmotorische Restsymptomatik behoben werden. Ein zusätzlicher Effekt auf die abnorme Wendung des Kopfes nach links wurde durch den peripheren operativen Eingriff erzielt. Trotz anhaltender Hypertrophie der hyperkinetischen Muskeln klagte die Patientin nicht mehr über schmerzhafte Muskelverkrampfungen. Die Alltagsgebrauchsbewegungen fielen ihr durch eine bessere Kopf-Rumpf-Kontrolle wesentlich leichter.

horizontal-rotatorischer Torticollis – Zusammenfassung klinischer Kriterien

- Synerge-hyperkinetische Muskeln beim kombinierten horizontal-rotatorischen Torticollis
  - Häufigerer Typ: M. sternocleidomastoideus -Aktivierung seiner sternalen und klavikulären Portionen- und homolaterale seitliche Hals-Nacken-Muskeln: M. splenius capitis, M. semispinalis, M. trapezius
  - Seltener Typ: M. sternocleidomastoideus und kontralaterale seitliche Hals-Nacken-Muskeln
- Klinische Symptome
  - Horizontale Kopfwendung um die vertikal-horizontale Achse nach rechts oder links

- Kopfseitneigung (Rotation) um die fronto-occipitale Achse nach rechts oder links
- Schulterhochstand auf der Seite der Kopfneigung (Abnahme des Schulter-Wangen-Winkels unter 90°)
- Tonische oder phasische Kontraktionen der hyperkinetisch-aktiven Muskeln mit Verkrampfungsbeschwerden
- Hypertrophie, der an der Rotation beteiligten Halsmuskeln und des aktiven M. sternocleidomastoideus
  - Versuch einer Kompensation der unwillkürlichen Kopfwendung durch eine entgegengesetzte Rumpfrotation
  - Erschwerte oder nicht mögliche, aktive Kopf- oder Blickwendungen gegen die Torticollisrichtung

KAPITEL 4

Die konservative und rehabilitative Therapie

E. PETERSON, F.J. ERBGUTH

4.1
Das bisherige Therapiekonzept

In der Regel werden zunächst alle konservativen Maßnahmen, wobei Physiotherapie, Psychotherapie, Balneologie und medikamentöse Behandlungen im Vordergrund stehen, durchgeführt. Erfahrungsgemäß spricht etwa die Hälfte der Torticollis-Patienten auf die verschiedenen konservativen Behandlungen an, wobei Biofeedback (Brudny et al. 1974) und eine spezielle krankengymnastische Bewegungstherapie auf neurophysiologischer Grundlage (Peterson 1985) zu nennen sind.

Während Jayne et al. (1984) bei 26 Patienten eine spontane Remission von 23% beobachteten, betrug die Remissionshäufigkeit bei den 116 Patienten von Friedmann u. Fahn (1986) nur 12%. Spontane Remissionen des Torticollis spasmodicus haben wir bei 15 % unserer 87 nichtoperierten Patienten registriert.

Die konservative Therapie war überwiegend eine medikamentöse Behandlung, wobei Psychopharmaka, Antispastika, Lokalanaesthetika, Sedativa, Analgetika und Narkotika eingesetzt wurden. Daneben erfolgte eine funktionell orthopädisch ausgerichtete, krankengymnastische Behandlung mit Massagen, passiven Korrekturen der Kopffehlhaltung bis hin zur Verordnung von orthopädischen Halskrawatten oder Kopfstützen. Der Effekt einer solchen Behandlung auf einen organisch bedingten spastischen Schiefhals war unbefriedigend, Massagen und orthopädische Hilfsapparate führten sogar zu einer Verschlechterung der unwillkürlichen Bewegungsstörung des Kopfes.

4.2
Medikamentöse Unterstützung der Therapie des Torticollis spasmodicus

Eine medikamentöse Therapie des Torticollis ist praktisch erfolglos, wohl aber können bestimmte Medikamente mit zentraler Dämpfung durch eine Hemmung affektiver Impulse eine Wirkung auf die Symptomatik haben.

Allerdings sind in der Regel dabei die dämpfenden Nebenwirkungen mit Herabsetzung von Aufmerksamkeit und Antrieb so beträchtlich, dass diese Medikamente vom Patienten nicht toleriert werden können. Dies zeigte sich besonders bei der Behandlung mit Antihyperkinetika (Trihexyphenidyl-HCL), wobei, wegen bekannter

Nebenwirkungen, nicht einmal die erforderlichen Tagesdosen von 12 und 15 mg von den Patienten vertragen wurden. Einen subjektiv sehr unterschiedlichen Effekt auf die Intensität der Symptomatik gaben einige Patienten bei der Behandlung mit Diazepam, Muskelrelaxantien und Akineton an. Mit Antispastika hingegen konnte keine Wirkung erzielt werden.

In der postoperativen Phase haben sich Mittel zur Verbesserung der zerebralen Durchblutung, Psychopharmaka (Meprobamat, Lorazepam) und wegen ihrer antimyoklonischen Wirkung Benzodiazepine bewährt. Bei der Verordnung von sogenannten Neurotropika (Meclofenoxat-Piracetam-Derivate) muss mit einer Verstärkung extrapyramidaler Symptome wie Tremor, Wackeln, Myoklonien und mit einer Herabsetzung der Hirnkrampfschwelle gerechnet werden.

In letzter Zeit wurden in die medikamentöse Therapie Tiaprid-HCL-Derivate eingeführt, ohne dass wir bisher eine eindeutige Wirkung auf den Torticollis beobachten konnten. Demgegenüber haben sich Lokalanästhetika, paravertebral appliziert, und lokale Eisanwendungen zur Hemmung afferenter Impulse aus Haut- und Muskelrezeptoren in der Physiotherapie bewährt, naturgemäß mit einem zeitlich begrenzten Effekt.

Die konservative Therapie kann unterstützt werden durch ein autogenes Training, eine Entspannungstherapie und leichte Sedativa, die zu einer Reduktion affektiver Einflüsse führen.

Lang et al. (1982) berichten über Erfahrungen mit intravenöser und oraler Gabe von Anticholinergika in verschiedenen Dosen und einem variablen Zeitraum. Ihre Torticollis-Patienten zeigten keinen signifikanten Wandel der spasmodischen Symptomatik.

Hagenah et al. (1983 b) weisen nach Befragung von 115 Torticollis-Patienten auf eine bessernde Wirkung unter der Kombinationsbehandlung mit Anticholinergika (Akineton) und Thiopropazat (Dartal) hin.

Zur Therapie des Torticollis und anderer idiopathischer Dystonien wurden verschiedene Medikamente allein oder in Kombination auf einer empirischen Basis eingesetzt. Bis jetzt hat noch keines der angewendeten Pharmaka (Anticholinergika, Benzodiazepine, Dopaminergika, Neuroleptika) eine bewiesene Effizienz gezeigt (Lee 1984).

Sandyk (1984) konnte bei einem 47 Jahre alten Mann mit Natriumvalproat in Kombination mit Baclofen eine registrierbare Besserung des Torticollis über einen Zeitraum von 6 Monaten hinaus erreichen.

Auch die Wirkung von L-Tryptophan in einer oralen Tagesdosis von 5 Gramm zeigte bei nur einem von 6 Patienten eine Besserung (Lal et al. 1981).

Korein et al. (1981) konnten bei 7 von 14 Torticollis-Patienten mit Pharmaka, welche die intrakranielle GABA-Konzentration erhöhen, Besserungen spasmodischer Aktivitäten beobachten. Die Autoren halten einen zentralen GABA-Mangel in der Pathogenese des Torticollis für möglich.

4.3 Botulinumtoxin in der Langzeitbehandlung des Torticollis spasmodicus

4.3.1 Charakterisierung der Patienten und der Torticollis-Erkrankung

Anzahl, Geschlecht, Alter bei Therapiebeginn und Epidemiologie

Zwischen 1988 und 1993 wurden 180 Patienten mit der Diagnose Torticollis spasmodicus konsekutiv mittels lokaler Injektionen mit Botulinumtoxin A behandelt und prospektiv über einen Zeitraum von 5 Jahren verfolgt. Beide Geschlechter waren im untersuchten Kollektiv signifikant unterschiedlich verteilt (χ^2-Test, $p<0,01$): es wurden 71 Männer (39,4%) und 109 Frauen (60,6%) aufgenommen. Das Geschlechterverhältnis Männer : Frauen betrug damit 1:1,5. Das Durchschnittsalter der Patienten zu Beginn der Therapie betrug $46,9\pm12,1$ Jahre, der Median lag bei 48 Jahren, die jüngste Patientin war 18 Jahre, der älteste Patient 73 Jahre alt. Die Altersverteilung ist für beide Geschlechter unimodal und normalverteilt (Abb. 4.1; Lilliefors-Test, $p>0,2$). Zwischen Frauen und Männern bestanden keine signifikanten Altersunterschiede (t-Test, $p>0,05$).

Beginn der Erkrankung

Das durchschnittliche Erkrankungsalter lag bei $40\pm12,8$ Jahren (Median 40,5 Jahre; 5 bis 72 Jahre); die Verteilung entspricht einer Normalverteilung (Lilliefors-Test, $p>0,2$). Zwischen Männern und Frauen bestanden keine signifikanten Altersunterschiede (t-Test, $p>0,05$; Abb. 4.1). Die mittlere Erkrankungsdauer bis zum Beginn der Therapie mit Botulinumtoxin A betrug $6,9\pm7,9$ Jahre (Median 4 Jahre, 2 1/2 Monate bis 54 Jahre). Die Werte sind nicht normalverteilt (Abb. 4.2).

Das erste Auftreten dystoner Symptome im Hals-Nackenbereich vollzog sich bei 21 Patienten (11,7%) akut, bei 61 (33,9%) subakut und bei 98 (54,4%) schleichend. Bei 4

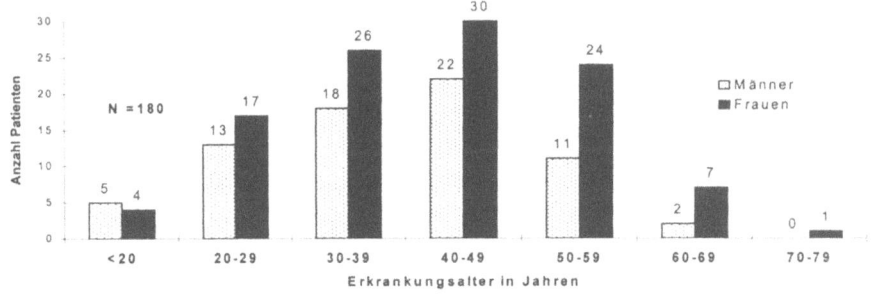

Abb. 4.1. Verteilung des Erkrankungsalters der Patienten nach Geschlechtern getrennt

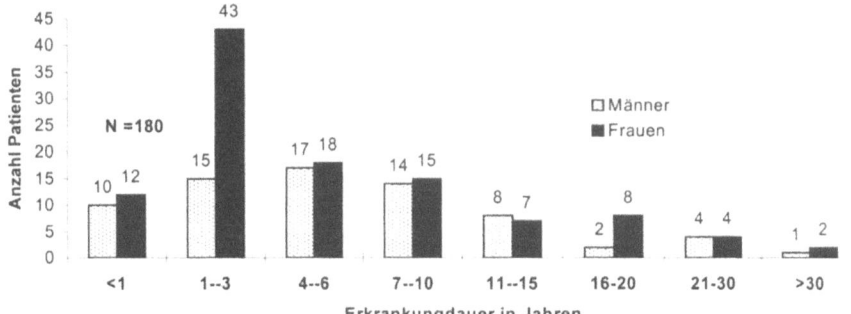

Abb. 4.2. Verteilung der Krankheitsdauer bei Therapiebeginn

Patienten mit subakutem Beginn der Erstsymptome gestaltete sich der weitere Verlauf zu Beginn wellenförmig über Tage und Wochen mit teilweise symptomlosen oder symptomarmen Intervallen. Als Symptome im Hals-Nackenbereich, die der Entwicklung der Fehlbewegung unmittelbar vorausgingen, wurden 23-mal (12,8%) Nackenschmerzen und 28-mal (15,6%) Tremor im Kopfbereich („Kopfwackeln", „Kopfzittern") und 3-mal beide Symptome genannt. 123 Patienten gaben keine Vorläufersymptome an.

Sonstige Charakteristika der Patienten und der Erkrankung

35% der Patienten gaben belastende psychosoziale Ereignisse im Vorfeld des Erkrankungsbeginns an (Tabelle 4.1).

Bei 3% der Patienten fanden sich Verwandte ersten Grades, die ebenfalls an einer zervikalen Dystonie litten. Bis zur korrekten Diagnosestellung waren durchschnittlich 10 Monate vergangen; als erster Facharzt war aufgrund der zervikalen Lokalisation der Symptome von 49% der Patienten der Orthopäde konsultiert worden. Erst in zweiter Linie waren zu 43% Neurologen zugezogen worden (Tabelle 4.2). Bei allen Patienten waren vor Aufnahme in die Studie medikamentöse Therapien, neurochirurgische Eingriffe und Psychotherapien erfolglos zur Anwendung gekommen. 91% der Patienten waren in längerfristiger physiotherapeutischer Behandlung gestanden, die bei der Hälfte der Behandelten eine vorübergehende Linderung erbracht hatte. 39% der Patienten waren erfolglos mit „alternativen Therapieverfahren" behandelt worden. Bis zum Therapiebeginn war die zervikale Dystonie bei 56% der Patienten stabil und bei 37% progredient verlaufen. Bei jeweils 3,5% war es zu Besserungen bzw. zu vorübergehenden Remissionen gekommen (Tabelle 4.3).

Bei 82% der Patienten stellte die zervikale Dystonie die einzige Manifestation dystoner Symptome dar, bei 18% war die zervikale Lokalisation Teil einer segmentalen, multifokalen oder generalisierten Dystonieform (Tabelle 4.4). Bei 89% der Patienten war eine Rotation an der Bewegungsstörung beteiligt; ausschließlich rotatorische Formen lagen bei 44% vor. Am häufigsten wurden mit 48% Kombinationen der Grundmuster „Rotation", „Laterocollis", „Anterocollis" und „Retrocollis" beobachtet (Tabelle 4.5). Der Rhythmustyp der Erkrankung war bei 61% tonisch, bei 27% klonisch und bei 13% tremorös (Tabelle 4.6). Der mit Hilfe der Ratingskalen erhobene Schweregrad der zervikalen Dystonie vor Therapie wird unter 4.3.3 im Vergleich mit dem Schweregrad nach der Erstinjektion beschrieben.

Tabelle 4.1. Lebensereignisse bei Erkrankungsbeginn

Symptomverlauf vor Therapie	(n)	[%]
Keine einschneidenden Vorkommnisse	90	50,0
Außergewöhnliche familiäre Belastungen	26	14,4
Außergewöhnliche berufliche Belastungen	21	11,6
Massive Nackenschmerzen	15	8,3
Trennung von Partnern	7	3,9
Tod naher Bezugspersonen	6	3,3
Operation mit Intubationsnarkose	3	1,7
Erkältungs-/Grippeerkrankung	3	1,7
Andere schwere psychische / emotionale Belastung	3	1,7
Schädel-Hirn-Trauma (Commotio cerebri)	2	1,1
HWS-Beschleunigungstrauma	2	1,1
Meningoenzephalitis	1	0,6
Schwere Depression	1	0,6
Gesamt	*180*	*100*

Tabelle 4.2. Zugezogener Facharzt

Zugezogener Facharzt	An 1. Stelle	An 2. Stelle	Gesamt
Nervenarzt	78	73	151
Orthopäde	88	35	123
Anderer Facharzt (Gynäkologe)	1	0	1
Praktischer Arzt/Allgemeinarzt	13	0	13
Gesamt	*180*	*108*	

Tabelle 4.3. Symptomverlauf vor Therapie

Lebensereignisse bei Erkrankungsbeginn	(n)	[%]
Konstant, keine oder kaum Schwankungen	55	50,0
Langsam progredient	35	31,8
Insgesamt konstant aber stark wechselnd	6	5,5
Rasch progredient	6	5,5
Langsame Besserung	4	3,6
Symptomlose Intervalle	4	3,6
Gesamt	*110*	*100*

Tabelle 4.4. Ausbreitung der dystonen Symptomatik

Richtungstyp der zervikalen Dystonie	(n)	[%]
Isolierte zervikale Dystonie als fokale Dystonie	147	81,7
Zervikale Dystonie bei segmentaler Dystonie kombiniert mit oromandibulärer Dystonie (16) Armdystonie (2) Blepharospasmus (1) Dystonie der gesamten mimischen Muskulatur (1)	20	11,1
Zervikale Dystonie bei multifokaler Dystonie kombiniert mit oromandibulärer Dystonie, Extremitätendystonie (3) oromandibulärer Dystonie, Blepharospasmus, Extremitätendystonie (3) Extremitätendystonie,spasmodischer Dysphonie(Adduktor-Typ) (1)	7	3,9
Zervikale Dystonie bei generalisierter Dystonie (auch axial)	6	3,3
Gesamt	*180*	*100*

Tabelle 4.5. Richtungstyp der zervikalen Dystonie

Ausbreitung der dystonen Symptomatik	(n)	[%]
Rotation nach rechts (39) nach links (40)	79	43,9
Laterocollis nach rechts (4) nach links (2)	6	3,3
Retrocollis	8	4,4

Rotation in Kombination mit einer zusätzlichen Richtung
mit kontralaterale Kippung (Laterocollis)
  Rotation rechts/Kippung links (22)
  Rotation links/Kippung rechts (22)
mit ipsilateraler Kippung (Laterocollis)
  Rotation rechts/Kippung rechts (4)
mit Anteflexion (Anterocollis)
  Rotation rechts (3)
  Rotation links (2)
mit Retroversion (Retrocollis)
  Rotation rechts (11)
  Rotation links (10)
	74
	(44)
	
	(4)
	
	(5)
	
	(21)
		41,1
		(24,5)
		
		(2,2)
		
		(2,7)
		
		(11,7)

Retrocollis und Laterocollis nach links	1	0,6
Komplexere Muster aus 3 und mehr Bewegungskomponenten (Rotation immer beteiligt)	12	6,7
Gesamt.	*180*	*100*

78% der Patienten benutzten ein Trickmanöver im Sinne einer „geste antagonistique" zur Verbesserung der Kopfhaltung. 69% gaben deutliche Schmerzen im Bereich der Schulter- und Nackenregion an. Die Hälfte der Patienten mit Alkoholerfahrung (62 von 123) bemerkten keine Veränderung der Symptomatik nach Alkoholgenuß,

Tabelle 4.6. Rhythmizität der zervikalen Dystonie

Rhythmizität der zervikalen Dystonie	(n)	[%]
Tonisch	110	61,1
Repetitiv-phasisch (klonisch)	49	27,2
Klonisch und tremorös	10	5,6
Tonisch und tremorös	6	3,3
Tremorös	5	2,8
Gesamt	*180*	*100*

31% verspürten eine vorübergehende Verschlechterung, 19% eine vorübergehende Besserung. Bei 9 dieser Patienten bestand eine Alkoholabhängigkeit (bei insgesamt 14 alkoholabhängigen Patienten). Bei zwei dieser Patienten bestand die Alkoholabhängigkeit allerdings bereits vor der Entwicklung der zervikalen Dystonie.

51% der Patienten standen wegen verschiedener Begleiterkrankungen unter ärztlicher Therapie. Bei einem Patienten lag wahrscheinlich eine neuroleptikainduzierte „symptomatische" Dystonie vor. Bei einem Drittel der Patienten bestand wegen der Erkrankung eine Arbeits- oder Erwerbsunfähigkeit.

Im Rahmen der klinischen und apparativen Vordiagnostik konnten keine Ursachen für eine symptomatische Genese der zervikalen Dystonie identifiziert werden. Die neurologische Untersuchung erbrachte an relevanten Befunden bei 4% der Patienten Zeichen einer zervikalen Wurzelkompression. Die Auswertung der bildgebenden Verfahren konnte in keinem Fall eine Basalganglienläsion nachweisen. Darüberhinaus fanden sich neuroradiologische Zufallsbefunde und Veränderungen nach anamnestisch bekannten zerebralen Erkrankungen.

Psychosoziale Variablen: Subjektive Krankheitstheorie, Beck-Depressionsinventar (BDI), Gießen-Test (GT), Ergebnisse zur Selbstakzeptierung (SESA), Krankheitsverarbeitung im FKV, Veränderungen des Erlebens und Verhaltens (VEV)

Da für Patienten mit zervikaler Dystonie keinerlei Erkenntnisse über „subjektive Krankheitstheorien" vorlagen, wurden sie im Rahmen dieser Untersuchung evaluiert. Es wurde eine freie Begriffsnennung der subjektiven Krankheitstheorie ohne Fragebogenvorgabe verwendet. Den Patienten wurde folgende standardisierte Frage gestellt:

„*Welche Umstände, Ursachen oder Geschehnisse halten Sie für hauptverantwortlich für Ihre Schiefhals-Erkrankung? Nennen Sie bitte eine Hauptursache!*"

Mit 37% wurden am häufigsten Erklärungen aus dem psychosozialen Bereich als Ursachenkonstellation genannt (Tabelle 4.7).

Beim in der internationalen Literatur zur Quantifizierung depressiver Störungen und Erkrankungen verwendeten Depressionsinventar von Beck (BDI) beträgt der maximale Punktwert 62; für die Depressionsausprägungen werden folgende Durchschnittswerte angegeben: „keine Depression" (bis 10,9 Punkte), „milde Depression" (18,8 Punkte),

Tabelle 4.7. Ursachen der zervikalen Dystoninie aus Sicht der Patienten

Ursachen	(n)	[%]
Keine Erklärung	36	20,0
Stress	35	19,4
Seelische Belastungen	29	16,1
Probleme der Halswirbelsäule	22	12,2
Allgemeine Erkrankung	14	7,8
Kopf- oder Gehirnerkrankung	10	5,6
Schicksal	6	3,3
Alter	5	2,8
Vorausgegangene Operation oder Narkose	3	1,7
Unfall oder Trauma	3	1,7
Nervosität	3	1,7
Bildschirmarbeit	2	<1
Umweltbedingungen (Gifte, Ernährung)	2	<1
Eingenommene Medikamente	2	<1
Klimakterium, Grippe, Erbkrankheit, intrazerebrale Blutung, M. Parkinson, Meningitis im Kindesalter, Fließbandarbeit (je 1x)	7	<1
Keine Angabe wegen Imbezillität	1	<1
Gesamt	*180*	*100*

„mäßige Depression" (25,4 Punkte) und „schwere Depression" (30,0 Punkte). Das BDI wurde vor der Therapie und in jährlichen Abständen vorgelegt. Es konnten die Angaben von 140 Patienten ausgewertet werden. Das durchschnittliche Ausmaß der Depressivität im BDI lag bei 9,39±7,39 (0 bis 32; Median 7). Das 95%-Konfidenzintervall reichte von 8,16 bis 10,61. Die Werte sind nicht normalverteilt. Das Konfidenzintervall des Mittelwertes und der Median der Patienten mit zervikaler Dystonie liegen im oberen Bereich, in dem „keine Depression" angenommen wird (bis 10,9 Punkte).

Für eine differenzierte Beschreibung der psychosozialen Befindlichkeit wurde der Gießen-Test gewählt. Dieser Test ist ein Selbstbeurteilungsverfahren, in dem der Proband auf 40 bipolaren Items seine innere Verfassung und seine Umweltbeziehungen beschreibt. Der Test weicht von dem individualpsychologischen Ideal einer Testkonstruktion ab, die das „An-sich" einer Persönlichkeit erfassen möchte, sondern will den Probanden in wesentlichen Aspekten seiner psychischen Befindlichkeit und sozialen Beziehungen beschreiben. Die Itemkonstruktion fußt auf psychoanalytischen Grundannahmen über die Persönlichkeit und ihre Sozialbeziehungen. Die bipolar erfaßten 6 Dimensionen sind:

Skala 1: Soziale Resonanz

Negativ sozial resonant:	vs.	Positiv sozial resonant:
unattraktiv, unbeliebt, mißachtet, in der Arbeit kritisiert, nicht durchsetzungsfähig, an schönem Aussehen desinteressiert		anziehend, beliebt, geachtet, in der Arbeit geschätzt, durchsetzungsfähig, an schönem Aussehen interessiert

Skala 2: Dominanz

Dominant:	vs.	Gefügig:
häufig in Auseinandersetzungen verstrickt, eigensinnig, gern dominierend, begabt zum Schauspielern, schwierig in enger Kooperation, ungeduldig		selten in Auseinandersetzungen verstrickt, fügsam, gern sich unterordnend, unbegabt zum Schauspielern, unschwierig in enger Kooperation, geduldig

Skala 3: Kontrolle

Unterkontrolliert:	vs.	Überkontrolliert:
unbegabt im Umgang mit Geld, unordentlich, bequem, eher pseudologisch, unstetig, fähig zum Ausgelassensein		begabt im Umgang mit Geld, überordentlich, übereifrig, eher wahrheitsfanatisch, stetig, unfähig zum Ausgelassensein

Skala 4: Grundstimmung

Hypomanisch:	vs.	Depressiv:
selten bedrückt, wenig zur Selbstreflexion neigend, wenig ängstlich, kaum selbstkritisch, Ärger eher herauslassend, eher unabhängig		häufig bedrückt, stark zur Selbstreflexion neigend, sehr ängstlich, sehr selbstkritisch, Ärger eher hineinfressend, eher abhängig

Skala 5: Durchlässigkeit

Durchlässig:	vs.	Retentiv:
aufgeschlossen, anderen nahe, eher viel preisgebend, Liebesbedürfnisse offen ausdrückend, eher vertrauensselig, intensiv in der Liebe erlebnisfähig		verschlossen, anderen fern, eher wenig preisgebend, Liebesbedürfnise zurückhaltend, eher mißtrauisch, in der Liebe wenig erlebnisfähig

Skala 6: Soziale Potenz

Sozial potent:	vs.	Sozial impotent:
gesellig, im heterosexuellen Kontakt unbefangen, sehr hingabefähig, deutlich konkurrierend, fähig zu Dauerbindung, phantasiereich		ungesellig, im heterosexuellen Kontakt befangen, wenig hingabefähig, kaum konkurrierend, kaum fähig zu Dauerbindung, phantasiearm

Auf den bipolaren Items werden 7 Antwortkategorien (3-2-1-0-1-2-3) zum Ankreuzen vorgegeben. Die Ergebnisse eines Testkollektivs lassen sich in Relation zu einer „Normalpopulation" durch Angabe der „T-Werte" und des „Prozentranges" interpretieren. Ebenfalls liegen Werte für verschiedene Krankheitskollektive vor. Der GT wurde den Patienten vor der Therapie und in jährlichen Abständen vorgelegt.

Insgesamt waren 137 Bögen vollständig auswertbar. Auf den verschiedenen Skalen ergaben sich folgende Rohwerte, Konfidenzintervalle (95%) und Prozentränge (Tabelle 4.8):

Außer den Werten der Skala 4 sind die Werte aller anderen Skalen nicht normalverteilt.

Die Patienten mit zervikaler Dystonie zeigten sich beim Vergleich der 95%-Konfidenzintervalle ihrer Mittelwerte mit den Mittelwerten eines Normalkollektivs und einer Gruppe von psychosomatischen Patienten negativer sozial resonant als „Normalpersonen", jedoch positiver als Neurotiker, dominanter als Normalpersonen und Neurotiker, zwanghafter als Normalpersonen und Neurotiker, depressiver als Normalpersonen und gleich depressiv wie Neurotiker, verschlossener als Normalpersonen und etwas geringer verschlossen als Neurotiker, sozial impotenter als Normalpersonen und gleich sozial impotent wie Neurotiker. Die extremste Abweichung vom Normalkollektiv ergab sich im Bereich „Depressivität", wo die Patienten mit zervikaler Dystonie einen Prozentrang von 6,7 deutlich außerhalb des Normintervalls einnehmen. Damit schätzen sich lediglich 6,7% der Personen eines Normalkollektivs im Gießen-Test ähnlich depressiv oder depressiver ein, als die Patienten mit zervikaler Dystonie.

Für die Bestimmung des Ausmaßes der Selbstakzeptierung wurde das Verfahren SESA verwendet. Es enthält 29 Items, über die das Ausmaß der „Selbstakzeptierung" selbsteingeschätzt wird. Die auf den einzelnen Items erzielten Punktwerte werden zu einem Summenwert addiert. Die Autoren betonen einen Zusammenhang zwischen Selbstakzeptierung und Depressivität: Einerseits neigen depressive Personen zu einer geringen Selbstakzeptierung, andererseits kann ein durch andere Gründe gestörtes Selbstbild und ein geringes Ausmaß an Selbstakzeptanz eine depressive Haltung mit-

Tabelle 4.8. Ergebnisse im Gießen-Test

Skala	Patienten mit zervikaler Dystonie MW±SD	Normkollektiv Prozentrang	Psychosomatische Patienten 95%-KI	m/w	m/w
1: Soziale Resonanz	26,90±4,6	34,5	26,13–27,67	29/93	24/76
2: Dominanz	27,97±3,91	34,5	27,32–28,62	25/93	24/58
3: Kontrolle	29,19±3,96	24,2	28,53–29,85	25/84	26/16
4: Stimmung	29,92±4,24	6,7	29,21–30,63	21/98	29/99
5: Durchlässigkeit	25,15±4,69	24,2	24,36–25,94	21/18	26/11
6: Soziale Potenz	22,16±5,21	30,9	21,29–23,03	19/35	22/83
M-Wert (Mitte)	9,36±5,28	38,2	8,48–10,24	8/66	
E-Wert (Extreme)	4,53±3,56	46	3,73–5,33	6/04	

95%-KI 95%-Konfidenzintervall.

bestimmen. Da Patienten mit zervikaler Dystonie aufgrund ihrer nach außen sichtbaren körperlichen Störung möglicherweise ein verringertes Maß an Selbstakzeptierung aufweisen, erschien dieses Verfahren vor allem für Verlaufsmessungen geeignet. In einem Normalkollektiv mit 311 Personen betrug der durchschnittliche Summenwert 112,3±15,9 (Median 113,9). In einem Kollektiv von 45 Patienten mit „neurotischer Depression" wurde ein durchschnittlicher Summenwert von 86,1±18,8 (Median 85,33) ermittelt. Die SESA wurde vor der Therapie und in jährlichen Abständen vorgelegt.

Die SESA konnte bei 141 Patienten ausgewertet werden. Die Summenwerte waren normalverteilt. Der Durchschnittswert betrug 103,4±19,4 (Spannbreite 53–138; Median 105). Das 95%-Konfidenzintervall lag zwischen 100,2 und 106,6 Punkten. Damit lag das Konfidenzintervall der Werte des Untersuchungskollektivs signifikant niedriger als die Mittelwerte eines Normalkollektivs (MW=112,3) und signifikant höher als die Mittelwerte bei depressiven Patienten (MW=86,1). Die Selbstakzeptierung der Patienten mit zervikaler Dystonie war demnach geringer ausgeprägt als bei Normalpersonen und höher ausgeprägt als bei Neurotikern.

Der von Muthny und Mitarbeitern entwickelte Freiburger Fragebogen zur Krankheitsverarbeitung (FKV) wurde zur Erfassung verschiedener Modi der Krankheitsverarbeitung („Coping-Stile") konstruiert und enthält in seiner hier angewendeten Fassung 102 Items, die in ganzen Sätzen eine bestimmte Einstellung oder ein bestimmtes Verhalten im Zusammenhang mit der Verarbeitung von Krankheit in „Ich-Form" beschreiben. Der Patient bewertet diese Postulate mit einem Rating zwischen 1 = „gar nicht zutreffend" und 5 = „sehr stark zutreffend". Die 102 Items sind auf faktorenanalytischem Wege in 12 Skalen untergliedert worden, die folgende Dimensionen der Krankheitsverarbeitung (KV) repräsentieren:

KV1:   Problemanalyse und Lösungsverhalten,
KV2:   Depressive Verarbeitung,
KV3:   Hedonismus,
KV4:   Religiosität und Sinnsuche,
KV5:   Mißtrauen und Pessimismus,
KV6:   Kognitive Vermeidung und Dissimulation,
KV7:   Ablenkung und Selbstaufwertung,
KV8:   Gefühlskontrolle und sozialer Rückzug,
KV9:   Regressive Tendenz,
KV10: Relativierung durch Vergleich,
KV11: Compliance-Strategien und Arztvertrauen,
KV12: Selbstermutigung.

Zum Vergleich liegen die Ergebnisse des FKV 102 für ein gemischtes Kollektiv aus 212 Dialysepatienten und 107 Patientinnen mit Brustkrebs vor. Eine Normierung an gesunden Personen ist für dieses erkrankungsbezogene Verfahren nicht sinnvoll. Der FKV wurde einmalig vor Therapiebeginn bearbeitet. Da die gegenüber einer Vorform veränderte ausführliche Version des Verfahrens erst im Laufe des Jahres 1989 vorlag, wurde den zuvor aufgenommenen Patienten diese Version nachträglich zur Bearbeitung vorgelegt.

Die Zahl der auswertbaren Items jeder Skala ist in Tabelle 4.9 angegeben. Bei der Skala „KV10: Relativierung durch Vergleich" hatten mehrere Patienten die Items mit der Begründung unvollständig beantwortet, dass sie keine anderen Patienten mit zervikaler Dystonie kennen würden. Die Mittelwerte und Standardabweichungen für die jeweiligen Skalen sind ebenfalls in Tabelle 4.9 dargestellt. Zum Vergleich sind die Ergebnisse eines „Kontrollkollektivs" von Krebskranken und Dialysepatienten ebenfalls aufgeführt. Die Werte der Skalen 1, 2, 3, 6, 7, 8 und 11 sind normalverteilt. Die Werte der Skalen 4, 5, 9, 10 und 12 sind nicht normalverteilt.

Beim Vergleich zwischen dem hier untersuchten Patientenkollektiv und dem „Normkollektiv" von Mammakarzinompatientinnen und Dialysepatienten lagen die Mittelwerte des Normkollektivs innerhalb des Konfidenzintervalls der Stichprobe von Patienten mit zervikaler Dystonie auf den Skalen „KV1: Problemanalyse und Lösungsverhalten", „KV4: Religiosität und Sinnsuche", „KV6: Kognitive Vermeidung und Dissimulation", „und „KV12: Selbstermutigung".

Außerhalb dieses Konfidenzintervalles lagen die Mittelwerte der Normpopulation auf den Skalen KV2, KV3, KV5, KV7, KV8, KV9, KV10 und KV11. Damit zeigten Patienten mit zervikaler Dystonie im Vergleich zu Krebs- und Dialysepatienten in der Art ihrer Krankheitsverarbeitung ein signifikant höheres Maß an Depression, Gefühlskontrolle, sozialem Rückzug und Regression und ein signifikant geringeres Maß an Hedonismus, Misstrauen, Pessimismus, Ablenkung, Selbstaufwertung, Relativierung durch Vergleich, Compliancestrategien und Arztvertrauen.

Der deutlichste Unterschied bestand im höheren Ausmaß sozialen Rückzuges bei Patienten mit zervikaler Dystonie.

Tabelle 4.9. Ergebnisse der Krankheitsverarbeitung der Patienten mit zervikaler Dystonie im Vergleich zum Kontrollkollektiv aus 319 Krebs- und Dialysepatienten

Skala	Patienten mit zervikaler Dystonie			Kontrollen
	(n)	MW±SD	95%-KI	MW±SD
KV1: Problemanalyse und Lösungsverhalten	137	38,28±5,86	37,3–39,26	39,15±12,02
KV2: Depressive Verarbeitung	136	39,93±9,44	38,34–41,52	37,99±16,16
KV3: Hedonismus	135	29,73±5,03	28,88–30,58	32,18±8,8
KV4: Religiosität und Sinnsuche	139	18,01±11,44	16,91–19,11	17,22±6,64
KV5: Misstrauen und Pessimismus	135	15,96±4,53	15,2–16,72	17,86±7,08
KV6: Kognitive Vermeidung und Dissimulation	138	21,97±4,82	21,17–22,57	22,23±7,56
KV7: Ablenkung und Selbstaufwertung	138	18,68±3,89	18,03–19,33	21,00±6,59
KV8: Gefühlskontrolle und sozialer Rückzug	138	23,07±4,79	22,27–23,87	17,84±5,62
KV9: Regressive Tendenz	137	10,82±3,23	10,28–11,36	9,75±4,21
KV10: Relativierung durch Vergleich	126	11,13±3,12	10,59–11,67	14,14±3,9
KV11: Compliance-Strategien und Arztvertrauen	137	15,85±2,98	15,35–16,35	17,01±2,88
KV12: Selbstermutigung	139	17,80±3,83	17,16–18,44	18,38±4,79

95%-KI 95%-Konfidenzintervall.

Der Veränderungsfragebogen des Erlebens und Verhaltens (VEV) wurde entwickelt, um die Stärke und Richtung der Veränderung im Erleben und Verhalten von Klienten nach Beendigung eines psychotherapeutischen Prozesses zu erfassen. Die Befragten sollen durch eine retrospektive Sicht das Ausmaß einer etwaigen Veränderung in verschiedenen Dimensionen des Erlebens und Verhaltens beurteilen. Der Test besteht aus 42 Veränderungsfragen, die den subjektiv wahrgenommenen Zustand eines Probanden in Komparativform erfassen. 28 Items sind positiv formuliert (eine Zustimmung bedeutet psychische Besserung) und 14 Items sind negativ formuliert (Zustimmung bedeutet eine Verschlechterung). Insgesamt erfassen die Items einen bipolaren Veränderungsfaktor des Erlebens und Verhaltens mit den Polen „Entspannung, Gelassenheit, Optimismus" versus „Spannung, Unsicherheit, Pessimismus". Nach der Normierung bedeutet der Wert 168 „keine Veränderung", ein Wert größer als 187 eine auf dem 5%-Niveau signifikante positive Veränderung und ein Wert kleiner als 149 eine auf dem 5%-Niveau signifikante negative Veränderung. Auch wenn der Test eigentlich für die Operationalisierung von Veränderungen im Rahmen von Psychotherapien entwickelt wurde, ermöglichte er eine Evaluation psychischer Veränderungen im Rahmen einer längerfristigen symptomatischen Therapie von Patienten mit zervikaler Dystonie. Der Test wurde den Patienten erstmalig nach einem Jahr und dann in jährlichen Abständen vorgelegt. Bei der ersten Vorlage war die Zeitspanne seit Beginn der Therapie zu beurteilen. Bei den folgenden jährlichen Bearbeitungen wurden die Veränderungen im Verlauf des jeweils zurückliegenden Jahres erfasst.

Clusteranalyse der psychosozialen Variablen

Die Clusteranalyse der Variablen BDI, GT und SESA trennt die Patienten in zwei unterschiedliche Gruppen (Tabelle 4.10), zwischen denen sich diese Variablen signifikant (t-Test, $p<0,01$) unterscheiden. Die beiden Clustergruppen lassen sich wie folgt charakterisieren:

Patientengruppe 1 (Cluster 1). Keine Depressivität im BDI, allerdings erhöhte Depressivität in GT4, Normalwerte in den Bereichen soziale Resonanz (GT1), Dominanz vs. Gefügigkeit (GT2), Unterkontrolle vs. Zwanghaftigkeit (GT3), Durchlässigkeit vs. Verschlossenheit (GT5), soziale Potenz (GT6) und Selbstakzeptierung (SESA). Damit entsprachen die Werte dieser Clustergruppe 1 weitgehend einem Normkollektiv.

Tabelle 4.10. Werte der in die Clusteranalyse einbezogenen Variablen in beiden Clustern (MW±SD)

Cluster	n	BDI	GT1	GT2	GT3	GT4	GT5	GT6	SESA
1 („normal")	94	6,4± 4,7	28,2± 4,4	26,7± 3,5	28,4± 4,0	28,6± 3,9	23,4± 4,0	20,2± 4,1	113,8± 11,1
2 („pathologisch")	42	16,4± 7,9	24,0± 3,8	30,7± 3,3	30,8± 3,5	32,8± 3,3	29,0± 3,7	26,5± 4,9	80,1± 12,6

Tabelle 4.11. Werte des FKV in beiden Clustern (MW±SD)

Cluster	n	FKV1	FKV2	FKV3	FKV4	FKV5	FKV6
1 aktiv	77	41,1±4,2	35,3±6,6	31,8±3,9	16,0±5,9	14,4±3,6	20,9±4,4
2 passiv	40	32,2±5,0	50,4±6,5	24,8±4,1	19,0±7,2	19,2±3,8	24,6±4,6
Cluster	n	FKV7	FKV8	FKV9	FKV10	FKV11	FKV12
1 aktiv	77	18,5±3,9	21,9±4,2	9,9±2,9	10,6±2,8	16,6±2,5	19,0±3,6
2 passiv	40	19,2±4,0	26,1±4,5	13,2±2,7	12,6±3,2	14,8±3,3	15,1±3,0

Patientengruppe 2 (Cluster 2). Leichte Depressivität im BDI, allerdings deutlich erhöhte Depressivität in GT4, negative soziale Resonanz (GT1), hohe Gefügigkeit (GT2), hohe Zwanghaftigkeit (GT3), hohe Verschlossenheit (GT5), ausgeprägte soziale Impotenz (GT6) und gering ausgeprägte Selbstakzeptierung (SESA). Damit wichen diese Personen deutlich von einem Normkollektiv ab und entsprachen in fast allen Dimensionen einem Vergleichskollektiv neurotischer Patienten.

Die Clusteranalyse der Variablen „Art der Krankheitsverarbeitung (FKV)" trennt die Patienten ebenfalls in zwei unterschiedliche Gruppen (Tabelle 4.11). Zwischen diesen Gruppen unterschieden sich bis auf die Werte der Skala FKV7 „Ablenkung" alle restlichen FKV-Skalenwerte signifikant (t-Test, $p<0,01$).

Die beiden Clustergruppen lassen sich wie folgt charakterisieren:

Patientengruppe 1 (Cluster 1). Stark ausgeprägte Problemanalyse (FKV1). „Normales" Maß an depressiver Verarbeitung (FKV2), Hedonismus (FKV3), Religiosität und Sinnsuche (FKV4), kognitiver Vermeidung und Dissimulation (KKV6), Ablenkung (FKV7), regressiver Tendenz (FKV9), Compliancestrategien und Arztvertrauen (FKV11) und Selbstermutigung (FKV12). Gering ausgeprägtes Maß an Mißtrauen, Pessimismus (FKV5), sozialem Rückzug (FKV8), Relativierung durch Vergleich (FKV10). Mit diesem „aktiv-offenen" Coping-Stil gleicht diese Gruppe der Torticollis-Patienten weitgehend der Kontrollgruppe.

Patientengruppe 2 (Cluster 2). Sehr niedriges Maß an Problemanalyse (FKV1), Hedonismus (FKV3), Compliancestrategien und Arztvertrauen (FKV11), Selbstermutigung (FKV12). Sehr hohes Maß an depressiver Verarbeitung (FKV2), sozialem Rückzug (FKV8), Religiosität und Sinnsuche (FKV4), Mißtrauen und Pessimismus (FKV5), kognitiver Vermeidung und Dissimulation (KKV6), regressiver Tendenz (FKV9). „Normales" Maß an Ablenkung (FKV7) und Relativierung durch Vergleich (FKV10). Damit zeigte diese Untergruppe einen „verdrängenden, passiv-depressiven" Coping-Stil.

Zusammenhänge verschiedener Charakteristika des Patientenkollektivs

Patienten und Krankheitscharakteristika

Die vor Therapiebeginn erhobenen Patienten- und Krankheitscharakteristika wurden mit univariaten statistischen Methoden auf Zusammenhänge überprüft. Dabei unter-

Tabelle 4.12. Schweregrad der zervikalen Dystonie bei Männern und Frauen im Untersucherrating

	Männer	Frauen	Σ
Minimal	0	1	1
Leicht	4	17	21
Deutlich	36	62	98
Massiv	31	29	60
Σ	71	109	180

schied sich der Schweregrad der zervikalen Dystonie signifikant zwischen den Geschlechtern. Frauen zeigten in allen Ratings eine signifikant geringere Symptomausprägung (Tabelle 4.12).

Patienten, bei denen die Erkrankung in höherem Lebensalter begann, nannten signifikant seltener ein „einschneidendes Ereignis" bei Erkrankungsbeginn (t-Test, $p<0,05$). Patienten mit kürzerer Symptomdauer litten signifikant häufiger an zervikalen Dystonien mit rein fokalem Muster (H-Test, $p<0,01$), tonischem Charakter (H-Test, $p<0,05$), rotatorischem Typ (H-Test, $p<0,05$) und progredientem Verlauf (H-Test, $p<0,05$). Im Vergleich zu Patienten mit segmentalen, multifokalen und generalisierten Formen, benutzten Patienten mit rein fokalem Typ der zervikalen Dystonie signifikant häufiger eine Geste ($\chi2$-Test, $p<0,01$), nannten signifikant häufiger psychosoziale Krankheitstheorien ($\chi2$-Test, $p<0,01$), zeigten signifikant häufiger einen rein rotatorischer Typ ($\chi2$-Test, $p<0,01$), einen tonischen Charakter ($\chi2$-Test, $p<0,01$) und wiesen einen signifikant geringeren Schweregrad (U-Test, $p<0,01$) auf.

Patienten mit einem schleichenden Erkrankungsbeginn benutzten signifikant seltener eine Geste als Patienten mit subakutem und akutem Erkrankungsbeginn ($\chi2$-Test, $p<0,01$). Patienten mit subakutem Erkrankungsbeginn zeigten einen gering signifikant niedrigeren Schweregrad auf der Tsui-Skala (H-Test, $p<0,05$). Patienten, die eine Geste benutzten, zeigten signifikant häufiger als Patienten ohne eine Geste einen rotatorischen Richtungstyp ($\chi2$-Test, $p<0,01$) mit tonischem Charakter ($\chi2$-Test, $p<0,01$) und in allen Ratingverfahren, außer dem „Tsui-Video-Rating", einen geringeren Schweregrad der zervikalen Dystonie (U-Test; $p<0,05$). Außerdem nannten sie signifikant häufiger eine psychosoziale Krankheitstheorie ($\chi2$-Test, $p<0,01$). Tonische Formen der zervikalen Dystonie zeigten signifikant häufiger als klonische Formen rotatorische Muster ($\chi2$-Test, $p<0,05$) und geringere Schweregrade (Patientenrating, Untersucherrating und pauschales Videorating: U-Test $p<0,01$; Tsui-Video-Rating: U-Test $p<0,05$). Komplexe Formen des Torticollis zeigten signifikant höhere Schweregrade (H-Test, $p<0,01$) als rein rotatorische oder retroversive Formen. Schmerzen zeigten sich signifikant häufiger bei Patienten mit höheren Schweregraden der zervikalen Dystonie (Patientenrating, pauschales Videorating, Tsui-Video-Rating: U-Test $p<0,05$; Untersucherrating: U-Test $p<0,01$).

Krankheitscharakteristika und psychosoziale Befindlichkeit
Männer zeigten im Vergleich zu Frauen im FKV signifikant geringere Werte in den Skalen „KV10: Krankheitsverarbeitung durch Vergleich" und „KV4: Religiosität und Sinnsuche" (U-Test, $p<0,05$). Patienten mit akutem Krankheitbeginn weisen statistisch signifikant höhere Werte (U-Test, $p<0,05$) der Skalen „KV 10: Krankheitsverar-

beitung durch Vergleich" und „KV8: Gefühlskontrolle und sozialer Rückzug" auf. Patienten mit einer „psychosozialen" subjektiven Krankheitstheorie zeigten signifikant höhere Werte an „Kontrolliertheit" im Gießen-Test. Patienten mit fokalem Typ der zervikalen Dystonie zeigten gegenüber komplexeren Mustern im FKV signifikant geringere Werte in der Skala „KV1: Problemanalyse und Lösungsverhalten" (U-Test, $p<0,05$) und signifikant höhere Werte im Bereich „KV5: Mißtrauen und Pessimismus" (U-Test, $p<0,01$). Patienten mit rotatorischen Formen zeigten im FKV ein signifikant höheres Maß an „Relativierung durch Vergleich" (Rangvarianzanalyse, $p<0,05$). Patienten, die eine Geste benutzten zeigten im Vergleich zu Patienten ohne Geste folgende signifikanten Unterschiede in den Verfahren: geringeres Maß an Depressivität und höheres Maß an Kontrolliertheit im Gießen-Test (U-Test, $p<0,05$), höheres Maß an sozialem Rückzug im FKV (U-Test, $p<0,01$).

Im Cluster neurotischer Patienten fanden sich im Vergleich zum Cluster normaler Patienten signifikant mehr Patienten mit Schmerzen. In allen anderen Variablen bestanden keine signifikanten Unterschiede zwischen beiden Clustern (Tabelle 4.13).

Im Cluster der Patienten mit depressiv-passivem Coping waren signifikant mehr Frauen vertreten als im Cluster der Patienten mit aktivem Coping (Tabelle 4.14). In allen anderen Patienten- und Krankheitsvariablen und Patientencharakteristika bestanden keine signifikanten Unterschiede zwischen beiden Clustern.

Tabelle 4.13. Patienten und Krankheitsvariablen in beiden Clustern psychosozialer Befindlichkeit

		Gesamt	Cluster		Signifikanz
			1 („normal")	2 („neurotisch")	
Anzahl	(n)	180	94	42	
Alter	Jahre (MW±SD)	46,9±12,1	46,9±11,7	45,6±11,8	n. s. (t-Test)
Geschlecht	weiblich [%]	61	60	67	n. s. (χ^2-Test)
Erkrankungsalter	Jahre (MW±SD)	40,0±12,8	39,7±12,8	40,1±12,8	n. s. (t-Test)
Symptomdauer	Jahre (MW±SD)	6,9±7,9	7,2±7,3	5,7±6,9	n. s. (t-Test)
Erkrankungsbeginn	akut/subakut/chronisch [%]	12/34/54	9/34/57	14/38/48	n. s. (χ^2-Test)
Ereignis	ja [%]	51	46	60	n. s. (χ^2-Test)
Verlauf	Konstant/progredient [%]	34/23	59/41	39/61	n. s. (χ^2-Test)
Fokaler Charakter	Anteil [%]	75	78	90	n. s. (χ^2-Test)
Rotatorischer Typ	Anteil [%]	44	44	52	n. s. (χ^2-Test)
Tonisches Muster	Anteil [%]	64	59	62	n. s. (χ^2-Test)
Geste	ja [%]	78	77	86	n. s. (χ^2-Test)
Schmerzen	ja [%]	69	64	83	$p<0,05$ (χ^2-Test)
Patientenrating vor Injektion	Anteil 3 und 4	98	98	100	n. s. (χ^2-Test)
TSUI-Rating vor Injektion	Punkte (MW±SD)	10,2±4,4	10,1±4,4	9,8±3,8	n. s. (t-Test)

Tabelle 4.14. Sonstige Gruppencharakteristika in beiden Clustern der Krankheitsbewältigung

		Gesamt	Cluster 1 („aktiv")	Cluster 2 („passiv")	Signifikanz
Anzahl	(n)	180	77	40	
Alter	Jahre (MW±SD)	46,9±12,1	45,4±10,9	46,2±12,1	n. s. (t-Test)
Geschlecht	Weiblich (%)	61	51	70	p<0,05 (χ2-Test)
Erkrankungsalter	Jahre (MW±SD)	40,0±12,8	37,9±11,8	40,9±12,8	n. s. (t-Test)
Symptomdauer	Jahre (MW±SD)	6,9±7,9	7,5±6,8	5,5±7,0	n. s. (t-Test)
Erkrankungsbeginn	Akut/subakut/chronisch [%]	12/34/54	12/34/54	8/42/50	n. s. (χ2-Test)
Ereignis	Ja [%]	51	49	53	n. s. (χ2-Test)
Verlauf	Konstant/progredient [%]	34 / 23	56/44	40/60	n. s. (χ2-Test)
Fokaler Charakter	Anteil [%]	75	78	88	n. s. (χ2-Test)
Rotatorischer Typ	Anteil [%]	44	43	53	n. s. (χ2-Test)
Tonisches Muster	Anteil [%]	64	55	60	n. s. (χ2-Test)
Geste	ja [%]	78	77	90	n. s. (χ2-Test)
Schmerzen	ja [%]	69	66	80	n. s. (χ2-Test)
Patientenrating vor Injektion	Anteil 3 und 4	98	99	100	n. s. (χ2-Test)
TSUI-Rating vor Injektion	Punkte (MW±SD)	10,2±4,4	10,8±4,2	9,2±3,7	n. s. (t-Test)

Unterschiedliche psychosoziale Variablen

Das Ausmaß der Depressivität im BDI korrelierte deutlich positiv ($\rho \geq 0{,}5$) mit folgenden anderen Ergebnissen: GT: Depressivität ($\rho=0{,}64$), geringe Durchlässigkeit ($\rho=0{,}52$), soziale Impotenz ($\rho=0{,}57$). FKV: KV1: geringe Problemanalyse ($\rho=0{,}55$), depressive Verarbeitung ($\rho=0{,}77$), geringer Hedonismus ($\rho=0{,}56$). SESA: niedrige Selbstakzeptierung ($\rho=0{,}62$).

Eine niedrige Selbstakzeptanz im SESA korreliert deutlich positiv ($\rho \geq 0{,}5$) mit folgenden anderen Ergebnissen: GT: Depressivität ($\rho=0{,}55$), geringe Durchlässigkeit ($\rho=0{,}55$), soziale Impotenz ($\rho=0{,}59$). FKV: KV1: geringe Problemanalyse ($0{,}73$), KV2: depressive Verarbeitung ($\rho=0{,}61$), KV3: geringer Hedonismus ($\rho=0{,}60$), KV9: regressive Tendenz ($\rho=0{,}56$).

Eine geringe Neigung zur Problemanalyse im FKV korrelierte deutlich positiv ($\rho \geq 0{,}5$) mit folgenden anderen Ergebnissen: GT: geringe Durchlässigkeit ($\rho=0{,}59$), soziale Impotenz ($\rho=0{,}58$). FKV: KV2: depressive Verarbeitung ($\rho=0{,}56$), KV3: geringer Hedonismus ($\rho=0{,}59$). Eine depressive Krankheitsverarbeitung im FKV korrelierte deutlich positiv ($\rho \geq 0{,}5$) mit folgenden anderen Ergebnissen: GT: Depressivität ($\rho=0{,}71$), soziale Impotenz ($\rho=0{,}52$). FKV: KV3: geringer Hedonismus ($\rho=0{,}54$). Geringer Hedonismus im FKV korrelierte deutlich positiv mit geringer Durchlässigkeit ($\rho=0{,}5$) und sozialer Impotenz ($\rho=0{,}51$) im GT.

Negative soziale Resonanz im GT korrelierte deutlich positiv mit geringer Durchlässigkeit ($\rho=0{,}63$) und sozialer Impotenz ($\rho=0{,}74$) im GT. Gefügigkeit im GT korrelierte deutlich positiv mit Zwanghaftigkeit (ρ=0,52), geringer Durchlässigkeit (ρ=0,64) und sozialer Impotenz (ρ=0,57) im GT. Zwanghaftigkeit im GT korrelierte deutlich positiv mit geringer Durchlässigkeit (ρ=0,56) im GT. Depressivität im GT korrelierte deutlich positiv mit geringer Durchlässigkeit (ρ=0,52) und sozialer Impotenz (ρ=0,59) im GT. Geringe Durchlässigkeit im GT korrelierte deutlich positiv mit sozialer Impotenz (ρ=0,76) im GT.

Zwischen den beiden Arten von Clustern bestand ein signifikanter Zusammenhang ($p<0,01$; $\chi2$-Test s. Tabelle 4.15).

Fast alle Patienten der Gruppe mit normaler psychosozialer Befindlichkeit wiesen auch ein aktives Copingverhalten auf, während die meisten Patienten der depressiv-neurotischen Gruppe ein passiv-depressiv getöntes Copingverhalten zeigten. Dementsprechend zeigten sich in den meisten FKV-Skalen signifikant unterschiedliche Ergebnisse in der „normalen" und „neurotischen" Gruppe (Tabelle 4.16). Umgekehrt zeigten sich in allen Ergebnissen zur psychosozialen Befindlichkeit signifikante Unterschiede zwischen der Gruppe der „aktiven" und der „passiv-depressiven" Krankheitsverarbeitung (Tabelle 4.17).

Tabelle 4.15. Zusammenhangs der beiden psychosozialen Cluster

Cluster des Coping	Cluster psychosozialer Befindlichkeit	
	Normal	Depressiv-neurotisch
Aktiv	67	9
Depressiv-passiv	9	31
Gesamt	76	40

Tabelle 4.16. Art der Krankheitsverarbeitung in beiden Clustern psychosozialer Befindlichkeit

		Gesamt	Cluster		Signifikanz
			„Normal"	„Neurotisch"	
Anzahl Patienten (n)		180	94	42	
Krankheitstheorie: keine/psychosozial/andere		20%/37%/43%	33%	48%	n.s. ($\chi2$-Test)
KV1	(MW±SD)	38,3±5,9	40,9±3,8	32,5±5,5	$p<0,01$ (t-Test)
KV2	(MW±SD)	39,9±9,4	36,4±7,2	47,9±9,1	$p<0,01$ (t-Test)
KV3	(MW±SD)	29,7±5,0	31,3±4,1	25,4±4,3	$p<0,01$ (t-Test)
KV4	(MW±SD)	17,2±6,6	16,7±6,4	18,0±6,8	n.s. (t-Test)
KV5	(MW±SD)	16,0±4,5	14,8±4,2	17,9±4,0	$p<0,01$ (t-Test)
KV6	(MW±SD)	22,0±4,8	20,6±4,4	24,9±4,3	$p<0,01$ (t-Test)
KV7	(MW±SD)	18,7±3,9	18,7±3,9	18,5±3,9	n.s. (t-Test)
KV8	(MW±SD)	23,1±4,8	21,7±4,2	26,1±4,7	$p<0,01$ (t-Test)
KV9	(MW±SD)	10,8±3,2	9,8±3,0	13,2±2,5	$p<0,01$ (t-Test)
KV10	(MW±SD)	11,1±3,1	10,4±2,8	12,7±3,2	$p<0,01$ (t-Test)
KV11	(MW±SD)	15,9±3,0	16,2±2,9	15,1±3,1	n.s. (t-Test)
KV12	(MW±SD)	17,8±3,8	18,5±3,5	16,0±3,9	$p<0,01$ (t-Test)

Tabelle 4.17. Psychosoziale Befindlichkeit in beiden Clustern der Krankheitsbewältigung

	Gesamt	Cluster 1 („aktiv")	Cluster 2 („passiv")	Signifikanz
Anzahl	180	77	40	
Krankheitstheorie: keine/psychosozial/andere	20%/37%/43%	35%	47%	n.s.(χ^2-Test)
BDI-Wert (MW±SD)		9,4±7,4	6,1±5,0	17,1±6,8 $p<0,01$ (t-Test)
SESA (MW±SD)	103,4±19,4	111,9±15,1	84,4±16,6	$p<0,01$ (t-Test)
GT1 (MW±SD)	26,9±4,6	28,4±4,4	24,2±4,2	$p<0,01$ (t-Test)
GT2 (MW±SD)	28,0±3,9	26,5±3,0	30,8±3,4	$p<0,01$ (t-Test)
GT3 (MW±SD)	29,2±4,0	28,2±4,0	31,3±3,2	$p<0,01$ (t-Test)
GT4 (MW±SD)	29,9±4,2	28,4±3,8	33,2±2,6	$p<0,01$ (t-Test)
GT5 (MW±SD)	25,2±4,7	23,3±3,8	29,2±4,1	$p<0,01$ (t-Test)
GT6 (MW±SD)	22,2±5,2	20,1±4,1	26,5±4,7	$p<0,01$ (t-Test)

Die Art der subjektiven Krankheitstheorie unterschied sich weder zwischen den beiden Clustern der psychoszialen Befindlichkeit noch zwischen den beiden Clustern der Krankheitsverarbeitung.

4.3.2
Injektion von Botulinumtoxin A, Muskelselektion und Therapiekontrolle

Injektion und Muskelselektion

Es wurden für diese Studie nur die Patienten analysiert die zwischen 1988 bis Mai 1993 die Botulinumtoxin-A-Präparation des „Centre for Applied Microbiology and Research (CAMR), Public Health Laboratory Service (PHLS), Division of Biologics" in Porton Down, England und anschließend das kommerziell erhältliche Produkt „Dysport" erhielten. Eine Ampulle dieses Präparates enthielt anfangs 50 Nanogramm (ng) = 2000 M.U. eines Komplexes aus Botulinumtoxin A und Hämagglutinin. Die in „Maus-Einheiten" (M. U.) gemessene biologischen Potenz des Toxins einer Ampulle betrug 2000 M. U. und entsprach damit der 2000-fachen LD_{50} bei der Maus. In den Ampullen des Präparates „Dysport" war nur noch ein Viertel der Dosis enthalten (d. h. 500 M.U.).

Die Dosierungen des englischen Toxins in dieser Untersuchung werden vorwiegend in „Nanogramm (ng) des Toxin-Hämagglutinin-Komplexes" angegeben. 12,5 ng entsprechen 500 M.U.

Zu Anfang der Untersuchung wurden 25 ng in Anlehnung an die zu Beginn der Untersuchung bestehenden Erfahrungen der englischen Arbeitsgruppe um Stell gewählt und in 1 ml NaCl 0,9% aufgelöst. Beim rotatorischen Torticollis oder Laterocollis wurde 1/3 dieser Gesamtdosis (8,5 ng) in den überaktiven M. sternocleidomastoideus injiziert und 2/3 der Gesamtdosis (16,5 ng) auf die beteiligte Nackenmuskulatur verteilt (je nach Beteiligung M. splenius capitis, M. trapezius, M. levator scapulae, Scalenusmuskeln). Beim

Retrokollis wurde die Gesamtdosis auf beide Splenius capitis Muskeln verteilt. Beim Anterokollis wurden beide Mm. sternocleidomastoidei injiziert. Später wurde die Erstinjektionsdosis auf 12,5 ng halbiert und die Verdünnung der Lösung verdoppelt.

Die Festlegung der zu injizierenden Muskeln erfolgte vorwiegend durch klinische Analyse der an der Fehlbewegung beteiligten Hals- und Nackenmuskulatur. Folgende klinischen Beobachtungen und Analysekriterien dienten als operationale Hilfen für die Festlegung des pathologischen Bewegungsmusters und zur Identifikation der überaktiven Muskeln:

- Richtung der Fehlhaltung in Ruheposition und beim Gehen; Analyse der Position von Nase, Kinn und Ohren und deren Lagebeziehung zu den drei Achsen im Raum;
- sichtbare und/oder tastbare Muskelhypertrophie;
- sichtbare und/oder tastbare Muskelkontraktionen;
- Schmerzlokalisation als Hinweis auf hyperaktive Muskulatur;
- Einschränkung der Kopfbeweglichkeit in einer Richtung als Hinweis auf pathologische Muskelaktivität in die Gegenrichtung;
- Sistieren phasischer oder tremoröser Komponenten bei bestimmten Kopfpositionen als Hinweis auf pathologische Muskelaktivität in dieser Richtung.

Konnte das Muster klinisch nicht festgelegt werden oder war eine erste Injektion erfolglos geblieben, so erfolgte eine zusätzliche Analyse des Muskelaktivitätsmusters mittels einer 4-Kanal-EMG-Ableitung mit Oberflächenelektroden oder Nadelelektroden aus den Mm. sternocleidomastoidei und Mm. splenii capitis. Etwa 14 Tage nach der Erstinjektion wurde deren Wirkung im Rahmen einer Kontrolluntersuchung überprüft. In der ersten Zeit wurden vereinzelt Nachinjektionen durchgeführt, wenn der bis dahin eingetretene Effekt als „ungenügend" bezeichnet wurde, wenn keine oder nur minimale Nebenwirkungen aufgetreten waren und wenn überaktive Muskelpartien noch nicht ausreichend relaxiert waren oder die Hyperaktivität noch nicht injizierter Muskeln durch die Atrophie der injizierten Muskulatur besser sicht- und tastbar wurde. Später wurden wegen der erkannten Gefahr der Bildung von Antikörpern keine Nachinjektionen mehr durchgeführt.

Festlegung des Schweregrades der zervikalen Dystonie mittels Ratingskalen vor und nach Injektion

In Anlehnung an Publikationen über zervikale Dystonie wurde eine pauschale 0–4 Punkte „Ratingskala" für das Ausmaß der Symptomatik benutzt. Den Punktwerten entsprachen folgende semantischen Bedeutungen:

0: keine Beschwerden,
1: minimale Beschwerden,
2: leichte Beschwerden,
3: mäßige bis deutliche Beschwerden,
4: massive Beschwerden.

Diese Skala wurde vor und nach Therapie vom Patienten („Patientenrating"), dem Untersucher („Untersucherrating") und dem Video-Beurteiler („Videorating") benutzt.

Um beim Videorating eine differenziertere Beurteilung des Schweregrades der zervikalen Dystonie vornehmen zu können, wurde die Schweregradskala verwendet, die in der ersten Therapiestudie mit Botulinumtoxin von Tsui et al. beschrieben worden war. Diese Skala bietet einen Kompromiss zwischen einfacher Handhabkeit und hoher Differenziertheit. Anhand der Skala werden die Amplituden der Abweichung, das zeitliche Profil, das Ausmaß der Schulterhebung und das Ausmaß eines begleitenden Tremors der zervikalen Dystonie getrennt bewertet und zu einem Gesamtscore addiert:

Wert A: Amplitude der Abweichung (maximal 9 Punkte):
Rotation, Neigung und Ante- bzw. Retroversion
(jeweils 0°=0 Punkte, <15° = 1 Punkt, 15°–30°=2 Punkte, >30°=3 Punkte);

Wert B: Dauer der Kopffehlposition (maximal 2 Punkte):
intermittierend: 1 Punkt,
ständig: 2 Punkte;

Wert C: Schulterhebung (maximal 3 Punkte):
keine: 0 Punkte,
leicht und intermittierend: 1 Punkt,
leicht und ständig oder schwer und intermittierend: 2 Punkte,
schwer und ständig: 3 Punkte;

Wert D: Tremor (maximal 4 Punkte):
Schwere × Dauer. Schwere:
leicht: 1 Punkt,
schwer: 2 Punkte,
Dauer:
gelegentlich: 1 Punkt,
ständig: 2 Punkte.

Der Gesamtwert ergibt sich aus (A×B)+C+D. Die Maximalpunktzahl beträgt 25 Punkte.

Die pauschale Schweregradskala wurde zu den verschiedenen Untersuchungszeitpunkten (s. Untersuchungsprotokoll) vom Patienten und vom Untersucher, der die Injektion durchgeführt hatte (Verfasser) benutzt.

Von jedem Patienten sollte vor der ersten Injektion und bei den Kontrollen innerhalb des ersten Injektionszyklus eine Videoaufnahme angefertigt werden. Damit die Aufnahmen der verschiedenen Patienten bei der Auswertung vergleichbar würden, erfolgte die Aufnahme der am Oberkörper entkleideten Patienten in standardisierter Form nach folgendem Videoprotokoll:

Im Sitzen und Stehen (Gesicht zur Kamera und dann Rücken zur Kamera):

- spontane Haltung,
- Versuch, durch Korrektur eine gerade normale Kopfposition einzunehmen („beste mögliche Position"),
- willkürliche Kopfdrehung nach rechts und links,
- willkürliche Kopfbeugung nach vorne und hinten,

Im Laufen von vorne und hinten:
- spontane Haltung,
- Versuch, durch Korrektur eine gerade normale Kopfposition einzunehmen („beste mögliche Position").

Für die Videobeurteilung wurden die Videos verschiedener Patienten vor und nach der Therapie auf ein neues Videoband zufällig aneinandergereiht überspielt, so dass die „Vorher-Nachher-Aufnahmen" eines Patienten getrennt waren und der Auswerter aus der Reihung nicht ersehen konnte, ob ein Patient vor oder nach Behandlung aufgenommen worden war. Damit sollte eine Bewertung geringer Unterschiede in aneinandergereihten „Vorher-Nachher-Aufnahmen" vermieden werden. Der Videobeurteiler hatte keinerlei Informationen über den Patienten, seine Erkrankung und die Injektionsdaten. Das Videorating wurde von zwei erfahrenen Neurologen vorgenommen. Die Beurteilung wurde sowohl anhand der pauschalen Skala („pauschales Videorating") als auch mittels der „Tsui-Skala" („Tsui-Videorating") vorgenommen. Im Falle von Nachinjektionen wurde als Video „nach Therapie" das der Kontrolluntersuchung nach der letzten Nachinjektion ausgewertet.

Erfassung der Veränderung durch die Therapie

Die Patienten gaben das Ausmaß der Veränderung der zervikalen Dystonie auf einer pauschalen Skala von −1 bis 3 und zusätzlich auf einer analogen Prozentskala an. Es sollte nur die Veränderung des Bewegungsmusters bewertet werden. Änderungen begleitender Schmerzen wurden gesondert erfasst. Bei Verschlechterungen waren negative Prozentangaben vorgesehen. Die Punktwerte der pauschalen Skala hatten folgende Bedeutungen:

- −1: Verschlechterung,
- 0: keine Veränderung,
- 1: leichte Besserung,
- 2: mäßige bis deutliche Besserung,
- 3: massive bis vollständige Besserung.

Bei Patienten, die vorher an Schmerzen gelitten hatten, wurde das Ausmaß der Veränderung von Schmerzen ebenfalls mit einer analogen Prozentskala erhoben. Die Bedeutung der Extremwerte war vorgegeben für 100% mit „vollständige Schmerzbesserung" und für 0% mit „keinerlei Veränderung der Schmerzen". Bei Zunahme von Schmerzen konnten negative Prozentzahlen genannt werden.

Datenverarbeitung und Statistik

Die statistischen Berechnungen und einige graphische Darstellungen erfolgten mit den Programmen „SPSS für Windows 5.0" und „SPSS für Windows 6.0" (SPSS Inc.).

Es wurden folgende Verfahren verwendet: Lilliefors-Test (Prüfung der Normalverteilung), T-Test und einfaktorielle Varianzanalyse (ANOVA, Vergleich intervallskalierter normalverteilter Variablen zwischen zwei oder mehreren unabhängigen Stichproben oder zwischen verbundenen abhängigen Stichproben; Messwiederholungen = „vorher − nachher"), U-Test nach Mann-Whitney und einfaktoriellen Rangvarianzanalyse (H-Test) nach Kruskal-Wallis (Vergleich ordinalskalierter Variablen zwischen zwei oder mehreren Stichproben), Vorzeichen-Rang-Tests nach Wilcoxon und einfaktorielle Rangvarianzanalyse nach Friedman (ordinalskalierte Variablen zwischen verbundenen Stichproben), Spearman Rangkorrelationskoeffizient Rho ρ (Korrelationen ordinalskalierter Variablen), χ2-Test (Zusammenhang von nominalskalierten Daten und Variablen). Zur Gruppierung psychosozialer Variablen wurde zunächst mittels einer hierarchischen Clusteranalyse die optimale Clusterzahl bestimmt und anschließend eine partitionierende Clusteranalyse („K-Means-Cluster") durchgeführt.

Bei der Suche nach Prädiktoren für die Wirksamkeit der Injektionen wurde aufgrund des Skalenniveaus das Verfahren der „logistischen Regression" angewandt (Wald-Statistik). Man erhält eine Klassifikationstabelle, die die jeweilige Wahrscheinlichkeit einer richtig-positiven, richtig-negativen, falsch-positiven und falsch-negativen Entscheidung aufgrund der Regressionsgleichung angibt. Die Regressionsgleichung lautet

$Z = b_0 + b_1 \times x_1 + b_2 \times x_2 + b_3 \times x_3 + \ldots b_n \times x_n$.

Dabei werden die jeweiligen Koeffizienten b der Variablen x errechnet. Die Wahrscheinlichkeit p errechnet sich mithilfe von Z aus der Formel

$p = 1 : 1 + e^{-Z}$.

4.3.3
Wirkung der ersten Behandlung (Erstinjektionszyklus)

Mit einer Dosis von 25 ng bei der Erstinjektion wurden 94 Patienten behandelt, mit einer Dosis von 18,75 ng 3 und mit einer Dosis von 12,5 ng 83 Patienten.

Die Auswahl und Zahl der injizierten Muskeln im Rahmen der Erstinjektion und Nachinjektion im ersten Injektionszyklus sind in Tabelle 4.18 dargestellt.

Die Ergebnisse der Erstinjektion werden in der Folge zusammengefasst dargestellt.

Ein erster spürbarer Effekt der Injektion trat nach durchschnittlich 3,6±1,3 Tagen (1 bis 8, Median 4) auf, der maximale Effekt war nach durchschnittlich 10,5±3,0 Tagen (5 bis 20; Median 10) erreicht. Die Patienten, deren Angaben verwertet werden konnten, verspürten nach durchschnittlich 14,6±5,5 Wochen (8 bis 52, Median 13) ein deutliches Nachlassen der Wirkung.

Die von den Patienten wahrgenommenen prozentualen Veränderungen sind normalverteilt (Lilliefors-Test, $p = 0,6$) und in Tabelle 4.19 dargestellt.

139 Patienten (77,2%) berichteten über eine Besserung, deren Ausmaß mehr als 50% betragen hatte. 29 Patienten (16,1%) gaben eine Besserung zwischen 30% und 50% an. 7 Patienten (5%) gaben keinen positiven Effekt an, sondern hatten keine Ver-

Tabelle 4.18. Art und Häufigkeit der injizierten Muskeln bei der Erstinjektion und Nachinjektion

	Sternocleidomastoideus	Splenius capitis	Levator scapulae	Trapezius	Scalenus	Mundboden	Platysma
Erstinjektion	172	222	42	33	17	4	6
Nachinjektion	2	83	68	35	12	2	2
Erster Zyklus	174	305	110	68	29	6	8

Tabelle 4.19. Prozentuales Ausmaß der Veränderung

Ausmaß der Veränderung		(n)		[%]	
<0%: Verschlechterung		2		1,1	
0%: keine Veränderung		5		2,8	
Besserung: 0–9%		0		0	
10–29%		5		2,8	
30–49%		29		16,1	
50–70%		38		21,2	
70–89%	>50%	71	139	39,4	77,2
≥90%		30		16,7	
Gesamt		*180*		*100*	

Tabelle 4.20. Pauschales Ausmaß der Veränderung

Ausmaß der Veränderung	(n)	[%]
Verschlechterung	2	1,1
Unverändert	8	4,4
Leichte Besserung	27	15
Mittelgradige Besserung	62	34,5
Hochgradige Besserung	81	45
Gesamt	*180*	*100*

änderung (*n*=5) oder eine Verschlechterung (*n*=2) ihrer Beschwerden erfahren. Die Verschlechterung wurde durch das Auftreten von Nebenwirkungen (Kopfhalteschwäche und Schluckstörungen) hervorgerufen, die bei Ausbleiben einer relevanten Besserung zusätzliche Beeinträchtigung der Patienten bewirkten. Die angegebenen Verschlechterungen durch reversible Nebenwirkungen hatten bei keinem Patienten längeren Bestand als 14 Wochen (s. Zeitprofil der Nebenwirkungen, S. 83). Die durchschnittliche von den Patienten angegebene Besserung betrug 63,1±24,6 Prozent (Spanne −30 bis 100%; Median 70%).

Auf der pauschalen Skala gaben 143 Patienten (79,5%) eine „mittelgradige" (34,5%) bis „hochgradige" (45%) Besserung an. 10 Patienten (5,5%) stuften sich als „unverändert" oder „verschlechtert" ein (Tabelle 4.20). Die prozentualen und pauschalen Bewertungen zeigten ein hohes Maß an Übereinstimmung ($\rho=0,77$).

Vergleich der Schweregrade vor und nach dem Erstinjektionszyklus

Im Patientenrating schätzten 176 Patienten (97,8%) vor der Therapie das Ausmaß ihrer zervikalen Dystonie als „deutlich" und „schwer" ein; nach Therapie gaben dies nur noch 42 Patienten (23,3%) an. Nach der Injektion schätzten 130 Patienten das Ausmaß der Erkrankung als „minimal" oder „leicht" ein. Die Verteilung der Bewertungen vor und nach dem Erstinjektionszyklus ist im Balkendiagramm (Abb. 4.3) dargestellt.

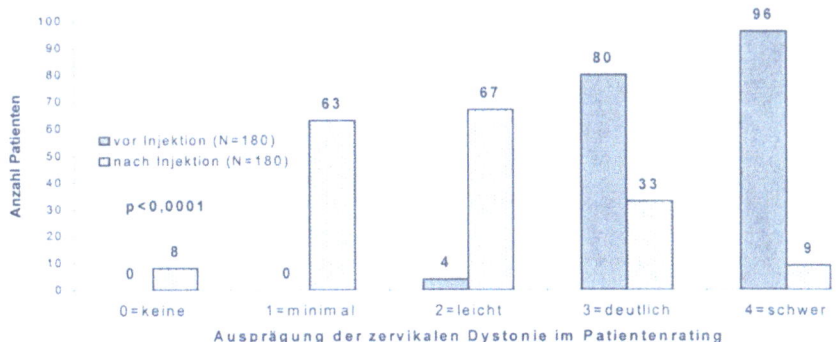

Abb. 4.3. Ausprägung der zervikalen Dystonie im pauschalen Patientenrating (0–4) vor und nach dem ersten Injektionszyklus

Für den statistischen Vergleich „vor Therapie – nach Therapie" mittels des Wilcoxon-Tests für gepaarte Stichproben wurde bei fehlenden Werten das jeweilige Wertepaar eliminiert. Bei den 180 Paarvergleichen des Patientenratings vor und nach Therapie kam es nach der Injektion in keinem Fall zu einer höheren Einschätzung des Schweregrades als vorher. In 16 Fällen wurde eine identische Bewertung abgegeben und in 164 Fällen wurde der Schweregrad nach Injektion als geringer eingeschätzt. Dies entspricht einer hochsignifikanten Veränderung der Beurteilungen nach der Behandlung hin zu geringeren Schweregraden (Wilcoxon-Test, $p<0,01$).

Im Untersucherrating wurde der Schweregrad der zervikalen Dystonie vor und nach Therapie ähnlich eingestuft: bei 158 Patienten (87,8%) vorher als „schwer" und „deutlich" und nach Therapie bei 25 Patienten (14,2%). Während vor Therapie 22 Bewertungen mit „minimal" oder „leicht" erfolgten, waren es nach Therapie 137. Dies entspricht einer hochsignifikanten Besserung nach der Injektion (Wilcoxon-Test, $p<0,01$).

Der Videobeurteiler schätzte im pauschalen Rating (0–4) vor Therapie den Schweregrad bei 130 Patienten (89%) als „deutlich" und „schwer" und bei 15 Patienten (11%) als „minimal" und „leicht" ein. Nach Therapie wurden 22 Patienten (15,4%) als „deutlich" und „schwer", dagegen 114 Patienten (79,7%) als „minimal" und „leicht" betroffen eingeschätzt. Bei 7 Patienten war bei der Therapiekontrolle keine zervikale Dystonie mehr aufgefallen. Die Verteilung der pauschalen Videobeurteilungen vor und nach dem Erstinjektionszyklus geht aus dem Balkendiagramm (Abb. 4.4) hervor

Beim paarweisen Vergleich der 143 Videoaufnahmen vor und nach Therapie zeigte sich bei 3 Patienten nach Therapie eine schlechtere Einschätzung als vorher, in 11 Fällen wurde das Ausmaß der Erkrankung gleich bewertet und in 129 Fällen war der Schweregrad nach Injektion geringer als vorher. Damit zeigt sich auch in diesem Bewertungsverfahren eine hochsignifikante Besserung bei Therapiekontrolle (Wilcoxon-Test, $p<0,01$).

Auch bei der vom Videobeurteiler mittels der Skala nach Tsui vorgenommenen Beurteilung zeigen sich nach Injektion hochsignifikant bessere Werte für den Schweregrad als vorher (Wilcoxon-Test, $p<0,01$). Der Mittelwert des Tsui-Videoratings fiel sta-

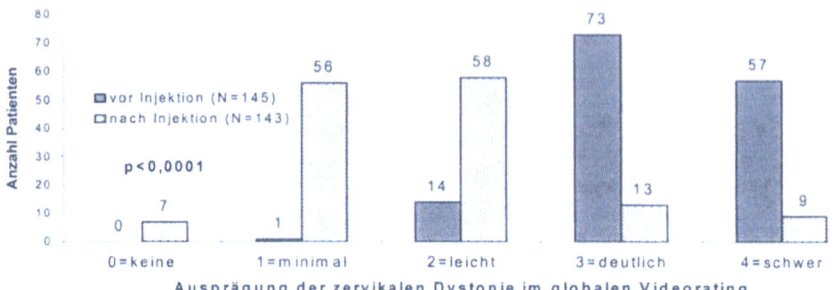

Abb. 4.4. Ausprägung der zervikalen Dystonie im pauschalen Videorating (0–4) vor und nach dem ersten Injektionszyklus.

Tabelle 4.21. Korrelationsmatrix der verschiedenen Skalen über alle abgegebenen Bewertungen (Spearman Rangkorrelationskoeffzient Rho ρ)

	Untersucherrating	Patientenrating	Tsui-Videorating
Patientenrating	0,86		
Tsui-Videorating	0,84	0,76	
Pauschales Videorating	0,89	0,87	0,81

tistisch signifikant von 10,1±4,4 Punkten vor Therapie auf 5,3±3,8 Punkte nach Therapie ab (t-Test; $p<0{,}01$).

Die verschiedenen Beurteilungsskalen weisen ein sehr hohes Maß an Übereinstimmung auf ($0{,}75<\rho<0{,}89$). Die höchste Korrelation fand sich zwischen dem pauschalen Videorating und dem Untersucherrating, die niedrigste zwischen dem Patientenrating und dem Tsui-Videorating. Betrachtet man Ratingwerte vor und nach Therapie getrennt wegen der möglichen unterschiedlichen Variabilität, so bestehen ebenfalls jeweils hohe Korrelationen. Am wenigsten korreliert vor und nach der Therapie auch hier das Patientenrating mit dem Tsui-Videorating ($\rho=0{,}61$ bzw. $\rho=0{,}77$, s. Tabelle 4.21).

Besserungen begleitender nicht-zervikaler Dystoniemanifestationen

Bei der Kontrolle und Bewertung der Veränderungen der zervikalen Dystonie im Rahmen des Erstinjektionszyklus fiel auf, dass dystone Manifestationen, die zusätzlich zur zervikalen Dystonie im Rahmen segmentaler oder multifokaler Formen bestanden, sich nach der Erstinjektion deutlich besserten oder vollständig sistierten, obwohl an den daran beteiligten überaktiven Muskeln keine Injektionen vorgenommen worden waren. Die Besserungen dieser zusätzlichen Manifestationen sind in Tabelle 4.22 dargestellt, aus der ersichtlich ist, dass hauptsächlich oromandibuläre Begleitdystonien (OMD) positiv beeinflußbar waren.

Tabelle 4.22. Besserungen begleitender „nicht-zervikaler" Dystoniekomponenten

	(n)	Davon deutlich gebessert
OMD	10	8
OMD + Extremitätendystonie	3	1 (nur OMD)
OMD + Blepharospasmus (OMD+BSP)	2	2 (1-mal nur OMD, 1-mal OMD+BSP)
OMD + Schluckstörung + Atemstörung	1	0
Blepharospasmus (BSP)	1	0
Schluckdystonie	4	0
Dystonie der mimischen Muskulatrur	1	0
Extremitätendystonie	3	2
OMD + Schluckstörung	5	2 (nur OMD)
OMD + Schluckstörung + Dysphonie	1	2 (nur OMD)

Eine dieser unerwarteten Besserungen erscheint kasuistisch berichtenswert: bei einem Patienten trat eine ausgeprägte oromandibuläre Dystonie immer gleichzeitig mit der maximalen dystonen Retroversion des Kopfes auf. Nach der Erstinjektion in die Nackenmuskulatur sistierte nicht nur die Retroversion, sondern auch die oromandibuläre Dystonie. Bei willkürlicher Retroversion des Kopfes kam es jedoch wieder zu unwillkürlichen oromandibulären Hyperkinesen. Diese Konstellation bestand für etwa 5 Wochen. Anschließend konnte die unwillkürliche oromandibuläre Komponente nicht mehr durch die Willkürbewegung getriggert werden. Als nach etwa 13 Wochen die Retroversion in mäßig ausgeprägter Form wiederkehrte, trat die oromandibuläre Komponente weder spontan noch in auslösbarer Form auf.

Schmerzbesserung

Von den 124 Patienten, die vor der Injektion über Schmerzen im Hals- oder Nackenbereich geklagt hatten, gaben 105 (84,7%) eine mehr als 70-prozentige Schmerzbesserung an. Lediglich 8 Patienten (8,4%) gaben eine geringe (*n*=4) oder keine (*n*=4) Besserung an (Tabelle 4.23). Schmerzbesserungen wurden auch von zwei Patienten angegeben, deren Besserung der dystonen Symptome ausblieb oder gering ausfiel. Auch bei den 8 Patienten mit zervikaler Radikulopathie kam es in 4 Fällen zu deutlichen Besserungen nach dem Erstinjektionszyklus.

Die durchschnittliche prozentuale Schmerzbesserung wurde mit 83,9±22,9 Prozent (Spanne 0 bis 100; Median 90) angegeben; die Werte waren nicht normalverteilt. Das Ausmaß der Schmerzbesserung korrelierte deutlich mit der prozentualen und pauschalen Bewertung der Besserung der dystonen Symptome (ρ=0,67 und ρ=0,61). Nach dem Wiederauftreten dystoner Symptome nach durchschnittlich 14,6 Wochen waren bei 59 der 105 Patienten (56,2%), deren Schmerzen sich gebessert hatten, die Schmerzen in gleichem oder ähnlichem Ausmaß wieder aufgetreten, bei 23 Patienten (22%) waren sie in deutlich geringerem Ausmaß wiederaufgetreten und bei ebenfalls 23 Patienten traten sie nicht mehr auf.

Tabelle 4.23. Ausmaß
der Schmerzbesserung

Schmerzbesserung	(n)	[%]
Keine	4	3,2
0–29%	0	0
30–49%	4	3,2
50–69%	11	8,8
70–89%	27	21,8
90–99%	19	15,3
100%	59	47,6
Gesamt	*124*	*100*

Nebenwirkungen

Nach insgesamt 297 Injektionen im Rahmen des Erstinjektionszyklus wurden von 91 Patienten (50,6%) Nebenwirkungen (NW) genannt. 89 Patienten (49,4%) hatten keine Nebenwirkungen berichtet (s. Tabelle 4.24):

Es wurden 128 Nebenwirkungen genannt, deren Häufigkeiten und Dauer in Tabelle 4.25 dargestellt sind.

Als häufigste Nebenwirkung trat mit 36,6% eine Schwäche der Kopfhaltung vor allem beim Aufrichten aus dem Bücken auf, was vor allem Frauen bei der Verrichtung von Hausarbeiten am Boden behinderte. Einer Patientin war die eingetretene Kopfheberschwäche im Alltag nicht aufgefallen, bis sie beim Brustschwimmen bemerkte, dass sie den Kopf nicht ausreichend aus dem Wasser heben konnte. Eine andere Patientin mit Zustand nach Neurolyse hatte nach bilateraler Injektion der Mm. splenii capitis eine 14-wöchige ausgeprägte Kopfheberschwäche. In allen anderen Fällen war die Kopfheberschwäche nach etwa drei bis vier Wochen verschwunden.

Ein Kloßgefühl oder leichte Schluckstörungen wurden von den Patienten ohne Probleme toleriert. Die beiden Patientinnen mit deutlichen Schluckstörungen waren beim Essen beeinträchtigt und bei den beiden Patientinnen mit schweren Schluckstörungen war in einem Fall eine Nahrungsumstellung auf Breikost und im anderen Fall eine einwöchige Ernährung durch eine nasogastrale Sonde notwendig. Je eine Patientin mit deutlichen und eine mit schweren Schluckstörungen hatte wegen einer Anterocolliskomponente Injektionen in beide M. sternocleidomastoidei erhalten. Sämtliche Schluckstörungen waren nach zwei Wochen deutlich gebessert oder verschwunden. Bei den 4 Patienten mit deutlichen oder schweren Schluckstörungen wurde eine HNO-ärztliche Untersuchung durchgeführt, die eine Dysphagie durch eine Funktionseinschränkung der Pharynxbeweglichkeit ergab. Im Rahmen einer solchen Untersuchung konnte 1988 bei einer 37-jährigen alkoholabhängigen Patentin als Zufallsbefund ein frühes Stadium eines Mundbodenkarzinoms entdeckt werden (T1, N0, M0), welches postoperativ mit Radiatio und Chemotherapie behandelt wurde. Bei der bis Studienende in fortlaufender Therapie stehenden Patientin kam es bislang zu keinem Tumorrezidiv und zu keiner Metastasierung.

Schmerzhafte Nebenwirkungen traten entweder unmittelbar nach Injektion lokal an der Einstichstelle auf oder nach mehrtägiger Latenz diffus im Nackenbereich.

Tabelle 4.24. Anzahl berichteter Nebenwirkungen (NW)

	Patienten (n)	[%]	Gesamtanzahl der Nebenwirkungen
Keine	89	49,4	0
1 Nebenwirkung	57	31,7	57
2 Nebenwirkungen	31	17,2	62
3 Nebenwirkungen	3	1,7	9
Gesamt	180	100	128

Tabelle 4.25. Art, Häufigkeit und Dauer von NW während des Erstinjektionszyklus

Art der Nebenwirkung (NW)	Patienten (n)	[%]	Injektionen [%]	NW [%]	Dauer in Wochen (MW/min–max)
Kloßgefühl	6	3,3	2,0	4,7	2,4/1–4
Leichte Schluckstörung	24	13,3	8,1	18,7	2,2/1–3
Deutliche Schluckstörung	2	1,1	0,7	1,6	–/2,4
Schwere Schluckstörung	2	1,1	0,7	1,6	–/2,2
Schwäche der Kopfhaltung	47	26,1	15,8	36,6	3,4/1–14
Hals-/Nackenschmerzen	16	8,9	5,4	12,5	1,3/0,5–3
Mundtrockenheit	9	5	3,0	7,0	1,9/1–2
Müdigkeit, Abgeschlagenheit	6	3,3	2,0	4,7	1,1/0,5–2
Übelkeit	4	2,2	1,3	3,1	1,1/0,5–2
Schwindel	7	3,9	2,4	5,5	1,9/1–3
Kaustörung	2	1,1	0,7	1,6	–/1,3
Hautbrennen	1	0,6	0,3	0,8	–/1
Hypophonie	1	0,6	0,3	0,8	–/2
Herzklopfen	1	0,6	0,3	0,8	–/2
Gesamt	128	71,1	43,1	100	Minimum zu Maximum: 0,5–14 Wochen

Mit Ausnahme der oben genannten 14 Wochen andauernden Kopfheberschwäche bildeten sich sämtliche Nebenwirkungen innerhalb von 4 Wochen vollständig zurück (s. Tabelle 4.25).

Prädiktoren der Wirkung

Die Suche nach negativen oder positiven Prädiktoren für den Erfolg der Botulinumtoxininjektionen zeigte, dass Patienten mit länger bestehenden Symptomen, schleichendem Krankheitsbeginn und höheren Schweregraden eine geringere Aussicht auf Besserung hatten, als Patienten mit kurzer Anamnese, akutem Krankheitsbeginn und geringem Schweregrad. Die psychosozialen Variablen hatten keinen Einfluss auf die

Wirksamkeit der Injektion. Bei der Berechnung einer Regressionsgleichung mittels der logistischen Regression zur Vorhersage der individuellen Chancen eines Patienten auf eine erfolgreiche Behandlung erwiesen sich als Parameter mit prädiktivem Charakter die Werte für Erkrankungsalter, Erkrankungsdauer, Schweregrad und Fokalität. Die anhand der Regressionsgleichung erzielbare Treffsicherheit einer individuellen Erfolgsprognose betrug 82,1% und es errechnete sich folgende Klassifikationstabelle (s. Tabelle 4.26):

Die Treffergenauigkeit die durch Einbringung der Variablen Erkrankungsbeginn, Symptomdauer Schweregrad und Fokalität in die Regresisionsgleichung erzielt wird, beträgt insgesamt 82,1%. Die Wahrscheinlichkeit, dass eine Erfolgsprognose zutrifft („richtig-positive" Prognose), liegt bei 95,6%, während die Wahrscheinlichkeit, dass eine Prognose für einen Misserfolg zutrifft („richtig-negative" Prognose) nur bei 32,3% liegt. Damit liegen die Wahrscheinlichkeiten für eine „falsch-positive" Prognose bei 4,4% und für eine „falsch-negative" Prognose bei 67,7%.

Die Koeffizienten zur Wahrscheinlichkeit einen Behandlungserfolg zu haben, sind in folgender Regressionsgleichung enthalten:

$Z = b_0 + b_1 \times x_1 + b_2 \times x_2 + b_3 \times x_3 + \ldots b_n \times x_n$

Nach Einsetzen der errechneten Konstanten und Koeffizienten für die Variablen erhält man die Gleichung der logistischen Regression. Einzusetzen sind folgende Werte für die Variablen: Erkrankungsalter und Symptomdauer in Jahren, Tsui-Skala als Punktwerte, Fokalität als Ja-Nein-Entscheidungen mit jeweils „Nein": 0 Punkte und „Ja": 1 Punkt.

$Z = 5{,}9144 - (0{,}0457 \text{Erkrankungsalter}) - (0{,}0990 \text{Symptomdauer}) - (0{,}1398 \text{Tsui-Punkte}) - (0{,}9833 \text{fokale Dystonie}) + (2{,}4198 \text{segmentale Dystonie}) - (0{,}7217 \text{komplexere Dystonie})$

Die Wahrscheinlichkeit (p) errechnet sich mithilfe von Z aus der Formel:

$p = 1 : 1 + e^{-Z}$.

Errechnet man beispielsweise die Erfolgswahrscheinlichkeit der Botulinumtoxinbehandlung für einen Patienten mit Symptombeginn im 31. Lebensjahr, einer Symptomdauer von 2 Jahren, einer rein fokalen Form und einem Tusi-Rating von 15 Punkten aus, so ergibt sich: $Z = 1{,}2194$; $p = 0{,}77$. Der betrachtete Patient wird also mit einer Wahrscheinlichkeit von 0,77 eine Besserung erfahren. Diese Prognose hat eine Sicherheit (s. oben) von 95,6%.

Für einen anderen hypothetischen Fall mit Symptombeginn im 54. Lebensjahr, einer Symptomdauer von 8 Jahren, einer komplexen Form und einem Tsui-Rating von

Tabelle 4.26. Klassifikationstabelle korrekt und falsch vorhergesagter Behandlungserfolge

Beobachtet	Vorhergesagt		Treffsicherheit
	Kein Behandlungserfolg	Behandlungserfolg	
Kein Behandlungserfolg	10	21	Einer negativen Vorhersage: 32,3%
Behandlungserfolg	5	109	Einer positiven Vorhersage: 95,6%
Gesamt	15	130	Vorhersage insgesamt 82,1%

19 Punkten ergibt sich ein Z-Wert von –0,7233 und eine Wahrscheinlichkeit auf Besserung von 32%.

4.3.4
Verlaufsbeobachtungen

In die Studie wurden alle Patienten eingeschlossen, bei denen innerhalb von 5 Jahren eine Erstinjektion mit Botulinumtoxin A vorgenommen wurde. Damit die Wirkungen der Injektionen, die gegen Ende des fünfjährigen Therapiezeitraumes durchgeführt wurden, noch beurteilt werden konnten, wurde eine 6-monatige Nachbeobachtungszeit angeschlossen, in der sich die Patienten zu Wiederholungsinjektionen wieder vorstellten. Damit konnte ein maximaler Verlaufszeitraum von 66 Monaten überblickt werden. Für Patienten, die sich während der Studie nicht mehr zu Wiederholungsinjektionen vorgestellt und damit die Therapie abgebrochen hatten, wurde innerhalb des 6-monatigen Nachbeobachtungszeitraumes eine Nachuntersuchung durchgeführt. Die Nachuntersuchung sollte sowohl den Krankheitsverlauf derjenigen Patienten erfassen, deren Gründe für einen Therapieabbruch bekannt waren als auch den jener Patienten, deren Gründe für einen Therapieabbruch unbekannt geblieben waren.

Im Rahmen der Nachuntersuchung von Therapieabbrechern erfolgten

- Exploration der Gründe des Therapieabbruches,
- Erneute Festlegung des Schweregrades der Dystonie,
- Erhebung der psychosozialen Befindlichkeit (bei der Durchführung des VEV wurde die Veränderung seit Therapiebeginn beurteilt).

Bei Therapieabbrechern, die an der Nachuntersuchung nicht teilnahmen, wurden die Informationen über den Krankheitsverlauf telefonisch vom Patienten, seinen Angehörigen und seinen behandelnden Ärzten eingeholt. Durch die dem Therapiezeitraum von 5 Jahren angefügte 6-monatige Nachbeobachtungszeit konnte der Verlauf der zervikalen Dystonie über maximal 66 Monate überblickt werden. Am Ende dieses Zeitraums waren die Patienten zwischen 2,3 und 64 Monaten (18,9±16,2 Monate) behandelt worden. Bereits nach dem ersten Injektionszyklus hatten sich Untergruppen von Patienten gebildet, die sich in der Art des weiteren Therapie- und Krankheitsverlaufes unterschieden. So nahmen mehrere Patienten bereits nach dem Erstinjektionszyklus oder nach späteren Injektionszyklen keine Wiederholungsinjektionen mehr in Anspruch. Zunächst erfolgt die Darstellung der Dosierungsparameter und der Nebenwirkungen im Langzeitverlauf für die Gesamtgruppe; anschließend werden die unterschiedlichen Verlaufsgruppen und die Gründe für den Behandlungsabbruch analysiert.

Zahl und Dosis der Wiederholungsinjektionen im Gesamtkollektiv

Im gesamten Untersuchungszeitraum wurden im Rahmen von 630 Wiederholungsinjektionszyklen 666 Einzelinjektionen verabreicht. Damit wurden zusammen mit den 297 Injektionen des Erstinjektionszyklus ingesamt 963 Injektionen in 810 Zyklen vorgenommen. Die kumulative Gesamtdosis für alle Patienten betrug 1.5062,5 ng, es wurden pro Patienten zwischen einem und 17 Injektionszyklen verabreicht. Abb. 4.5a zeigt, wieviele Patienten mindestens eine bestimmte Anzahl von Zyklen durchliefen.

Die stetige Abnahme beruht auf der kontinuierlichen Patientenrekrutierung und der zwangsläufig geringeren Zahl durchlaufener Zyklen bei später aufgenommenen Patienten. Allerdings war es auch bei einigen Patienten mit frühem Studieneintritt durch Abbruch der Therapie zu einer geringen Zahl durchlaufener Injektionszyklen gekommen. Tabelle 4.27 und Abbildung 4.5b zeigen die Anzahl von Patienten die eine bestimmte Gesamtzahl von Zyklen durchlaufen haben.

Die Patienten standen durchschnittlich 80,7±69,5 Wochen (Spanne 10–267; Median 55,9; Σ=14.532) in regelmäßiger Therapie. In diesem Zeitraum betrug die Zeit der an-

Tabelle 4.27 Durchlaufene Injektionszyklen

Gesamtzahl Zyklen	Patienten (n)	[%]
1	52	29,4
2–5	73	40,0
6–9	33	18,3
10–15	16	8,9
>15	6	3,4
Gesamt	180	100

Abb. 4.5 a,b. Anzahl der Patienten, **a** die mindestens eine bestimmte Zahl von Zyklen durchlaufen haben (n=180), **b** die eine bestimmte Gesamtzahl von Zyklen durchlaufen haben (n=180)

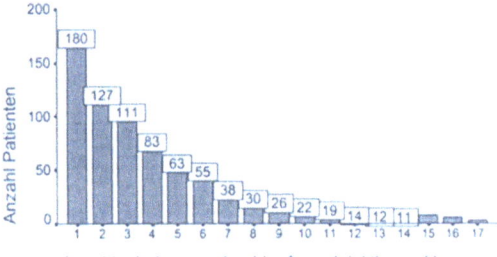

a Anzahl mindestens durchlaufener Injektionszyklen

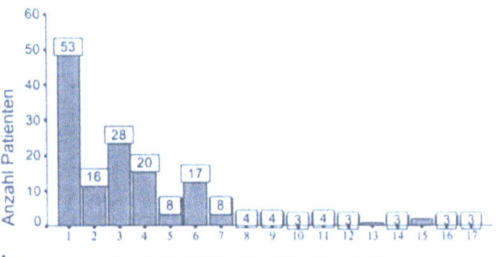

b Anzahl durchlaufener Injektionszyklen

Tabelle 4.28. Art und Häufigkeit der injizierten Muskeln im Therapieverlauf

	Sternocleidomastoideus	Splenius capitis	Levator scapulae	Trapezius	Scalenus	Mundboden	Platysma
Erster Zyklus	174	305	110	68	29	6	8
Wiederholungszyklen	549	783	120	70	29	5	12
Alle Zyklen	723	1088	230	138	58	11	20
[%]	32	48	10	6	2,5	0,5	1

gegebenen effektiven Wirkung der Behandlung 74,6±62,3 Wochen (Spanne 9–250; Median 52; Σ=10.886). Beide Zeitgrößen unterschieden sich, da Patienten aus unterschiedlichen Gründen nicht immer sofort nach dem Nachlassen der Wirkung zu einer Wiederholungsinjektion vorstellig wurden oder Termine durch die Untersucher verschoben wurden und somit die Intervalle zwischen den Injektionen oft größer waren als die Zeit der Wirkung. Bei Patienten, die nach einer der Injektionen eine komplette Remission zeigten, konnte die Zeit effektiver Wirkung dieser Injektion wegen der „andauernden Wirkung" nicht in die Berechnungen einfließen.

Die Auswahl und Zahl injizierter Muskeln im gesamten Studienverlauf ist in Tabelle 4.28 zusammengestellt. Es wurden insgesamt 2.268 Muskeln injiziert; damit wurden durchschnittlich 2,4 Muskeln pro Injektionssitzung behandelt.

Nebenwirkungen während des Therapieverlaufes

Nebenwirkungen vorausgehender Injektionen wurden oft erst auf nachdrückliches Befragen oder von begleitenden Angehörigen genannt, da die Patienten befürchteten, keine oder nur eine geringer dosierte Wiederholungsinjektion zu erhalten. Die Häufigkeit von Nebenwirkungen unterschied sich nicht signifikant zwischen den unterschiedlichen Verlaufsgruppen (H-Test). Im Rahmen der 666 Injektionen in 630 Auffrischungszyklen wurden 245 Nebenwirkungen genannt, deren Art und Häufigkeiten in Tabelle 4.29 zusammengestellt sind.

Außer einem Fall von Pruritus waren alle Arten von Nebenwirkungen nach Wiederholungsinjektionen bereits im Rahmen des Erstinjektionszyklus aufgetreten. Die häufigsten im weiteren Verlauf auftretenden Nebenwirkungen waren analog zur Erstinjektion verschiedene Grade von Schluckstörungen und Kopfhalteschwächen. Schwere Schluckstörungen mit notwendiger Ernährungsumstellung wurden nicht mehr beobachtet. Art und Häufigkeit der Nebenwirkungen aller 963 Injektionen in 810 Zyklen sind ebenfalls in Tabelle 4.29 zusammengestellt.

Da von einigen Patienten mehrere Nebenwirkungen genannt wurden, ist neben der absoluten Zahl von Nebenwirkungen in Tabelle 4.30 auch der prozentuale Anteil von Patienten berechnet, bei denen überhaupt Nebenwirkungen im jeweiligen Zyklus auftraten.

Während im ersten und zweiten Zyklus etwa die Häfte der Patienten Nebenwirkungen berichtete, nahm die Nebenwirkungsrate während der weiteren Zyklen mit

Tabelle 4.29. Art und Häufigkeit von Nebenwirkungen (*NW*) der Wiederholungsinjektionen und aller Injektionen (*Inj.*)

	Wiederholungsinjektionen				Alle Injektionen			
	(n)	[%] Inj. n=666	[%] Zyklen n=630	[%] NW n=245	(n)	[%] Inj. n=963	[%] Zyklen n=810	[%] NW n=373
Kloßgefühl	34	5,1	5,4	13,9	40	4,2	4,9	10,7
Leichte Schluckstörung	44	6,6	7	18	68	7,1	8,4	18,2
Deutliche Schluckstörung	8	1,2	1,3	3,3	10	1,0	1,2	2,7
Schwere Schluckstörung	0	0	0	0	2	0,2	0,2	0,5
Schwäche Kopfhaltung	72	10,8	11,4	29,4	119	12,4	14,7	32,0
Hals-Nackenschmerzen	28	4,2	4,4	11,4	44	4,6	5,4	11,8
Mundtrockenheit	24	3,6	3,8	9,8	33	3,4	4,1	8,9
Müdigkeit, Abgeschlagenheit	15	2,3	2,4	6,1	21	2,2	2,6	5,6
Übelkeit	9	1,4	1,4	3,7	13	1,4	1,6	3,5
Schwindel	3	0,5	0,5	1,2	10	1,0	1,2	2,7
Kaustörung	3	0,5	0,5	1,2	5	0,5	0,6	1,3
Hautbrennen	0	0	0	0	1	0,1	0,1	0,3
Hypophonie	3	0,5	0,5	1,2	4	0,4	0,5	1,1
Herzklopfen	1	0,1	0,1	0,4	2	0,2	0,35	0,5
Pruritus	1	0,1	0,1	0,4	1	0,1	0,1	0,3
Gesamt	*245*	*36,7*	*38,8*	*100,0*	*373*	*38,6*	*46*	*100,0*

Ausnahme des Zyklus 9 (42,9%) signifikant bis auf unter 37% ab (Friedmann-Test, $p<0,05$). Wegen der stark abnehmenden Fallzahlen ist ein statistischer Vergleich nur zwischen den ersten 5 Zyklen sinnvoll. Zwischen den ersten zwei Zyklen bestand keine signifikante Differenz (Wilcoxon-Test). Die Häufigkeit der Nebenwirkungen war in den Zyklen 3, 4 und 5 signifikant geringer als im Zyklus 1 ($p<0,01$). Zwischen den Zyklen 3, 4 und 5 bestanden keine signifikanten Unterschiede (Friedman-Test).

Verlaufsparameter und psychologische Befunde

In den verschiedenen Parameter des Therapieverlaufs unterschieden sich die beiden Cluster psychosozialer Befindlichkeit nicht voneinander (Tabelle 4.31). Die Patienten des Clusters mit „depressiv-passivem Coping" waren insgesamt länger in Therapie

Tabelle 4.30. Anzahl von Patienten mit Nebenwirkungen in den verschiedenen Injektionszyklen im Verhältnis zur Zahl injizierter Patienten

Zyklus	Anzahl Patienten	Prozent [%]
1	91/180	51,6
2	58/127	45,7
3	41/111	36,9
4	27/83	32,5
5	19/63	30,2
6	17/55	30,9
7	7/38	18,4
8	9/30	30,0
9	11/26	42,3
10	6/22	27,3
11	2/19	10,5
12	6/14	42,9
13	4/12	33,3
14	4/11	36,4
15	1/8	12,5
16	2/6	33,3
17	1/3	33,3
Gesamt	502/808	32,2

Tabelle 4.31. Injektionsparameter in beiden Clustergruppen psychosozialer Befindlichkeit

		Gesamt	Cluster „Normal"	„Neurotisch"	Signifikanz
Therapiezeit	Monate (MW±SD)	18,9±16,2	22,8±16,8	17,3±15,1	n.s. (t-Test)
Zyklen	N (MW±SD)	4,5±4,0	5,3±4,3	4,6±4,2	n.s. (t-Test)
Injektionen	N (MW±SD)	5,4±4,4	6,1±4,7	5,4±4,3	n.s. (t-Test)
Gesamtdosis	ng (MW±SD)	83,7±69,7	95,1±77,8	81,8±61,3	n.s. (t-Test)
Dosis pro Zyklus	ng (MW±SD)	21,6±9,1	20,1±7,7	22,2±12,4	n.s. (t-Test)
Dosis pro Monat	ng (MW±SD)	1,5±1,0	1,4±0,8	1,3±0,5	n.s. (t-Test)
Dosis pro Injektion	ng (MW±SD)	15,9±4,0	15,4±3,4	15,8±4,0	n.s. (t-Test)
NW pro Injektion	N (MW±SD)	0,4±0,4	0,4±0,4	0,4±0,4	n.s. (t-Test)

gestanden, als die Patienten aus dem Cluster des „aktiven Coping" (Tabelle 4.32). Darüber hinaus fanden sich keine statistisch sgnifikanten Unterschiede.

Unterschiedliche Verlaufsgruppen

Aufgrund der unterschiedlichen Art des Therapieverlaufes ließen sich die Patienten den folgenden drei Gruppen zuordnen:

„Therapieabbrecher" (*n*=75; 41,7%):   Patienten, die die Therapie an unserer Klinik aus unterschiedlichen Gründen beendeten.
„Therapieunterbrecher" (*n*=9; 5%):   Patienten, die länger als ein Jahr keine Wiederholungsinjektionen mehr in Anspruch nahmen, jedoch vor Abschluss der Studie die Therapie wieder aufnahmen.
„Therapiefortsetzer" (*n*=96; 53,3%):   Patienten die von der Erstinjektion bis zum Ende des Beobachtungszeitraums fortlaufend Injektionen mit Botulinumtoxin A erhielten.

Von den 75 Patienten, die die Therapie im Verlauf der Untersuchung beendeten, setzten 10 die Injektionen mit Botulinumtoxin in heimatnäheren Zentren fort, die unterdessen die Therapie anboten (Lübeck, Freiburg, Bonn, Düsseldorf, Nizza). Damit betrug die Zahl „tatsächlicher" Therapieabbrecher 65, während sich die Zahl der Therapiefortsetzer auf 106 erhöhte (Tabelle 4.33).

Für den Therapieabbruch der 65 Patienten waren die in Tabelle 4.34 dargestellten Gründe verantwortlich: Wirkungsverlust durch Bildung von Antikörpern, kein weiterer Therapiebedarf durch komplette oder weitgehende Remission der Symptomatik, negative Therapieerfahrungen durch zu geringe oder keine Besserung der Beschwerden trotz eingetretener Muskelrelaxierung oder durch zu gravierende Nebenwirkun-

Tabelle 4.32. Injektionsparameter in beiden Clustergruppen der Krankheitsverarbeitung

		Gesamt	Cluster 1 („aktiv")	Cluster 2 („passiv")	Signifikanz
Therapiezeit	Monate (MW±SD)	18,9±16,2	24,4±18,1	15,0±13,5	$p<0,01$ (t-Test)
Zyklen	N (MW±SD)	4,5±4,0	5,5±4,6	4,5±4,3	n.s. (t-Test)
Injektionen	N (MW±SD)	5,4±4,4	6,4±4,9	5,3±4,6	n.s. (t-Test)
Gesamtdosis	ng (MW±SD)	83,7±69,7	101,6±82,2	76,6±63,9	n.s. (t-Test)
Dosis pro Zyklus	ng (MW±SD)	21,6±9,1	20,7±8,8	21,5±10,8	n.s. (t-Test)
Dosis pro Monat	ng (MW±SD)	1,5±1,0	1,3±0,6	1,5±0,7	n.s. (t-Test)
Dosis pro Injektion	ng (MW±SD)	15,9±4,0	15,9±3,5	15,0±3,7	n.s. (t-Test)
NW pro Injektion	N (MW±SD)	0,4±0,4	0,4±0,3	0,5±0,4	n.s. (t-Test)

Tabelle 4.33. Unterschiedliche Subgruppen während des Therapieverlaufs

	(n)	[%]
Fortführung der Toxintherapie	106	59
Im Rahmen dieser Studie	(96)	
In anderen Zentren	(10)	
Endgültiger Abbruch der Toxintherapie	65	36
Unterbrechung der Toxintherapie	9	5
Gesamt	*180*	*100%*

Tabelle 4.34. Gründe für den Abbruch der Therapie

Gründe	Patienten (n)	Abbrecher [%]	[%]	Nachuntersucht (n)
Komplette Remission	16	9,0	24,6	14
Weitgehende Remission	8	4,4	12,3	6
Deutliche Remission	8	4,4	12,3	5
Negative Therapieerfahrungen	15	8,3	23,1	10
Priorität anderer dystoner Symptome	2	1,1	3,1	2
Priorität anderer Erkrankungen	3	1,7	4,6	1
Komplizierte Anreise	1	0,6	1,5	0
Tod der Patienten	4	2,2	6,2	0
Bildung von Antikörpern	6	3,3	9,2	6
Kostenerstattungsprobleme	1	0,6	1,5	1
Angst vor Langzeitnebenwirkungen	1	0,6	1,5	1
Gesamt	65	36,1	100,0	46

gen, Tod der Patienten, Priorität anderer Erkrankungen und organisatorische oder infrastrukurelle Probleme.

Nachuntersuchung der Patienten nach Therapieabbruch

Alle Patienten, die im Laufe der Studie keine Wiederholungsinjektionen mehr in Anspruch nahmen, wurden während der Nachuntersuchungsphase telefonisch kontaktiert und zu einem Nachuntersuchungstermin gebeten, unabhängig davon, ob sie ihre Abbruchgründe bereits vorher mitgeteilt hatten. Informationen über die 4 verstorbenen Patienten wurde von den hinterbliebenen Angehörigen und den zuletzt betreuenden Ärzten eingeholt. Von den 61 noch lebenden Patienten, die im Laufe der Untersuchung die Therapie abgebrochen hatten, konnten 46 nachuntersucht werden (Tabelle 4.34). Von den 10 Patienten, die die Therapie in anderen Zentren fortgesetzt hatten, konnten 5 nachuntersucht werden. Die 20 nicht nachuntersuchbaren Patienten und deren Angehörige wurden ausführlich telefonisch über den weiteren Krankheitsverlauf und die weitere Therapie exploriert.

Therapieabbruch aufgrund eines Wirkungsverlustes von Botulinumtoxin A durch Bildung von Antikörpern

Im Laufe der Untersuchung wurde der Frage nachgegangen inwieweit Patienten, die zunächst eine gute Besserung durch die Injektionen erfahren hatten aber später keine Linderung mehr erfahren hatten, neutralisierende Antikörper gegen Botulinumtoxin A entwickelt hatten.

Die Untersuchung erolgte mittels eines biologischer „Letalitäts-Assay" im „Centre for Applied Microbiology and Research (CAMR), Divison of Biologics" des „Public

Health Laboratory Service (PHLS)" in Porton Down, UK (Dr. P. Hambleton, Dr. J. Melling, Helen E. Cohen).

Da während der Laufzeit der kooperativen prospektiven „Antikörper-Pilotstudie" zwischen April 1990 und Mai 1992 zunächst bei zwei Patienten des Patientenkollektivs ein komplettes Therapieversagen aufgetreten war, wurden dem „Centre for Applied Microbiology" die Serumproben von 4 weiteren Patienten dieser Untersuchung zugesandt, die im Verlauf die Kriterien des „sekundären Therapieversagens" erfüllt hatten. Auch im Serum dieser Patienten konnte eine neutralisierende Wirkung einer hohen Botulinumtoxindosis in den Testmäusen festgestellt werden. Insgesamt entwickelten also 6 der 180 Patienten (3,3%) Antikörper gegen Botulinumtoxin A. Bei zwei Patienten trat der Wirkungsverlust bereits nach 8 Therapiemonaten auf, bei den übrigen Patienten nach 18, 26, 32 und 46 (30,5±11,8) Therapiemonaten. Bis zu diesem Zeitpunkt wurden von zwei Patienten je drei Zyklen und von je einem Patienten 6, 8, 14 und 17 Zyklen durchlaufen. Es waren bei zwei Patienten je 5 und bei je einem Patienten 8, 16, 17 und 20 Injektionen erfolgt. Aufgrund der abnehmenden Wirksamkeit durch die Entwicklung der Antikörper kamen bei den letzten Injektionen vor der sicheren Feststellung des definitiven Therapieversagens bei allen 6 Patienten höhere Dosen zur Anwendung.

Bei einer Patientin, bei der sich 1991 Antikörper entwickelt hatten, wurde bei der Nachuntersuchung 1994 erneut eine Dosis von 25 ng in den deutlich hypertrophierten M. sternocleidomastoideus injiziert. Auch 31/2 Jahre nach Entwicklung der Therapieresistenz kam es wiederum zu keiner Veränderung der Muskelaktivität durch die Injektion; auch zeigte der erneut durchgeführte „mouse-assay" eine unverändert hohe Toxinneutralisierung durch das Patientenserum.

In Tabelle 4.38 sind die Charakteristika der 6 Patienten mit einer Antikörperbildung denen anderer Verlaufsgruppen gegenübergestellt. Die geringe Fallzahl von 6 lässt jedoch keine sinnvolle statistische Analyse möglicher Prädiktoren für das Auftreten von Antikörpern zu. Die beiden Patienten mit einer Antikörperentwicklung innerhalb weniger Monate hatten allerdings im Rahmen des Erstinjektionszyklus jeweils zwei Nachinjektionen erhalten.

Alle 6 Patienten konnten nachuntersucht werden. Zum Zeitpunkt der Nachuntersuchung lag der Therapieabbruch mehr als zwei Jahre und zwei Monate zurück (12 bis 45 Monate) zurück. Zwei Patienten hatten sich nach der Therapieresistenz einer selektiven peripheren Denervierungsoperation unterzogen (im einen Fall mit anhaltender deutlicher und im anderen Fall mit minimaler Besserung). Bei einem Patienten war ein Jahr nach Entwicklung der Therapieresistenz spontan eine vollständige Remission aufgetreten, die über den Zeitraum von 31/2 Jahre bis zur Nachuntersuchung anhielt. Bei den übrigen drei Patienten zeigte sich der Schweregrad je einmal unverändert, deutlich gebessert bzw. verschlechtert.

Therapieabbruch nach Remissionen

Die größte Gruppe innerhalb der 65 stellten jene 32 Patienten (17% der Gesamtgruppe), bei denen aufgrund einer kompletten ($n=16$), weitgehenden ($n=8$) oder deutlichen ($n=8$) Remission (Teilremission) kein weiterer Therapiebedarf bestand und von denen 25 nachuntersucht werden konnten. Die Charakteristika der Patienten und des Auftretens der Remission sind in Tabelle 4.35 zusammengestellt.

Tabelle 4.35. Auftreten der Remissionen im Verlauf der Studie

	Komplette Remission (n=16)	Weitgehende Remission (n=8)	Teilremission (n=8)
Auftreten der Remission	MW±SD (Median; min–max)	MW±SD (Median; min–max)	MW±SD (Median; min–max)
Nach Monaten	6,13±4,32 (4; 3–15)	10,0±6,7 (7,5; 3–21)	8,0±4,6 (9;3–15)
Nach Zyklen	1,8±1,4 1; 1–16)	2,8±2,1 (2,5; 1–7)	2,1±1,1 (2; 1–4)
Nach Injektionen	2,5±1,8 (2;1–8)	3,6±2,1 (3; 2–8)	2,6±0,9
Nach kumulativer Dosis (ng)	43,0±21,8 (43,8; 12,5–100)	63,3±40,2 (53,1; 25–137,5)	46,1±18,3 (46,9; 25–81,3)
Dauer der Remission bis zur Nachuntersuchung (Monate)	34,9±16,8 (37,5; 9–60)	29,8±15,8 (34,5;7–48)	35,4±12,7 (37,5; 15–52)

Abb. 4.6 a,b. Zeitprofile des Auftretens der
a Remissionen und
b Therapiemisserfolge

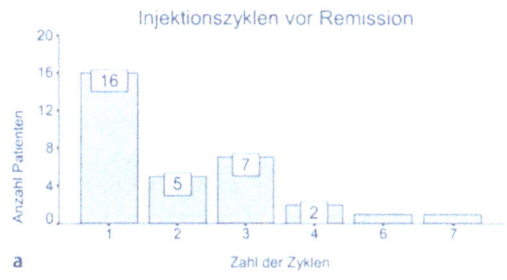

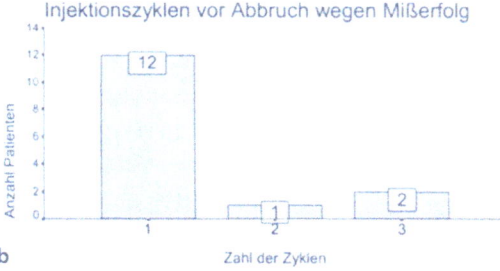

Aus Tabelle 4.35 und Abb. 4.6 geht hervor, dass ein Großteil der Remissionen bereits nach dem Erstinjektionszyklus auftrat.

Therapieabbruch nach Therapiemisserfolgen

Die zweitgrößte Gruppe mit 15 von 65 Therapieaussteigern (8,3% des Gesamtkollektivs) umfasste die Patienten, die die Behandlung aufgrund eines unbefriedigenden Ergebnisses vorzeitig beendet hatten. 10 dieser Patienten konnten nachuntersucht werden. Die Patienten beendeten die Therapie nach durchschnittlich 4,6±4,3 Therapiemonaten (Median 3, Spanne 2,3–19) bzw. 1,3±0,7 Zyklen (Median 1, Spanne 1–3) und 2,1±0,9 Injektionen (Median 2, Spanne 1–4). Bis zum Abbruch war eine Gesamtdosis von 46,1±18,3 ng (Median 46,9, Spanne 25–81,3) injiziert worden. Zum Zeitpunkt der Nachuntersuchung waren die Therapieabbrüche wegen Misserfolges durchschnittlich 31,5±18,0 Monate (Median 32, Spanne 5–62) zurückliegend. Die Abbrüche erfolgten vorwiegend nach dem ersten Injektionszyklus (Abb. 4.6 b).

Für die 15 Therapieabbrüche wegen eines Misserfolges waren folgende Gründe verantwortlich: Bei einem Patienten mit einer zusätzlichen axialen Dystonie der Rückenmuskulatur konnte zwar die zervikale Dystonie nach der Injektion leicht verbessert werden, jedoch besserte sich dadurch die Gesamtbefindlichkeit des Patienten nicht. Drei Patienten, die nach der ersten Injektion keine befriedigende Besserung verspürt hatten und bei der Kontrolluntersuchung nach 14 Tagen eine Nachinjektion erhalten sollten, lehnten diese ab, da sie mit der Wirkung der ersten Injektion unzufrieden waren. Eine Patientin mit Retrocollis entwickelte für 14 Wochen als Nebenwirkung eine ausgeprägte Nackenschwäche mit nach vorne hängendem Kopf und lehnte nach dem Abklingen der Nebenwirkung weitere Injektionen ab. Eine Patientin wünschte keine weiteren Injektionen, nachdem sie nach bilateraler Injektion in den M. sternocleidomastoideus zunächst eine schwere Schluckstörung entwickelt hatte, anschließend allerdings eine deutliche Besserung der Kopfhaltung bemerkt hatte. Eine Patientin beendete die Therapie nach zwei Zyklen, nachdem sie im Gegensatz zur positiven Beurteilung ihrer Angehörigen und des Untersuchers keine Besserung verspürte. Zwei Patienten mit deutlich tremorös unterlagerten Formen zeigten eine nur geringe Besserung trotz eingetretener Muskelrelaxierung. Bei 5 Patienten war in Übereinstimmung der Beurteilung in allen Ratings keine wesentliche klinische Besserung trotz eingetretener Muskelrelaxierung zu erzielen gewesen; bei 4 dieser Patienten war ein Laterokollis die entscheidende Bewegungskomponente. Bei einem Patienten kam es nach zweimaliger Injektion weder zu einer Muskelrelaxierung noch zu einer klinischen Veränderung.

Therapieabbrüche aus anderen Gründen

Bei zwei Patienten mit generalisierten Dystonien war die Therapie wegen einer ausgeprägten zervikalen Beteiligung begonnen worden; beide Patienten beendeten die Therapie jeweils nach dem Erstinjektionszyklus, da zwar eine Besserung der zervikalen Symptomatik eingetreten war, diese sich aber angesichts der generalisierten Symptomatik nur unbedeutend auf die Gesamtbefindlichkeit ausgewirkt hatte. Bei beiden Patienten waren keine Auswirkungen der zervikalen Injektionen auf andere dystone Komponenten festzustellen. Drei Patienten hatten die Behandlung trotz anfänglichem Erfolg nach dem zweiten Zyklus (zwei Patienten) und nach dem vierten Zyklus (ein Patient) beendet, da für sie andere Erkrankungen einen höheren Stellenwert erlangt hatten: bei einem Patienten hatte sich eine vorbestehende Dermatose deutlich verschlechtert, bei einer Patientin hatte sich eine globale Herzinsuffizienz verschlechtert und ein Patient zeigte zunehmende Symptome einer schweren äthyltoxischen Leberzirrhose.

Eine Patientin mit mäßigem Anfangserfolg gab nach drei Zyklen eine zu umständliche Anfahrt als Grund für den Abbruch an. Ein Patient wünschte trotz gutem Erfolg nach 6 Zyklen keine weiteren Behandlungen, weil er unbegründet eine unzureichende Kostenerstattung seiner Behandlung befürchtete. Ein Patient brach die Therapie nach erfolgreichem Erstinjektionszyklus wegen Bedenken gegen eine längerfristige Therapie mit einer toxischen Substanz ab.

4 Patienten waren nach durchschnittlich 12±6,5 Monaten (Median 13, Spanne 3–18) mit 2,8±1,3 Zyklen (Median 3, Spanne 1–4) und 3,5±1,3 Injektionen (Median 3,5, Spanne 2–5) verstorben; es waren im Mittel kumulativ 72±36 ng Botulinumtoxin (Median 1, Spanne 25–100) injiziert worden. Einer der Patienten verstarb an an den Folgen eines bereits zum Therapiebeginn diagnostizierten Bronchialkarzinoms, zwei an krisenhaften Verschlechterungen bereits vorbestehender kardialer Erkrankungen (Herzinfarkt; globale Herzinsuffizienz) und ein Patient an den Folgen einer äthytoxisch erworbenen Leberzirrhose. Die vitalen Verschlechterungen traten zwischen 4 und 6 Monaten Abstand zur letzten Injektion auf; ein kausaler Zusammenhang der Todesursachen mit der lokalen Injektionsbehandlung mit Botulinumtoxin A war in allen Fällen unwahrscheinlich.

Fortsetzung der Therapie in anderen Zentren

10 Patienten setzten die Therapie nach durchschnittlich 12,7±12,5 Therapiemonaten (Median,5; Spanne 3–42) mit 3,3±3,13 Zyklen (Median 2; Spanne 1–11) und 4±2,8 Injektionen (Median 3; Spanne 2–11) in anderen Zentren fort. Die Gründe waren in 9 Fällen die Heimatnähe des weiterbehandelnden Zentrums (zweimal Düsseldorf, zweimal Saarbrücken, zweimal Tübingen, einmal Bonn, einmal Nizza, einmal Freiburg). In einem Fall erfolgte auf Empfehlung eines Mitgliedes einer Selbsthilfegruppe nach mäßigem Erfolg zweier Injektionszyklen ein Wechsel nach Mannheim.

Unterbrechung der Therapie

Bei den 9 Patienten, die die Therapie für länger als ein Jahr unterbrochen hatten fanden sich dafür folgende Gründe:

- Zunächst Remission, später Wiederauftreten der Symtome: 4 Patienten zeigten zunächst eine komplette oder weitgehende Remission, wurden jedoch nach erneutem Auftreten der Symptome später wieder therapiebedürftig.
- Zunächst unbefriedigendes Therapieergebnis oder Misserfolg, später erneuter Therapieversuch mit Erfolg: 4 Patienten hatten zunächst keine bedeutende Besserung erfahren oder hatten negative Erfahrungen in Form von Nebenwirkungen gemacht. Zu einem späteren Zeitpunkt unternahmen diese Patienten einen erneuten Therapieversuch.
- Organisatorisch-infrastrukturelle Gründe: Eine Patientin hatte trotz deutlicher Besserung durch die ersten Injektionen die Therapie für 25 Monate wegen der „zu umständlichen Anfahrt" unterbrochen.

Vier Patienten hatten die Therapie zunächst wegen einer Remissionen abgebrochen, bemerkten aber nach einem mittleren Intervall von 2,5 Jahren eine Wiederkehr oder Wiederverstärkung ihrer Symptome. Bei zwei dieser Patienten mit rein rotatorisch-tonischem Torticollis, dessen Symptome vor Therapie nur drei bzw. 6 Monate bestanden hatten, entwickelten sich nach einem bzw. 4 Zyklen zunächst vollständige Remissionen für die Dauer von 2 bzw. 3,5 Jahren. Danach kam es bei beiden zum Wiederauftreten der rotatorischen Bewegungsstörung in die entgegengesetzte Richtung (Wechsel in einem Fall von rechts nach links und im anderen Fall umgekehrt) Bei den beiden anderen Patienten (Erkrankungsdauer 15 und 20 Jahre) hatten während der Unterbrechung nach 3 und 4 Zyklen nur minimale Restsymptome für ein Intervall von jeweils 2,3 Jahren bestanden; danach nahm bei einem Patienten die Symptomatik wieder das ursprüngliche Muster und Ausmaß an, bei dem anderen Patienten hatte sich der ursprünglich bestehende Retrocollis nach dem symptomarmen Intervall in einen rein rotatorischen Torticollis nach rechts gewandelt. Die Behandlungserfolge konnten bei allen Patienten in den durchschnittlich verbleibenden 8 Monaten bis zum Studienende erfolgreich fortgesetzt werden.

Die 4 Patienten mit zunächst unbefriedigendem Therapieresultat hatten die Therapie nach durchschnittlich 2,8 Zyklen (Spanne 2–4) für durchschnittlich 2,9 Jahre (Spanne 24–39 Monate) unterbrochen. 4 Patienten hatten innerhalb der ersten 4 Injektionszyklen keine bedeutende Besserung erfahren oder Nebenwirkungen entwickelt. Eine Wiederaufnahme der Therapie wurde gewünscht, weil

- sich in einem Fall einer Unterbrechung für 3,3 Jahre die Symptomatik verschlechtert hatte und massive Schmerzen hinzugetreten waren,
- in einem Fall nach Unterbrechung für 3 Jahre ein erneuter Therapieversuch unternommen werden sollte,
- in einem Fall nach Unterbrechung für 2,8 Jahre ein vom Patienten ursprünglich als Misserfolg eingestuftes Therapieergebnis retrospektiv doch als Teilerfolg gewertet wurde,
- in einem Fall nach Unterbrechung für 2 Jahre wegen deutlicher Schluckstörungen bei allerdings guter Besserung ein erneuter Therapieversuch unternommen werden sollte.

Bei allen 4 Patienten war der erneute Therapieversuch mit Wiederholungsinjektion über die verbleibenden durchschnittlich 11 Monate bis zum Ende der Studie erfolgreich.

Kontinuierliche Langzeittherapie

Nach Abschluss der Beobachtungszeit standen 106 Patienten in fortlaufender Injektionsbehandlung (96 in Erlangen, 10 in anderen Zentren). Zur Charakterisierung der Patienten mit längeren Therapieverläufen wurden alle 58 Patienten ausgeschlossen, bei denen die Therapie innerhalb der letzten zwei Studienjahre begonnen worden war. Damit konnten die Eingangscharakteristika von 48 Patienten (Therapiefortsetzung in Erlangen und in anderen Zentren) und der Verlauf bis zum Ende der Studie von 39 Patienten (nur bei Therapiefortsetzung in Erlangen) analysiert werden. Diese Patienten waren in mindestens zweijähriger fortlaufender Therapie gestanden (Tabelle 4.36).

4 Die konservative und rehabilitative Therapie

Eine Zusammenstellung der Charakteristika der „Therapiefortsetzer" im Gruppenvergleich zeigt Tabelle 4.38. Darin sind die Krankheits- und Personencharakteristika für alle 48 Patienten angegeben; die Parameter des Therapieverlaufs konnten jedoch nur für die 39 Patienten bestimmt werden, die die Therapie in Erlangen fortgesetzt hatten. Abb. 4.7a zeigt die Verteilung der Therapiezeiten aller 39 Patienten, die die Therapie in Erlangen fortsetzten.

Abbildung 4.7b und Abbildung 4.8a zeigen die Anzahl von Injektionszyklen, die bei diesen 39 Patienten zur Anwendung gekommen waren. Dabei wurden mehr als 13 Zyklen nur von weniger als 10 Patienten durchlaufen. Daher wurden für den statistischen Vergleich von Verlaufsparametern zwischen unterschiedlichen Zyklen nur die Werte der ersten 13 Zyklen analysiert.

Die Dosierung im ersten und zweiten Zyklus ist wie in der Gesamtgruppe signifikant höher als die aller jeweils folgenden Zyklen (H-Test, Wilcoxon-Test, $p<0,01$). Ab dem dritten Zyklus liegen die Dosierungen zwischen 12,5 und 16 ng und unterscheiden sich statistisch nicht mehr untereinander (Abb. 4.8b).

Die Latenz bis zum Auftreten des Ersteffektes lag für den Geamtzeitraum durchschnittlich bei 5,2±1,6 Tagen (Median 5,4, Spanne 1–11). Sie stieg signifikant und konti-

Tabelle 4.36. Gruppe der „Therapiefortsetzer"

Fortsetzung in	Erlangen	Anderen Zentren	Gesamt
Therapiefortsetzer insgesamt	96	10	106
Innerhalb der letzten 2 Studienjahre aufgenommen	57	1	58
Therapiefortsetzer über mindestens 2 Jahre	39	9	48

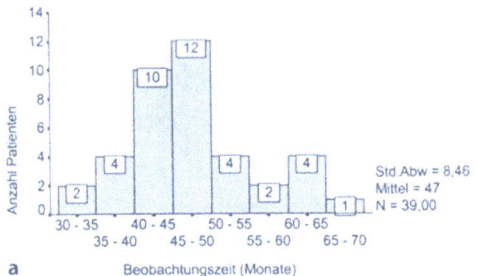

Abb. 4.7 a,b. 39 Erlanger Therapiefortsetzer. a Häufigkeitsverteilung der Therapiezeiten, b Anzahl der Patienten, die mindestens eine bestimmte Zahl von Zyklen durchlaufen haben

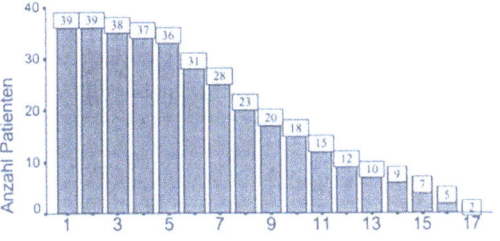

nuierlich von 3,7 Tagen im ersten Zyklus bis auf 6,4 Tage im elften Zyklus (H-Test). Bei den letzten beiden Zyklen zeigte sich wieder eine geringe Abnahme. Ein statistisch signifikanter Unterschied bestand jeweils zwischen dem ersten und allen folgenden Zyklen (Wilcoxon-Test, $p<0{,}01$) und zwischen dem zweiten und 13. Zyklus ($p<0{,}05$). Ab dem dritten Zyklus veränderten sich die Latenzen nicht mehr signifikant (Abb. 4.9a).

Die Latenz bis zum Peakeffekt betrug für den Gesamtverlaufszeitraum durchschnittlich 12,7±2,6 Tage (Median 12,7, Spanne 7,6–21). Sie zeigte zunächst einen kontinuierlichen Anstieg zwischen dem ersten und dem 4. Zyklus von 10,6 Tagen auf 13,5 Tage, dann eine Konstanz bis zum 7. Zyklus (12,5–13,4 Tage) und dann einen weiteren Anstieg bis zum 9. Zyklus auf den höchsten Wert von 15,2 Tagen. Zwischen den Zyklen 10 bis 13 fiel die Peaklatenz wieder auf 13,0–13,9 Tage ab. Die Verlängerung ist signifikant zwischen jeweils dem ersten Zyklus und allen weiteren Zyklen (H-Test, $p<0{,}05$; Wilcoxon-Test, $p<0{,}01$). Der Anstieg im 8. und 9. Zyklus ist statistisch nicht signifikant gegenüber den Zyklen 2 bis 7 (Abb. 4.9b).

Auf die beim zweiten Injektionszyklus an die Patienten gestellte Frage, ob sie nach ersten Anzeichen eines Nachlassens der Wirkung zu einem frühen, mittleren oder späten Zeitpunkt zur Wiederholungsinjektion vorstellig würden, gaben 9 der 39 Patienten (23%) eine frühe, 17 (44%) eine mittlere und 13 (33%) eine späte Inanspruchnahme an. Die Wirkungsdauer betrug für alle Injektionen im Gesamtzeitraum durchschnittlich 16,8 Wochen (Median 16, Spanne 11,4–48). Sie stieg zunächst signifikant von 16,9 Wochen nach dem ersten Zyklus auf 19,2 Wochen nach dem dritten Zyklus (Wilcoxon, $p<0{,}01$). Anschließend fiel der Wert kontinuierlich bis zum 9. Zyklus signifikant auf 14,3 Wochen ($p<0{,}05$) ab. Auf diesem Niveau blieb die Wirkungsdauer dann konstant und unterschied sich nicht signifikant zu den ersten beiden Zyklen (Abb. 4.10a).

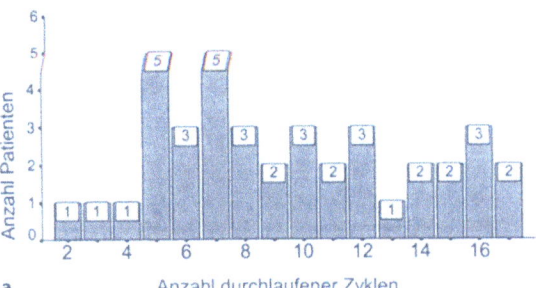

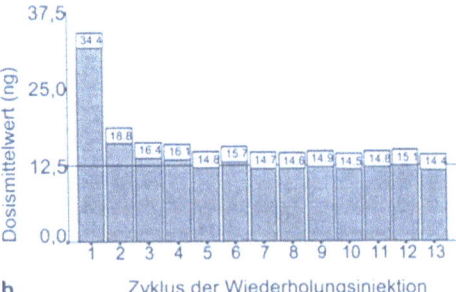

Abb. 4.8 a,b. 39 Erlanger Therapiefortsetzer. **a** Anzahl der Patienten, die eine bestimmte Gesamtzahl von Zyklen durchlaufen haben, **b** Dosis in allen Injektionszyklen

4 Die konservative und rehabilitative Therapie 99

Abb. 4.9 a,b. Veränderung der Latenzen bis zum **a** Ersteffekt in Tagen, **b** zum Peakeffekt in Wochen in den verschiedenen Zyklen

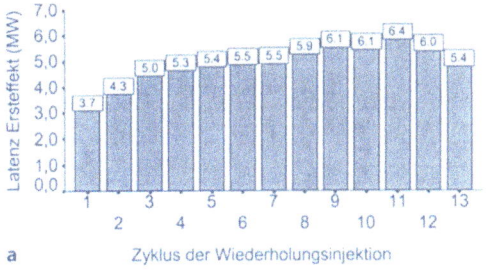

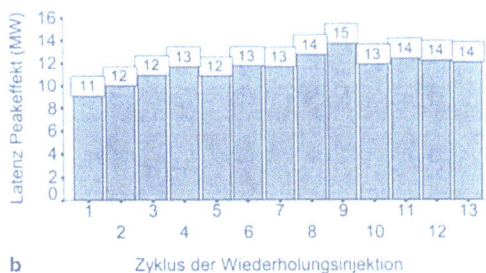

Abb. 4.10 a,b. Durchschnittliche **a** Wirksamkeit in Wochen, **b** prozentuale Besserung über alle Zyklen des Therapieverlaufs

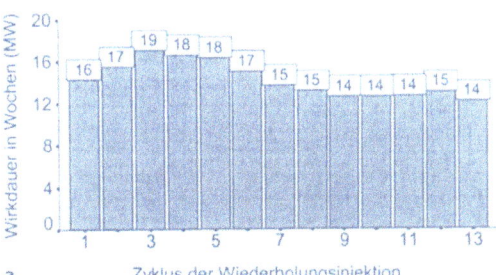

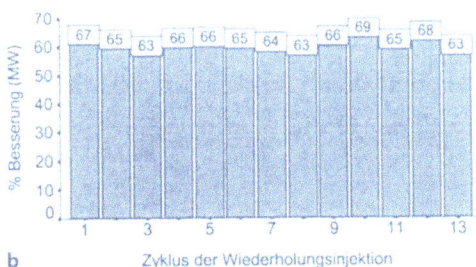

Die durchschnittliche prozentuale Besserung für den Gesamtzeitraum lag bei 65,1±11,7% (Median 68%, Spanne 41–85). Die Besserung nach dem jeweiligen Injektionszyklus lag im Langzeitverlauf zwischen 63 und 70% und zeigte während des gesamten Verlaufs keine statistisch signifikanten Veränderungen (Abb. 4.10b).

Verlauf des Bewegungsmusters unter kontinuierlicher Therapie

Auch in der Gruppe der insgesamt 44 Patienten, die über mindestens zwei Jahre in fortlaufender Behandlung mit Botulinumtoxin A standen und deren Verlauf durch eine Nachuntersuchung beurteilt werden konnte (39 beurteilbare Patienten in Erlangen und 5 nachuntersuchte Therapiefortsetzer in anderen Zentren), zeigten sich unterschiedliche Verlaufstypen:

- Patienten mit unveränderten zervikalen Bewegungs- und Muskelaktivierungsmustern, die nach Abklingen der Toxinwirkung nach jeweils konstanten Intervallen in ähnlicher Ausprägung wiederkehrten. Diese Patienten wurden gleichbleibend erfolgreich therapiert ($n=10$).
- Patienten mit unveränderten zervikalen Bewegungsmustern, die nach Abklingen der Toxinwirkung nach jeweils konstanten Intervallen in ähnlicher Ausprägung wiederkehrten. Diese Patienten zeigten jedoch ein verändertes Muskelaktivierungsmuster, konnten aber gleichbleibend erfolgreich therapiert werden ($n=6$).
- Patienten mit unveränderten zervikalen Bewegungsmustern, die nach Abklingen der Toxinwirkung nach jeweils konstanten Intervallen in deutlich geringerem Schweregrad wiederkehrten. Diese Patienten wurden gleichbleibend erfolgreich therapiert ($n=9$).
- Patienten mit unveränderten zervikalen Bewegungs- und Muskelaktivierungsmustern, bei denen im Verlauf der Wiederholungsinjektionen trotz erfolgreicher Relaxierung der beteiligten Muskeln der klinische Erfolg des Erstinjektionszyklus nicht mehr reproduziert werden konnte. Diese Patienten zeigten einen abnehmenden Therapieerfolg ($n=4$).
- Patienten mit abnehmendem Schweregrad der zervikalen Symptomatik aufgrund einer Minderung der Komplexität durch Wegfall dystoner Komponenten. Diese Patienten wurden gleichbleibend oder zunehmend erfolgreich therapiert ($n=8$).
- Patienten mit zunehmendem Schweregrad der zervikalen Symptomatik durch Entwicklung komplexerer Bewegungsmuster, die jedoch weiterhin erfolgreich therapiert werden konnten ($n=3$).
- Patienten mit unveränderten zervikalen Bewegungs- und Muskelaktivierungsmustern, bei denen es zu einer Ausbreitung der Dystonie auf andere Regionen kam. Die zervikale Dystoniekomponente konnte gleichbleibend erfolgreich therapiert werden ($n=4$).

Bei zwei Patienten, deren Muster komplexer wurden, hatten sich neue Muskelzüge gebildet: der anfangs hypertrophische und hyperaktive M. sternocleidomastoideus war in beiden Fällen nicht mehr aktiv. Seine Funktion war durch stark aktivierte und hypertrophierte Platysmamuskulatur ersetzt worden. Von den 17 Patienten, bei denen sich im Verlauf des Erstinjektionszyklus Besserungen nicht-zervikaler Dystoniekomponenten gezeigt hatten, waren 7 mit oromandibulären Manifestationen in der Langzeitgruppe vertreten. Bei 3 Patienten sistierten diese Symptome bei jeder erneuten Wiederholungsinjektion synchron zur Besserung der zervikalen Symptomatik, bei 4 Patienten hatten die oromandibulären Dystoniekomponenten dauerhaft sistiert. Bei keinem der Patienten, die bei der Erstinjektion eine Besserung der oromandibulären Dystonie gezeigt hatten, wurde diese im Therapieverlauf unbeeinflußbar. Dagegen konnte in drei Fällen, bei denen die oromandibuläre Dystonie bei der Erstinjektion nicht beeinflußbar gewesen war, im Verlauf der Therapie nach dem zweiten, 4. und 5. Zyklus eine Besserung erzielt werden.

Statistischer Vergleich der verschiedenen Verlaufsgruppen

In Tabelle 4.37 und 4.38 sind alle Variablen der Patienten, der Erkrankung, der Applikation und Wirkung der Injektion und des weiteren Therapieverlaufes für die unterschiedlichen Verlaufsgruppen getrennt zusammengestellt. Zunächst erfolgte ein statistischer Vergleich der Parameter zwischen allen Gruppen (ANOVA; χ^2-Test, H-Test), der signifikante Unterschiede in den Parametern Alter bei Therapiebeginn, Erkrankungsalter, Symptomdauer, Akuität des Erkrankungsbeginns, Ausmaß der Besserung von Dystonie und Schmerzen, Therapiezeit, Zahl der Injektionszyklen, Injektionen und Höhe der Gesamtdosis und der Dosis pro Zyklus zeigte. Für einen inhaltlich sinnvollen Vergleich wurde die Gruppe der Patienten mit Antikörperbildung unberücksichtigt gelassen und die drei Gruppen der remittierten Patienten zusammengefasst Dieser zweite statistischen Vergleich stellte die Variablen folgender drei Gruppen gegenüber: Gruppe „Remissionen" (R) mit 32 Patienten, Gruppe „Mißerfolge" (M) mit 15 Patienten und Gruppe „Fortsetzer" (F) mit 39 bzw. 48 Patienten (Tabelle 4.39).

Demnach zeigten die Patienten mit Remissionen im Vergleich mit der Misserfolgs- und der Fortsetzergruppe statistisch signifikant folgende Merkmale: niedrigeres Lebensalter, kürzere Erkrankungsdauer, niedrigeres Erkrankungsalter, in geringerem Maß chronischer Krankheitsbeginn, häufiger rein fokal begrenzter Charakter und rotatorischer Typ der zervikalen Dystonie. Bei den Patienten mit Misserfolgen waren erwartungsgemäß das Ausmaß der Besserung der Bewegungsstörung und der Schmerzen signifikant geringer ausgeprägt als in den beiden anderen Gruppen. Die Gruppe der Therapiefortsetzer wies erwartungsgemäß die längste Therapiezeit, die meisten angewendeten Zyklen und Injektionen und die höchste Gesamtdosis auf. Die Dosis pro Zyklus ist in der Gruppe der Therapiefortsetzer am geringsten, da es hier offensichtlich am seltensten zu Nachinjektionen gekommen ist.

Die Unterschiede blieben in gleicher Ausprägung und für die gleichen Variablen bestehen, wenn man anstatt der kombinierten Gruppe der 32 Patienten mit verschiedenen Remissionsgraden nur die 16 Patienten mit Vollremission gegenüber den anderen beiden Gruppen statistisch testet.

Veränderungen der psychosozialen Befindlichkeit über den Studienzeitraum in den verschiedenen Verlaufsgruppen

Um Auswirkungen der unterschiedlichen Verläufe der zervikale Dystonie auf die psychosoziale Befindlichkeit zu analysieren, wurden die Verläufe der psychosozialen Parameter in den drei Gruppen „Remissionen", „Misserfolge" und „Fortsetzer" getrennt voneinander betrachtet. In der Gruppe der Misserfolge wird nur ein Vergleich der Ergebnisse vor Therapie zum Zeitpunkt der Nachuntersuchung durchgeführt, da nach einem Jahr bereits die meisten Patienten die Therapie abgebrochen hatten. In

Tabelle 4.37. Variablen der Patienten, der Erkrankung und der Injektionen in den unterschiedlichen Verlaufsgruppen

		Gesamt	Subgruppen mit Therapieabbruch					Therapiefortsetzung (F)	Signifikanz, alle Gruppen	Signifikanz R/M/F
			Antikörper (A)	Vollständige Remission (R1)	Weitgehende Remission (R2)	Teilremission (R3)	Misserfolg (M)			
Anzahl	(n)	180	6	16	8	8	15	48 (39)		(16/15/48)
Alter	Jahre (MW±SD)	46,9±12,1	39,3±13,2	35,4±9,1	35,9±8,9	48,4±8,2	52,7±11,5	47,2±9,2	$p<0,05$	$p<0,05$
Geschlecht	weiblich [%]	61	50	75	63	63	53	63	n.s.	n.s.
Erkrankungsalter	Jahre (MW±SD)	40,0±12,8	35,8±11,6	33,6±9,5	31,6±8,0	46,4±8,8	46,5±10,7	37,9±11,7	$p<0,05$	$p<0,05$
Symptomdauer	Jahre (MW±SD)	6,9±7,9	3,58±2,3	1,9±2,8	4,4±6,5	1,9±1,9	6,1±5,4	9,3±8,3	$p<0,05$	$p<0,05$
Erkrankungsbeginn	akut/subakut/chron.[%]	12/34/54	33/0/67	19/50/31	0/88/12	12,5/50/37,5	7/20/73	17/35/48	$p<0,05$	$p<0,05$
Ereignis	ja [%]	51	50	75	63	63	40	65	n.s.	n.s.
Verlauf	konst./progr.[%]	56/37	25/75	n.a.	67/33	n.a.	70/ 30	48/45	n.s.	n.s.
Fokaler Charakter	Anteil [%]	75	67	100	100	88	80	69	n.s.	$p<0,05$
Rotatorischer Typ	Anteil [%]	44	50	75	38	63	33	35	n.s.	$p<0,05$
Tonisches Muster	Anteil [%])	64	83	81	50	63	47	60	n.s.	n.s.
Geste	ja [%]	78	100	88	88	75	73	83	n.s.	n.s.
Schmerzen	ja [%]	69	100	63	50	75	67	69	n.s.	n.s.
Patientenrating vor Injektion	Anteil 3 und 4	98	100	81	100	100	100	98	n.s.	n.s.
TSUI-Rating vor Injektion	Punkte (MW±SD)	10,2±4,4	13,8±4,1	9,4±4,8	6,7±3,3	8,5±3,8	11,0±4,9	10,5±4,5	n.s.	n.s.

Tabelle 4.37. *Fortsetzung*

		Gesamt	Subgruppen mit Therapieabbruch					Signifikanz, alle Gruppen	Signifikanz R/M/F
			Antikörper (A)	Vollständige Remission (R1)	Weitgehende Remission (R2)	Teilremission (R3)	Misserfolg (M)	Therapiefortsetzung (F)	
1. Zyklus:									
Latenz Ersteffekt	Tage (MW±SD)	3,6±1,3	3,5±1,9	2,9±0,8	4,0±1,7	4,3±2,1	3,5±1,5	3,7±1,3	n.s.	n.s.
Latenz Peakeffekt	Tage (MW±SD)	10,5±3,0	9,5±4,0	9,3±3,0	11,9±2,7	11,3±3,8	9,8±2,5	10,6±3,4	n.s.	n.s.
Wirkdauer	Wochen (MW±SD)	14,6±5,5	12,8±4,5	13,7±3,9	13,0±4,1	13,6±1,8	13,2±1,8	16,9±8,7	n.s.	n.s.
Besserung	% (MW±SD)	63,1±24,6	65±22,6	79,4±21,7	86,9±10,3	67,5±15,1	18,7±27,0	67,0±18,0	$p<0,05$	$p<0,05$
Schmerzbesserung	% (MW±SD)	83,9±22,9	75,0±20,7	92,0±13,2	92,5±5,0	83,3±18,6	36,0±29,1	87,7±22,3	$p<0,05$	0,05
Nebenwirkungen	N/Patient (MW±SD)	0,7±0,8	1,0±0,9	0,9±0,8	0,5±0,8	0,3±0,7	0,8±0,9	1,1±0,9	n.s.	n.s.
Therapiezeit	Monate (MW±SD)	18,9±16,2	23±15	6,1±4,3	10,0±6,7	8,0±4,6	4,6±4,3	44,4±8,5	$p<0,05$	$p<0,05$
Zyklen	N (MW±SD)	4,5±4,0	8,5±5,8	1,8±1,4	2,8±2,1	2,1±1,1	1,3±0,7	9,5±4,2	$p<0,05$	$p<0,05$
Injektionen	N (MW±SD)	5,4±4,4	11,8±6,6	2,5±1,8	3,6±2,1	2,6±0,9	2,1±1,0	10,5±4,8	$p<0,05$	$p<0,05$
Gesamtdosis	ng (MW±SD)	83,7±69,7	201±119,9	43,0±21,8	63,3±40,2	46,1±18,3	34,6±20,2	149,2±75,5	$p<0,05$	$p<0,05$
Dosis pro Zyklus	ng (MW±SD)	21,6±9,1	25,3±5,2	28,5±14,7	28,2±18,2	24,4±9,0	26,3±8,7	19,7±6,4	$p<0,05$	$p<0,05$
Dosis pro Monat	ng (MW±SD)	1,5±1,0	3,6±2,0	n.a.	n.a.	1,8±0,3	2,3±1,3	1,2±,6	$p<0,05$	n.b.
Dosis pro Injektion	ng (MW±SD)	15,9±4,0	16,91±2,8	19,0±4,8	16,9±4,0	18,0±4,4	16,2±4,6	16,8±3,2	n.s.	n.s.
NW pro Injektion	N (MW±SD)	0,4±0,4	0,3±0,2	0,6±0,4	0,3±0,3	0,3±0,7	0,4±0,5	0,5±0,4	n.s.	n.s.

Tabelle 4.38. Psychosoziale Charakteristika in den unterschiedlichen Verlaufsgruppen

		Gesamt	Subgruppen mit Therapieabbruch						Signifikanz, alle Gruppen	Signifikanz
			Anti-körper (A)	Vollständige Remission (R1)	Weitgehende Remission (R2)	Teilremission (R3)	Misserfolg (M)	Therapiefortsetzung (F)		R/M/F
Anzahl		180	6	16	8	8	15	48		32/15/48
Krankheitstheorie keine/psychosozial/andere [%]		20/37/43	0/17/83	31/50/19	12/50/38	25/25/50	27/40/33	6/44/50	n.s.	
BDI-Wert	(MW±SD)	9,4±7,4	5,7±3,1	15±7,0	9,0±7,8	10,1±10,4	10,3±7,3	±8,6±6,9	n.s.	n.s.
SESA	(MW±SD)	103,4±19,4	115,7±13,2	87,5±20,6	107,9±20,7	97,9±15,8	105,0±21,3	105,1±19,8	n.s.	n.s.
GT1	(MW±SD)	26,9±4,6	33,7±2,1	26,2±6,4	25,4±5,8	26,7±2,3	23,8±3,1	27,5±4,6	n.s.	n.s.
GT2	(MW±SD)	28,0±3,9	22,0±,0	29,7±3,9	28,9±3,9	28,8±3,4	28,8±3,9	27,6±3,9	n.s.	n.s.
GT3	(MW±SD)	29,2±4,0	24,7±2,5	30,1±2,1	32,1±5,3	29,0±4,7	28,8±6,1	29,0±3,9	n.s.	n.s.
GT4	(MW±SD)	29,9±4,2	30,0±5,6	33,6±3,7	32,1±3,0	28,8±6,0	29,8±3,5	29,4±4,3	n.s.	n.s.
GT5	(MW±SD)	25,2±4,7	22,0±2,0	27,5±4,5	26,1±5,1	26,2±5,6	25,0±5,5	24,5±4,8	n.s.	n.s.
GT6	(MW±SD)	22,2±5,2	19,0±1,0	24,6±6,2	23,9±7,6	22,5±4,6	21,8±3,7	21,5±4,8	n.s.	n.s.
KV1	(MW±SD)	38,3±5,9	41,7±6,4	32,7±6,0	38,5±7,0	37,7±5,0	39,4±8,3	39,5±5,8	$p<0,05$	n.s.
KV2	(MW±SD)	39,9±9,4	38,3±10,1	48,3±12,3	42,3±5,0	40,7±13,2	44,0±7,7	38,0±9,3	n.s.	$p<0,05$
KV3	(MW±SD)	29,7±5,0	26,7±3,1	25,3±4,0	28,3±4,0	30,5±6,4	25,8±4,7	30,4±4,6	n.s.	$p<0,05$
KV4	(MW±SD)	17,2±6,6	13,0±4,0	16,3±6,9	16,0±6,1	11,7±2,9	14,6±5,0	17,5±6,7	n.s.	n.s.
KV5	(MW±SD)	16,0±4,5	13,7±3,2	17,2±5,6	16,1±4,9	17,2±6,0	15,4±2,9	15,2±4,4	n.s.	n.s.
KV6	(MW±SD)	22,0±4,8	18,3±7,8	23,2±4,6	18,6±4,1	22,3±5,1	24,8±4,7	20,7±4,0	n.s.	n.s.
KV7	(MW±SD)	18,7±3,9	19,7±4,0	19,1±4,0	20,7±5,7	18,7±4,2	15,6±2,0	18,5±3,1	n.s.	n.s.
KV8	(MW±SD)	23,1±4,8	21,7±5,0	24,5±6,2	24,3±3,2	24,8±2,5	22,2±7,2	22,8±4,6	n.s.	n.s.
KV9	(MW±SD)	10,8±3,2	13,3±1,5	12,6±4,2	10,5±3,3	12,0±3,5	10,0±4,0	10,8±3,1	n.s.	n.s.

Tabelle 4.38. *Fortsetzung*

		Gesamt	Subgruppen mit Therapieabbruch					Signifikanz, alle Gruppen	Signifikanz R/M/F
			Antikörper (A)	Vollständige Remission (R1)	Weitgehende Remission (R2)	Teilremission (R3)	Misserfolg (M)	Therapiefortsetzung (F)		
KV10	(MW ± SD)	11,1±3,1	12,3±3,8	10,9±3,7	10,9±3,0	13,0±2,9	9,8±3,5	11,1±3,3	n.s.	n.s.
KV11	(MW ± SD)	15,9±3,0	10,7±5,5	14,8±2,6	17,1±2,2	15,8±2,8	12,0±1,2	16,5±3,0	$p<0{,}05$	$p<0{,}05$
KV12	(MW ± SD)	17,8±3,8	15,7±3,8	15,0±3,1	18,4±4,5	18,3±2,7	16,2±4,9	18,4±3,7	n.s.	n.s.
Cluster „psychosozial" (% pathologisch)	30	0	55	29	50	40	24	n.s.		
Cluster Krankheitsverarbeitung ([%] passiv)	34	33	63	33	40	50	23	n.s.		

n.a. nicht auswertbar

Tabelle 4.39. Art der signifikanten Unterschiede zwischen den Verlaufsgruppen

	Signifikante Unterschiede beim Vergleich zwischen	
	allen Gruppen A/R1/R2/R3/M/F	den Gruppen R/M/F
Alter	R1<F,M; R2<M	R<M,F
Erkrankungsalter	M>R1,R2	M>R,F
Symptomdauer	R1<M,F	R<F
Erkrankungsbeginn	$p<0,05$ M=chronisch	$p<0,05$ M=chronisch
Fokaler Charakter	n.s.	R>M,F
Rotatorischer Typ	n.s.	R>MF
Besserung	M<A,R1,R2,R3,M	M<F,R
Schmerzbesserung	M<A,R1,R2,R3,M	M<F,R
Therapiezeit	F>A,R1,R2,R3,M, A>M,R1,R3	F>R,M
Zyklen	F>R1,R3,M, A>M,R1,R3	F>R,M
Injektionen	F>R1,R2,R3,M, A>M,R1,R2,R3	F>R,M
Gesamtdosis	F>R1,R2,R3,M, A>M,R1,R2,R3	F>R,M
Dosis pro Zyklus	F<R1	F<R,M

A Antikörper; *R* Remissionen; *R1* komplette Remissionen; *R2* weitgehende Remissionen; *R3* Teilremissionen; *M* Misserfolg; *F* Therapiefortsetzer

der Gruppe der Remissionen sind die Ergebnisse nach einem Jahr von 7 Patienten dargestellt (s. Tabelle 4.39, Abb. 4.5a und b).

Die Patienten mit Remissionen waren zum Zeitpunkt der Nachuntersuchung vollständig oder weitgehend beschwerdefrei. Im Vergleich zum Zeitpunkt der Eingangsuntersuchung mit dystoner Symptomatik zeigten die Patienten anläßlich der Nachuntersuchung in den Verfahren BDI, SESA, GT und VEV folgende statistisch signifikanten Veränderungen (Wilcoxon-Test, $p<0,01$), s Tabelle 4.40:

- Abnahme des Ausmaßes an Depressivität (BDI, GT4), negativer sozialer Resonanz (GT1), Gefügigkeit (GT2), Überkontrolliertheit (GT3), Verschlossenheit (GT5) und sozialer Impotenz (GT6).
- Zunahme des Ausmaßes an Selbstakzeptierung (SESA).
- Verbesserung des psychosozialen Verhaltens und Erlebens (VEV).

Alle Verbesserungen hatten sich bereits nach einem Therapiejahr gezeigt, waren aber nach der Remission noch ausgeprägter.

Die Beschwerden der Patienten mit Therapiemisserfolgen waren zum Zeitpunkt der Nachuntersuchung gegenüber der Eingangsuntersuchung in unverändertem oder verschlimmertem Ausmaß festzustellen. In den Verfahren BDI, SESA und GT zeigten sich folgende statistisch signifikanten Veränderungen (Wilcoxon-Test, $p<0,01$) gegenüber der Eingangsuntersuchung (Tabelle 4.40):

- Zunahme des Ausmaßes an Depressivität (BDI, GT4), negativer sozialer Resonanz (GT1), Gefügigkeit (GT2), Überkontrolliertheit (GT3), Verschlossenheit (GT5) und sozialer Impotenz (GT6).
- Abnahme des Ausmaßes an Selbstakzeptierung (SESA).
- Verschlechterung des psychosozialen Verhaltens und Erlebens (VEV).

Für die Skalen BDI, SESA, GT4, GT6 und SESA, die die deutlichsten Veränderungen im Vergleich zwischen Eingangs- und Nachuntersuchung bei remittierten und erfolglos behandelten Patienten zeigten, werden die Veränderungen der Mittelwerte und des 95%-Konfidenzintervalls graphisch in Abbildung 4.11 veranschaulicht. Der zum Zeitpunkt der Nachuntersuchung angegebene VEV-Wert von 146 bedeutet, dass sich die

Tabelle 4.40. Ergebnisse psychosozialer Befindlichkeit nach Remission und Therapiemisserfolg

	Remissionen (n=32) MW±SD (n)					Misserfolge (n=15) MW±SD (n)		
	Vor Therapie	Nach 1 Jahr	Sign.	Nach-US	Sign.	Vor Therapie	Nach-Us	Sign.
BDI	11,9±8,4 [26]	6,0±3,9 (7)	*	5,5±3,6 (20)	**	10,3±7,3 (6)	14,0±6,9 (5)	*
SESA	96,2±20,7 (27)	107,3±12,8 (7)	*	111,2±10,7 (20)	**	105,0±21,3 (6)	97,4±23,4 (5)	*
GT 1	26,1±5,4 (25)	28,3±3,7 (7)	*	29,5±2,3 (21)	**	23,8±3,1 (5)	21,6±3,1 (5)	*
GT 2	29,3±3,7 (25)	26,1±1,4 (7)	n.s.	27,0±2,5 (21)	**	28,8±3,9 (5)	31,6±2,7 (5)	*
GT 3	30,4±3,9 (25)	28,4±3,5 (7)	*	27,8±2,4 (19)	**	28,8±6,1 (5)	31,6±5,0 (5)	n.s.
GT 4	32,0±4,4 (25)	25,3±1,8 (7)	*	24,9±3,0 (21)	**	29,8±3,5 (5)	32,6±2,8 (5)	*
GT 5	26,8±4,7 (25)	23,7±2,1 (7)	*	23,0±2,7 (21)	**	25,0±5,5 (5)	28,2±4,6 (5)	*
GT 6	23,9±6,1 (25)	21,0±4,1 (7)	*	19,6±3,2 (21)	**	21,8±3,7 (5)	25,6±5,1 (5)	*
VEV		207,0±19,5 (4)		196,8±12,7 (23)	n.s.		146,5±8,4 (5)	

* signifikante Veränderung gegenüber vor der Therapie ($p<0,05$), ** hochsignifikante Veränderung gegenüber vor der Therapie ($p<0,01$).

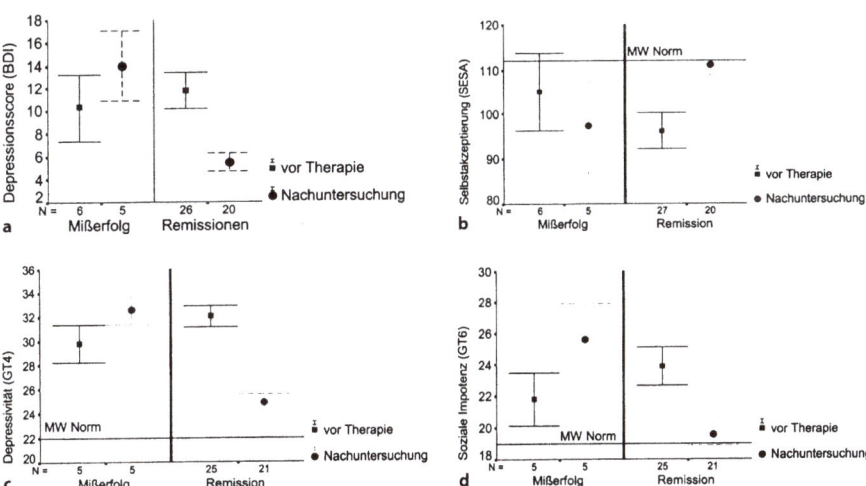

Abb. 4.11 a–d. Mittelwerte und 95%-Konfidenzintervalle der Verfahren a BDI, b SESA, c GT4 und d GT6 vor Therapie und bei der Nachuntersuchung getrennt nach Patienten mit Misserfolgen und Remissionen

psychosoziale Situation der Patienten gegenüber dem Zeitpunkt vor der Therapie noch verschlechtert hatte.

Bei den 39 Patienten in fortlaufender Therapie ist zu allen 6 Messzeitpunkten über 5 Jahre eine ausreichende Anzahl von Messwerten vorhanden. Zum Messzeitpunkt nach dem vierten Jahr konnten noch 8 und nach dem fünften Jahr noch 5 Patienten ausgewertet werden (Tabelle 4.41).

Der BDI-Score vor Therpie lag mit einem Wert im Grenzbereich zur leichten Depression signifikant höher als seine Kontrollen nach einem Jahr (Wilcoxon-Test, $p<0,01$), zwei Jahren ($p<0,01$), drei Jahren ($p<0,01$) und 4 Jahren ($p<0,05$). Aufgrund der geringen Zahl möglicher Paarvergleiche bei der Kontrolle nach dem 5. Jahr ist der Rückgang gegenüber dem Zeitpunkt vor Therapie statistisch nicht signifikant. Eine signifikante Abnahme der Depressionswerte zeigte sich zwischen dem ersten und zweiten Jahr ($p<0,05$), dem ersten und dritten Jahr ($p<0,01$) und dem zweiten und dritten Jahr ($p<0,05$). Die Unterschiede zwischen den anderen Zeitpunkten waren nicht signifikant (Abb. 4.12 a).

Der SESA-Wert vor Therapie lag mit einem Wert von 105 Punkten zwischen den Werten eines „Normalkollektivs" und eines Kollektivs depressiver Patienten und damit signifikant niedriger als seine Kontrollen nach einem Jahr (Wilcoxon-Test, $p<0,05$), zwei Jahren ($p<0,01$) und drei Jahren ($p<0,05$). Aufgrund der geringen Anzahl möglicher Paarvergleiche ist der Anstieg nach dem 4. und 5. Therapiejahr gegenüber dem Ausgangswert nicht statistisch signifikant. Zwischen dem Messzeitpunkt nach einem Jahr und nach dem zweiten Jahr stieg die Selbstakzeptuierung signifikant ($p<0,05$). Weitere statistisch signifikante Unterschiede zwischen den verschiedenen Zeitpunkten bestanden nicht (Abb. 4.12b).

Die Patienten zeigten vor der Therapie in der GT-Skala 1 ein signifikant höheres Maß an negativer sozialer Resonanz als nach einem Jahr (Wilcoxon-Test, $p<0,01$), zwei Jahren ($p<0,01$), drei Jahren ($p<0,01$) und vier Jahren ($p<0,05$). Gegenüber dem 5. Jahr war der Unterschied wegen der geringen Anzahl möglicher Paarvergleiche nicht mehr

Tabelle 4.41. Ergebnisse pychologischer Verfahren in der Gruppe der Therapiefortsetzung

	Vor Therapie	Nach 1 Jahr	Nach 2 Jahren	Nach 3 Jahren	Nach 4 Jahren	Nach 5 Jahren
	MW±SD(n)					
BDI	8,9±7,2 (34)	6,1±5,1 (34)	5,4±4,5 (33)	4,9±3,8 (30)	2,6±1,2 (8)	2,8±1,3 (5)
SESA	105,1±20,5 (34)	109,6±15,0 (33)	110,5±14,3 (33)	112,2±14,2 (29)	116,0±9,7 (8)	115,4±9,2 (5)
GT 1	27,4±4,9 (34)	29,7±4,7 (32)	30,8±3,9 (33)	31,1±3,4 (30)	33,4±0,9 (8)	33,2±0,8 (5)
GT 2	27,4±4,1 (34)	26,1±3,0 (32)	25,1±2,5 (33)	24,6±2,5 (30)	23,6±2,4 (8)	23,6±1,7 (5)
GT 3	28,7±4,0 (34)	27,5±3,8 (32)	26,8±3,8 (33)	26,3±3,6 (30)	25,1±3,7 (8)	23,6±2,7 (5)
GT 4	29,3±4,5 (34)	23,8±3,4 (32)	23,3±3,0 (33)	22,9±3,2 (30)	22,5±2,3 (8)	23,6±4,2 (5)
GT5	24,2±5,0 (34)	22,3±4,1 (32)	21,3±3,6 (33)	21,4±3,5 (30)	19,7±2,7 (8)	21,0±2,9 (5)
GT 6	21,5±5,2 (34)	18,3±3,8 (32)	18,1±2,9 (33)	18,1±2,7 (30)	17,5±2,2 (8)	17,6±1,3 (5)
VEV		193,2±17,9 (36)	172,6±10,7 (36)	166,9±9,4 (32)	165,8±7,1 (8)	164,8±6,2 (5)

statistisch signifikant. Auch die Zunahme an positiver sozialer Resonanz zwischen dem ersten und zweiten Jahr war statistisch signifikant ($p<0{,}01$). Zwischen allen anderen Erhebungszeitpunkten bestanden keine signifikanten Unterschiede (Abb. 4.13 a).

Abb. 4.12 a Depressionsscore nach Beck (BDI) **b** Werte der Selbstakzeptuierung im 5-jährigen Therapieverlauf

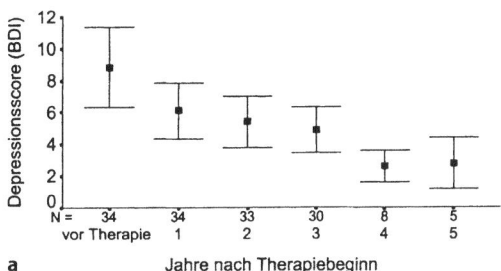

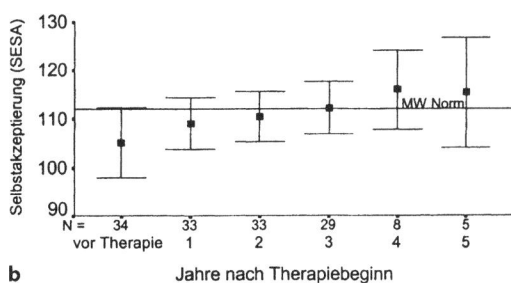

Abb. 4.13 a,b Scores für **a** soziale Resonanz (GT1) und **b** Gefügigkeit / Dominanz (GT2) im 5-jährigen Therapieverlauf

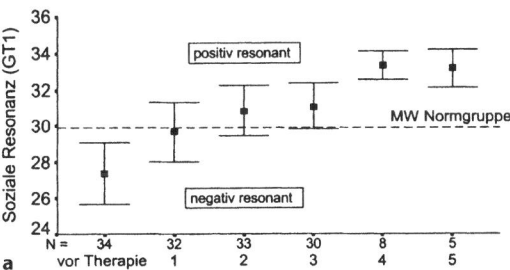

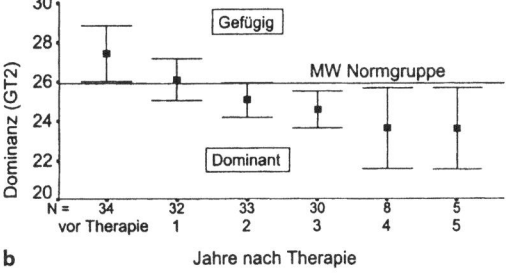

Die Patienten beschrieben sich auf der GT-Skala 2 vor der Therapie in signifikant höherem Maße als „gefügig" als nach einem Jahr ($p<0,01$), zwei Jahren ($p<0,01$), drei Jahren ($p<0,01$), vier Jahren ($p<0,01$) und fünf Jahren ($p<0,05$). Auch zwischen dem ersten und zweiten Jahr ($p<0,01$), ersten und dritten Jahr ($p<0,05$), ersten und fünften Jahr ($p<0,05$) und zweiten und viertem Jahr kam es zu einer statistisch signifikanten Abnahme an Gefügigkeit. Zwischen allen anderen Erhebungszeitpunkten bestanden keine signifikanten Veränderungen (Abb. 4.13 b).

Die Patienten beschrieben sich vor der Therapie auf der GT-Skala 3 in signifikant höherem Maße als kontrolliert als bei den Kontrollen nach einem Jahr ($p<0,05$), zwei Jahren ($p<0,01$), drei Jahren ($p<0,01$) und fünf Jahren $p<0,05$). Auch zwischen dem ersten und zweiten Jahr ($p<0,05$), ersten und dritten Jahr ($p<0,05$) und ersten und 4. Jahr $p<0,05$) kam es zu einer statistisch signifikanten Abnahme der Kontrolliertheit. Zwischen allen anderen Erhebungszeitpunkten bestanden keine signifikanten Veränderungen (Abb. 4.14a).

Vor der Therapie bestand auf der GT-Skala 4 eine signifikant höhere Depressivität als nach einem Jahr ($p<0,05$), zwei Jahren ($p<0,01$), drei Jahren ($p<0,01$), vier Jahren ($p<0,05$) und fünf Jahren ($p<0,05$). Zwischen allen anderen Erhebungszeitpunkten bestanden keine signifikanten Unterschiede (Abb. 4.14 b).

Die Patienten beschrieben sich auf der GT-Skala 5 vor der Therapie in signifikant höherem Maße als verschlossen als nach einem Jahr ($p<0,05$), zwei Jahren ($p<0,01$) und drei Jahren ($p<0,01$) der Therapie. Auch zwischen dem ersten und zweiten Jahr ($p<0,01$) kam es zu einer statistisch signifikanten Abnahme der Verschlossenheit. Zwischen allen anderen Erhebungszeitpunkten bestanden keine signifikanten Veränderungen (Abb. 4.15 a).

Vor der Therapie fand sich in der GT-Skala 6 ein signifikant höheres Maß an sozialer Impotenz als nach einem Jahr ($p<0,01$), zwei Jahren ($p<0,01$) und drei Jahren

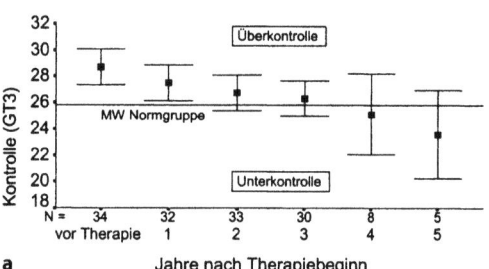

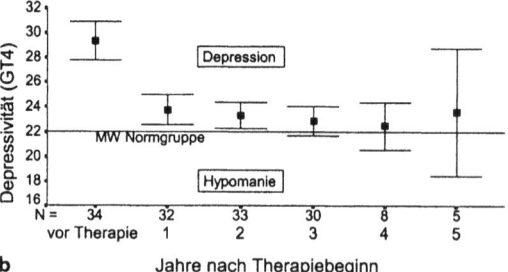

Abb. 4.14 a,b. Scores für a Kontrolle (GT3) und b Depressivität (GT4) im 5-jährigen Therapieverlauf.

($p<0,01$). Zwischen dem ersten und vierten Jahr ($p<0,05$), ersten und fünften Jahr ($p<0,05$) und zweiten und vierten Jahr ($p<0,05$) kam es zu einer statistisch signifikanten Zunahme an sozialer Potenz. Zwischen allen anderen Erhebungszeitpunkten bestanden keine signifikanten Veränderungen.

Nach dem ersten Therapiejahr gaben die Patienten mit einem VEV-Wert von 193 eine deutliche Verbesserung ihrer psychosozialen Situation an. Im zweiten Jahr war mit einem Wert von 173 noch eine leichte Verbesserung gegenüber dem Vorjahr eingetreten. Nach dem 3., 4. und 5. Jahr waren gegenüber dem jeweiligen Vorjahr leichte Verschlechterungen zu verzeichnen. Dieser Rückgang von einer Verbesserung der psychosozialen Situation in den ersten beiden Jahren zu einer leichten Verschlechterung in den letzten Therapiejahren war signifikant ($p<0,05$; Abb. 4.16).

Die Fragen zur Krankheitsverarbeitung wurden im Therapieverlauf nicht mehr gestellt. Zwei Patientinnen, bei denen während der Therapie eine Krebserkrankung diagnostiziert wurde (Mammakarzinom, Mundbodenkarzinom), machten jedoch spontan Angaben zur ihrer Krankheitsverarbeitung, die hier kasuistisch wiedergegeben

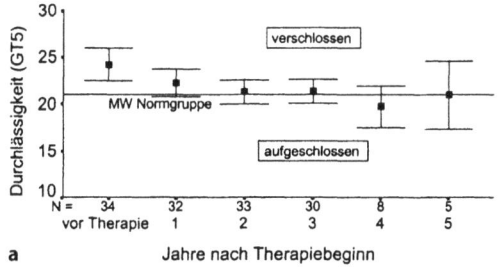

Abb. 4.15 a,b. Scores für a Durchlässigkeit (GT5) und b Soziale Impotenz (GT6) im 5-jährigen Therapieverlauf

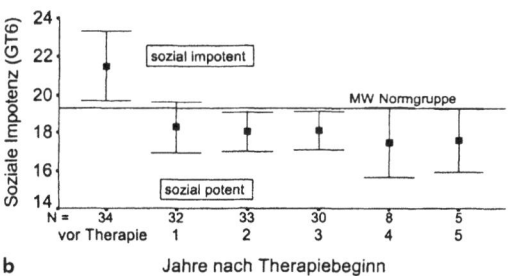

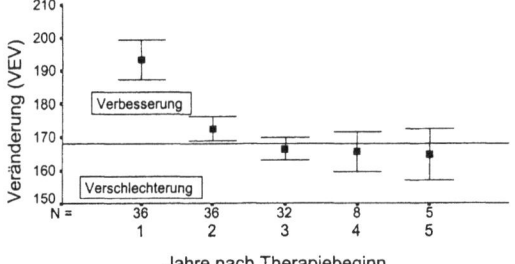

Abb. 4.16. Veränderung des Erlebens und Verhaltens im Therapieverlauf jeweils im Vergleich zum Vorjahr

werden sollen. Die Patientinnen berichteten, dass sie trotz der höheren vitalen Bedrohung durch die Krebserkrankung in ihrem Sozialverhalten nachhaltiger durch die zervikale Dystonie beeinträchtigt gewesen seien. Während sie die Krebserkrankung vor allem in ihren Aussenkontakten zeitweise „verdrängen" und „vergessen" konnten, sei für sie die zervikale Dystonie ständig präsent gewesen.

***Veränderungen im Sozialstatus
(Arbeits- und Erwerbsfähigkeit)***

Von den 26 Patienten mit einer Altersrente waren zwei Patienten verstorben. Drei vorher arbeitsfähige Patienten wurden im Verlaufszeitraum regulär altersberentet. Von den 58 Patienten, die aufgrund der zervikalen Dystonie arbeitsunfähig „krank geschrieben" waren, waren 45 wieder arbeitsfähig, 11 wurden vor Erreichen der Altersgrenze erwerbsunfähig berentet, ein Patient war verstorben und einer arbeitslos gemeldet. Von den 27 arbeitenden Patienten war einer verstorben, 3 gingen in den Altersruhestand, einer wurde erwerbsunfähig. Von den 6 arbeitslosen Patienten waren 4 inzwischen erwerbsunfähig, zwei unverändert arbeitsunfähig. Einer hausfraulichen Tätigkeit gingen unverändert 40 Frauen nach. Von den 17 erwerbsunfähigen Patienten wurde bei zwei Patienten die vorläufige Berentung aufgehoben. Von den 6 Patienten in Ausbildung befand sich noch einer im Ausbildungsstatus, die 5 anderen waren alle arbeitsfähig.

4.3.5
Diskussion

Die Charakteristika der mit Botulinumtoxin A behandelten Patientengruppe entsprechen denen aus drei Übersichtsarbeiten zur zervikalen Dystonie, die während des Untersuchungszeitraums publiziert wurden (Chan et al. 1991; Jankovic et al. 1991; Rondot et al. 1991; s. Tabelle. 4.42).

Tabelle **4.42.** Vergleich der Patienten dieser Studie mit Kollektiven aus der Literatur

		Chan 1991	Jankovic 1990	Rondot 1991	Eigene Studie
Patienten	(n)	266	300	199	180
Erkrankungsalter	MW	41,3	41,8	42	40
Frauen	[%]/m:w	65/1:1,9	61/1:1,6	62/1:1,6	61/1:1,5
Fokal begrenzt	Anteil [%]	80	n.g.	n.g.	82
Rotatorischer Typ (Beteiligung / Reinform)	Anteil [%]	97/37	82/n.g.	92/37	89/43
Komplexer Typ	Anteil [%]	n.g.	n.g.	16	7
Schmerzen	Anteil [%]	75	68	58*	69
Vermeidungstrick	Anteil [%]	n. g.	76	78	78

n.g. nicht genannt; * zu Beginn der Erkrankung.

Mit einem Erkrankungsalter von etwa 40 Jahren tritt die zervikale Dystonie einerseits deutlich später auf als die sich im Kindesalter manifestierende idiopathische Torsionsdystonie; sie tritt aber andererseits auch 10 bis 15 Jahre früher auf als andere fokale Dystonien wie der „Blepharospasmus" oder die „oromandibuläre Dystonie" (Marsden CD 1976). Die Angaben zur Geschlechterrelation beim Torticollis waren in der älteren Literatur nicht einheitlich; es wurde sowohl ein Überwiegen von Männern (Podivinsky F 1969; Sorensen et al. 1966), eine Gleichverteilung (Jorgensen et al. 1985), als auch das von uns gefundene Überwiegen von Frauen im Verhältnis 1,5:1 postuliert (Friedmann et al.1986; Matthews et al. 1978). Die Zahlen der oben genannten neueren Arbeiten bestätigen einheitlich das deutliche Überwiegen weiblicher Patienten.

Mit einer Häufigkeit von 50% nannten unsere Patienten in gleichem Ausmaß einschneidende Lebensereignisse im Zeitraum von drei Monaten vor der Erkrankung wie die Patienten in der Untersuchung von Matthews. Am häufigsten waren mit 35% psychosoziale Ereignisse. Traumen wurden von 2,2% der Patienten erinnert. Bei Chan betrug die Häufigkeit von Traumen 9%, bei Jankovic 11%. Es wurde häufig beobachtet, dass periphere Traumen der Manifestation dystoner Symptome vorausgingen. Als Erklärung wurde diskutiert, dass periphere afferente Störimpulse im Rahmen eines Traumas ein efferentes zentrales motorisches Programm pathologisch beeinflussen könnten. Eine andere posttraumatische nicht-dystone Schiefhalsvariante beschrieb Truong. Dieser „Torticollis" unterscheidet sich von den dystonen Formen durch einen frühen Zeitpunkt des Auftretens 1-4 Tage nach einem Nackentrauma, durch eine Einschränkung der Beweglichkeit in alle Richtungen, durch eine mangelnde Besserung in Ruhe und durch die Wirkungslosigkeit einer Geste. Die hohe Rate psychosozialer Ereignisse im Vorfeld des Erkrankungsbeginns unserer Patienten ist nicht erkrankungsspezifisch. In der Untersuchung von Jahanshani berichteten 64% der Patienten mit zervikaler Dystonie „life events" gegenüber 45% mit zervikaler Spondylose. Psychosoziale Ereignisse wurden von 45% der Torticollis-Patienten gegenüber 12% der Spondylose-Patienten genannt; dieser Unterschied erwies sich jedoch als nicht signifikant (Jahanshahi et al. 1988). Auch Cockburn fand bei 46 Patienten mit zervikaler Dystonie gegenüber einer parallelisierten Vergleichsgruppe chirurgischer Patienten mit 42% keine erhöhte Inzidenz psychosozialer Auslösesituationen. In der Untersuchung von Choppy-Jacolin wurden von etwa 50% der Torticollis-Patienten psychosoziale Ereignisse berichtet, die Zahl körperlicher Ereignisse entsprach mit 25% auch unseren Befunden. Ein methodisches Problem bei Patientenangaben über ein „auslösendes" Ereignis stellt das retrospektive Kausalitätsbedürfnis der Patienten dar, dem ein Teil der Nennungen von „life events" entspringen dürften. Auf die Bedeutung subtiler emotionaler Konfliktlagen zu Beginn der Erkrankung haben Rentrop und Straschill hingewiesen: bei 32 von 50 Patienten ließen sich Konfliktkonstellationen aus den Bereichen Aggression, Homosexualität, Rivalität, Versagen und Versuchung finden. Auch Schulze fand bei 75% der Patienten emotional bedeutsame Konfliktkonstellationen wie Leistungskonflikte, Objektverluste sowie unspezifische Konflikte. Angesichts solcher häufigen schicksalhaften psychosozialen Ereignisse im Vorfeld des Auftretens der zervikalen Dystonie – wie etwa einer Vergewaltigung unmittelbar vor dem Symptombeginn bei einer unserer Patientinnen – ist es gut nachvollziehbar, dass bei solchen Patienten eine Psychogenese der zervikalen Dystonie zur Debatte steht.

Psychosoziale Faktoren wurden mit 37,5% der spontanen Nennungen auch bei der Frage nach der „subjektiven Krankheitstheorie" am häufigsten genannt. Dabei kommt die Bezeichnung „Stress" mit 20% am häufigten vor. Allerdings repräsentiert die subjektive Krankheitstheorie „Stress" eine verbreitete laienhafte Stereotypie von psychosozialer Krankheitsverursachung im allgemeinen und wird vor allem von Patienten mit koronarer Herzkrankheit in bis zu 90%, aber auch von Karzinompatienten in etwa 30% oder Hirninfarktpatienten in etwa 20% angegeben (Erbguth et al. 1991). Bei neurologischen Erkrankungen liegen nur wenig Untersuchungen zu „subjektiven Krankheitstheorien" vor.

In der Art der Krankheitsverarbeitung („Coping") unterschied sich die Gesamtgruppe der Torticollis-Patienten unserer Untersuchung im Vergleich zu einer Kontrollgruppe aus der Literatur mit Dialyse- und Krebspatienten nicht in den Bereichen Problemanalyse, Religiosität und Sinnsuche, Vermeidung und Selbstermutigung. Insgesamt erschienen Torticollis-Patienten in ihrem Coping depressiver, kontrollierter, zurückgezogener, regressiver, weniger hedonistisch, weniger misstrauisch, weniger pessimistisch, weniger selbstaufwertend, weniger relativierend und weniger vertrauensvoll zum Arzt als die Kontrollgruppe. Der deutlichste Unterschied zeigte sich im Ausmaß des sozialen Rückzuges. Die „Öffentlichkeit" der Symptome der zervikalen Dystonie dürfte dafür verantwortlich sein, dass sich bei den Patienten ein größeres Schamgefühl, eine höhere Depressivität und ein deutlicherer sozialer Rückzug entwickelt, als bei Patienten mit nicht sichtbaren chronischen oder sogar lebensbedrohlichen Erkrankungen. Diese Annahme wird gestützt durch den Bericht zweier Patientinnen aus dieser Studie, bei denen im Verlauf der Therapie ein Mundbodenkarzinom und ein Mammakarzinom diagnostiziert wurden: die Patientinnen empfanden die zervikale Dystonie aufgrund ihrer ständigen und unübersehbaren Präsenz als belastender, als die lebensbedrohliche Krebserkrankung.

Zwischen der Art der Krankheitsverarbeitung und der Erkrankungsdauer zeigte sich bei unseren Patienten überrachenderweise kein Zusammenhang. Rentrop unterschied aufgrund klinischer Beobachtungen mehrere aufeineinanderfolgende Phasen der Krankheitsverarbeitung bei der zervikalen Dystonie: nach einer Phase der Hoffnung auf Symptombesserung folge zunächst Ungeduld, dann aggressiver Protest, der über Resignation und Rückzug schließlich in eine reaktive depressive Entwicklung umschlagen würde. Neben dieser letztlich depressiven Reaktion wurde von den Autoren jedoch auch eine Verarbeitungsstrategie mit anhaltendem „trotzigen Widerstand" gegen die Erkrankung postuliert. Eine ähnliche „Dichotomie" ergibt auch die Clusteranalyse der FKV-Antworten unserer Patienten, aus der eine Gruppe mit depressiv-passivem und eine Gruppe mit aktiv-offenem Copingstil hervorgeht. Auch bei kasuistischer Betrachtung unserer Patienten trifft man eine solche „Typologie" der Krankheitsverarbeitung an, die jedoch naturgemäß nie für alle Patienten einer bestimmten Erkrankung zutreffen kann. In einer Untersuchung über das Copingverhalten von Patienten mit multipler Sklerose wurden die gleichen unterschiedlichen Copingmuster nachgewiesen (Rumpf et al. 1995).

Die übrigen Ergebnisse zur psychosozialen Befindlichkeit aus dem Beck´schen Depressionsinventar, dem Gießen-Test und der Skala zur Selbstakzeptierung werden im Rahmen der Diskussion über die Veränderung dieser Parameter im Verlauf der Langzeittherapie näher beleuchtet.

Bei der Analyse statistischer Zusammenhänge der Charakteristika der zervikalen Dystonie zeigten sich keine unerwarteten Befunde. So wiesen komplexere Dystonieformen höhere Schweregrade auf als als rein fokale Formen mit rotatorischem tonischen Charakter. Ähnlich wie die Gruppe um Deuschl konnten auch wir zeigen, dass eine antagonistische Geste bei den rotatorischen Formen am effektivsten ist, daß ihre Wirksamkeit jedoch nicht von der Schwere der Symptomatik oder der Erkrankungsdauer abhängt.

Insgesamt zeigte die Analyse der Daten und Befunde der hier untersuchten Patienten mit zervikaler Dystonie und ihr Vergleich mit Untersuchungen aus der Literatur, dass es gelungen war, ein Patientenkollektiv mit einem repräsentativem Erkrankungsprofil zu rekrutieren. Damit wurden die Voraussetzungen dafür geschaffen, dass die Ergebnisse des Therapieteiles der Studie auf das Erkrankungsbild der zervikalen Dystonie verallgemeinbar sind.

Die zu Beginn der Studie 1988 verwendete Dosis von 25 ng (entspricht 1.000 M.U.) Botulinumtoxin hatte sich an der Arbeit von Stell orientiert, in der 30 ng des englischen Toxins zur Anwendung kamen (entspricht 1.200 M.U.) – während in der Arbeit von Tsui 100 M.U. des amerikanischen Toxins injiziert wurden. Im Laufe der Studie und auch bei anderen Arbeitsgruppen wurde die Erstinjektionsdosis auf 12,5 ng (entspricht 500 M.U.) reduziert. Die zu Beginn der Studie noch praktizierten „Nachinjektionen" bei zu geringer Wirkung der Erstinjektion sind mittlerweile wegen ihrer Begünstigung einer Antikörperbildung obsolet.

Die Ergebnisse der Erstinjektion wie zeitliche Latenz, Ausmaß der Wirkung, Verbesserung der Symptomatik, Profil der Nebenwirkungen, Dauer der Wirkung stehen mit den Ergebnissen anderer Untersucher in vollem Einklang und sollen an dieser Stelle nicht ausführlich diskutiert werden. Allerdings versuchten nur wenige Autoren, das Therapieergebnis der Botulinumtoxininjektion mit den Patientenvariablen und Charakteristika der zervikalen Dystonie zu korrelieren, um damit Prädiktoren der Wirksamkeit zu finden. Greene und Mitarbeiter fanden bei 28 Patienten keinen Zusammenhang des Therapieerfolges mit den unterschiedlichen Erscheinungsformen der zervikalen Dystonie oder den Variablen Alter, Geschlecht und Erkrankungsdauer. Auch in den Patientenkollektiven von Blackie und Singer fanden sich keine Korrelationen zwischen dem Therapieergebnis und den Variablen Geschlecht, Alter, Erkrankungsdauer, Schweregrad und Muster des Torticollis. Allerdings lässt die geringe Zahl behandelter Patienten in den meisten Studien eine statistisch aussagekräftige Aussage zur Frage von Prädiktoren nicht zu. Aus der Gruppe um Jankovic publizierte zunächst Schwartz 1990, dass keine Zusammenhänge zwischen dem Therapieerfolg und den Variablen Alter, Erkrankungsalter, Erkrankungsdauer, Schmerz, Schweregrad und Injektionsdosis bestünden. Allerdings berichtete Jankovic zusammen mit Schwartz ein Jahr später anhand von 242 Schiefhalspatienten, dass bei Patienten mit kürzerer Erkrankungdauer ein größerer Erfolg zu erzielen war als bei Patienten mit länger bestehender Symptomatik. Weitere Zusammenhänge ließen sich nicht finden. In der Untersuchung wurden die Patienten dichotomisiert in die Gruppe der „Responder" und „Non-responder". Dabei setzte sich die Gruppe der „Non-responder" sowohl aus primären Therapieversagern als auch aus sekundären Therapieversagern im Verlauf der weiteren Therapie zusammen. In unserem Kollektiv hatten ebenfalls Patienten mit länger bestehenden Symptomen, schleichendem Krankheitsbeginn und höheren Schweregraden eine geringere Aussicht auf Besserung, als Patienten mit kurzer Anamnese, akutem Krankheitsbeginn und geringem Schweregrad. Bei der Berechnung einer Regressionsgleichung mittels der logistischen Regression zur Vorhersage der individuellen Chancen eines Patienten auf eine erfolgreiche Behandlung ergaben sich als Variablen mit prädiktivem Charakter die Parameter Erkrankungsalter, Erkrankungsdauer, Schweregrad und Fokalität (fokal, segmental, komplex). Die aufgrund dieser Gleichung berechnete Treffsicherheit einer Prognose des Therapieerfolges von 82,1% fällt nur unwesentlich höher aus, als wenn die einfache prozentuale Erfolgsquote im Gesamtkollektiv von 77,2% zur Erfolgsprognose benutzt wird.

Die von uns beobachtete Besserung dystoner Begleitsymptome der zervikalen Dystonie in benachbarten Muskelgruppen, in die keine Injektion erfolgt war, bleibt ungeklärt. Dieses Phänomen wurde auch von anderen Autoren beobachtet (Giladi 1995), jedoch nicht publiziert oder systematisch untersucht. Folgende Erklärungen bieten sich dafür an, dass die pathologische dystone Aktivität auch in nicht injizierten Muskeln, wie im oromandibulären Bereich, abnimmt:

- Schwächung nicht injizierter Muskeln durch lokale Diffusion oder systemische Wirkung.
- Zusätzliche direkte Wirkung von Botulinumtoxin auf α-Motoneurone oder zentralnervöse motorische Bahnen.
- Existenz einer hierarchischen zentralen Verschaltung mehrerer dystoner Komponenten im Sinne eines motorischen Programms. Eine Unterbrechung in einer solchen Kaskade sich gegenseitig triggernder dystoner Komponenten durch Korrektur einer Komponente könnten nachfolgende Störungen ebenfalls beeinflussen.
- Zentrale Reorganisation oder Rejustierung des gesamten gestörten dystonen Bewegungsprogramms durch Unterbindung seiner Ausführung.

Die erste Erklärung könnte durch neuere Beobachtungen gestützt werden, dass Botulinumtoxin bevorzugt an überaktiven Endplatten aufgenommen wird (Deuschl et al. 1995) und damit eine selektive Wirkung an anderen dyston-hyperaktiven Muskeln entfalten könnte. Ein solcher peripherer Mechanismus erscheint dennoch unwahrscheinlich, da in gebesserter nicht-injizierter Muskulatur zwar dystone Aktivität reduziert wird, aber weder klinisch noch elektrophysiologisch periphere Lähmungen nachweisbar sind.

Für die zweite Möglichkeit einer direkten spinalen oder kortikalen Beeinflussung nach Toxininjektionen sprechen die Befunde von Wohlfahrt und Dengler, die eine reversible Verlängerung der F-Wellen-Latenzen nach Botulinumtoxingabe nachweisen konnten und daraus eine direkte oder indirekte Beeinflussung der α-Motoneurone ableiteten. Allerdings konnte bislang weder klinisch noch neurophysiologisch ein überzeugender Nachweis einer additiven Wirkung von aszendierendem Botulinumtoxin proximal der motorischen Endplatte erbracht werden.

Die verbleibenden Erklärungen über zentrale Reorganisationsmechanismen überzeugen am ehesten, da sie am besten kompatibel mit einer Reihe von Experimenten und klinischen Beobachtungen sind. Beispielsweise deutet bereits die Wirksamkeit der „geste antagonistique" auf eine „zentrale Programmänderung" nach peripher afferenter Impulsänderung hin. Dies konnte mittlerweile auch mit einer PET-Studie belegt werden (Naumann et al. 2000). Die Beobachtung des Krankheitsverlaufes eines im Ergebnisteil kasuistisch beschriebenen Patienten, stützt die Theorie eines gegenseitigen Triggerns einzelner dystoner Bewegungskomponenten. Die unten diskutierten Remissionen und Veränderungen dystoner Bewegungsmuster im mehrjährigen Therapieverlauf sprechen ebenfalls für eine Beeinflussung zentraler pathologischer Bewegungsprogramme durch Veränderung ihrer Afferenzen im Rahmen der Injektion von Botulinumtoxin.

Vor dem Hintergrund des Mangels an überzeugenden therapeutischen Alternativen erwies sich die lokale Injektion von Botulinumoxin A im Rahmen der Erstinjektion als effektive und sichere Methode. Zu Beginn der 90er Jahre wurde weltweit eine wachsende Zahl von erfolgreich therapierten Patienten publiziert; die Erfahrungen bezogen sich jedoch ausschließlich auf die erste Therapiesitzung. Langzeitergebnisse lagen nicht vor. Dieser Erkenntnismangel wurde beispielsweise in einer Empfehlung der „American Academy of Neurology" zur Anwendung von Botulinumtoxin bei fokalen Dystonien aus dem Jahre 1990 beklagt, wo eingeräumt wurde, dass sich die grundsätzlich positive Beurteilung nicht auf Ergebnisse bei wiederholten Anwendungen über längere Zeiträume stützen könne (Jankovic et al. 1991; Williams 1993.

Die prospektive Verfolgung des weiteren Therapieverlaufs unserer Patienten über 5 Jahre lieferte zu dieser Frage teilweise überraschende Erkenntnisse. Die bekannte zeitliche Begrenztheit der denervierenden Wirkung von Botulinumtoxin ließ erwarten, dass die durch die Erstinjektion gebesserten Symptome der Patienten parallel zum Wirkungsverlust des Toxins nach einigen Wochen in ihrem ursprünglichem Maß wieder auftreten würden. Demzufolge hätten alle Patienten nach einem erfolgreichen Erstinjektionszyklus regelmäßig und wiederholt nach konstanten Intervallen auf Wiederholungsinjektionen zurückgreifen müssen. Bei Patienten mit Therapiemisserfolgen durch ausbleibende Symptombesserung oder beeinträchtigende Nebenwirkungen stand allerdings zu erwarten, dass sie Wiederholungsinjektionen nicht in Anspruch nehmen würden oder die Therapie von seiten der Untersucher nicht fortgesetzt werden würde.

Andererseits ließ der aus Studien (Anishtchenko et al. 1974; Halbgewachs et al. 1992; Lowenstein et al. 1988) bekannte variable mittel- und langfristige Spontanverlauf der zervikalen Dystonie, wie er auch bei einigen unserer Patienten vor der Therapie beobachtbar gewesen war, eine solche Variabilität auch unter Therapie erwarten. Zum natürlichen Langzeitverlauf des Torticollis postulierte Meares, dass sich die Symptomatik der zervikalen Dystonie mit Ausnahme weniger Remissionen innerhalb der ersten 5 Jahre verschlechtere, dann für weitere 5 Jahre konstant bliebe um sich anschließend allenfalls geringgradig zu verschlechtern oder zu verbessern. Dagegen fanden Sorenson u. Hamby bei 47 ihrer 71 Torticollis-Patienten (66%) auf Dauer stark wechselhafte Verläufe.

Trotz der also zu erwartenden Variabilität der Symptomatik im Langzeitverlauf überraschte der hohe Anteil von 36% der Patienten, die die Behandlung im Verlauf der Studie abbrachen, davon die Mehrzahl bereits nach dem ersten Injektionszyklus. Nur 59% der Patienten nahmen regelmäßig Wiederholungsinjektionen in Anspruch. Gründe für ein Drittel der Therapieabbrüche waren erwartungsgemäß Misserfolge oder organisatorische Gründe. Überraschenderweise war jedoch der häufigste Abbruchgrund mit fast 50% (17,8% des Gesamtkollektivs) eine so weitgehende anhaltende Remission, dass die Patienten keine Wiederholungsinjektionen mehr in Anspruch nehmen mussten.

Die mittlerweile von Jankovic und anderen Autoren publizierten „Langzeituntersuchungen" verfolgten zwar Patienten über längere Zeiträume, erwähnten aber nicht ihre „Drop-out-Raten" oder führten gar Nachuntersuchungen ausgeschiedener Patienten durch. So wurde von uns erstmals auf die große Zahl von Therapieabbrechern hingewiesen (Erbguth et al. 1994). In der einzigen bislang bekannten Untersuchung, die ebenfalls Abbruchraten berichtete, beschrieb Trender 1995 36 Abbrüche wegen Misserfolgen oder Remissionen bei 158 Patienten. Eine Nachuntersuchung der Therapieabbrecher hatte nicht stattgefunden. Ähnliche Ergebnisse zeigte mittlerweile auch eine Langzeituntersuchung von Kessler.

Aufgrund eines Therapiemisserfolges im Laufe der Behandlung nahmen insgesamt 32,3% der „Abbrecher", entsprechend 11,6% der Gesamtgruppe, keine Wiederholungsinjektionen mehr in Anspruch. Der Abbruch erfolgte in den meisten Fällen bereits nach dem Erstinjektionszyklus („primäres Therapieversagen"). Bei einem kleineren Anteil der Patienten stellten sich die Misserfolge erst nach einigen zunächst erfolgreichen Injektionen ein („sekundäres Therapieversagen"). Während das primäre Therapieversagen auf eine mangelnde Wirkung bei der Erstinjektion und/oder das Auftreten von Nebenwirkungen zurückzuführen war, konnte als Hauptgrund eines sekundären Therapieversagens bei 3,3% aller Patienten bzw. 9,2% der Therapieabbrecher die Entwicklung von Antikörpern nachgewiesen werden.

Biglan u. Gonnering hatten Ende der 80er-Jahre keine Antikörperbildung bei den niedrigen Toxindosen der periorbitalen Anwendung finden können. In der Langzeitbehandlung der zervikalen Dystonie fanden sich zunächst im Rahmen der trizentrischen Antikörperstudie, an der unsere Patienten teilnahmen, Fälle mit sekundärem Therapieversagen, bei denen in einem biologischen Nachweisverfahren die Bildung von Antikörpern nachgewiesen werden konnte. Diese Befunde belegten erstmals, dass sich unter höheren Dosierungen Antikörper entwickeln können (Hambleton et al 1992). Mittlerweile berichteten auch andere Arbeitsgruppen über die Bildung von Antikörpern bei ihren Patienten mit zervikaler Dystonie. Die durchschnittlichen Häufigkeiten belaufen sich auf 4–10% der behandelten Patienten (Greene et al. 1994; Siatkowski et al. 1993; Tsui et al.1988; Zuber et al. 1993). Langfristig kann nicht ausgeschlossen werden, dass sich diese Zahlen mit zunehmender Therapiedauer noch erhöhen werden. Die Nachweismethoden von Antikörpern haben bislang keine ausreichende Spezifität und Sensitivität gezeigt. Serologische Verfahren gelten als unsicher. In unserem eigenen Klientel verwenden wir mittlerweile zur Klärung der Frage nach einer eventuellen Antikörperentwicklung einen In-vivo-Test am Patienten selbst: nach Messung des Summenaktionspotentials im M. abductor hallucis beidseits nach Stimulation des N. tibialis (Ausgangswert) wird in einen der Muskeln eine Testdosis Botulinumtoxin injiziert. Verkleinert sich das Summenaktionspotential nach 14 Tagen auf der injizierten Seite deutlich, so hat eine Toxinwirkung stattgefunden, und es ist damit nicht zu einer Antikörperbildung bei dem entsprechenden Patienten gekommen. Tritt keine Amplitudenreduktion auf, ist von einer Antikörperbildung auszugehen. Auch die anhidrotische Wirkung wurde inzwischen als In-vivo-Testmodell für das Vorliegen von Antikörpern verwendet (Birklein et al. 2000). Bei den Niedrigdosisindikationen am Auge sind Antikörper nachwievor nur in Ausnahmefällen zu finden (Borodic et al. 1992). Auf der Suche nach Prädiktoren für einer Antikörperbildung fand Jankovic bei 5 seiner 37 Patienten mit Therapieversagen Antikörper; es wurde jedoch nicht zwischen primärem und sekundärem Misserfolg unterschieden. Die Patienten mit Antikörpern waren charakterisiert durch erfolgreiche und komplikationslose Erstinjektionen und geringeres Körpergewicht. Sie unterschieden sich von den übrigen Patienten nicht in der Höhe der Dosis. Da die Fallzahl der Torticollis-Patienten mit Antikörperbildung in den verschiedenen Studien jeweils sehr klein war, gelang keine statistisch sinnvolle Festlegung von Prädiktoren. In unserer Studie zeigte das teilweise sehr frühe Auftreten von Antikörpern nach nur zwei Injektionszyklen, dass nicht allein die kumulative Gesamtdosis und die Therapiedauer für eine Antikörperbildung verantwortlich sein können. Im Verdacht der Begünstigung einer frühen Antikörperbildung stehen Injektionen in kurzen Intervallen. Ein solches „Boostern" ist analog einer Impfung besonders geeignet, eine Immunantwort auszulösen und wird daher von den meisten Autoren als wesentlicher Faktor für aufgetretene Therapieresistenzen durch Antikörperbildung verantwortlich gemacht. Immerhin hatten wir bei 3 unserer 6 Patienten mit einer Antikörperbildung im Erstinjektionszyklus mehr als einmal injiziert. Wegen des Verdachts einer Begünstigung einer Antikörperproduktion durch „Booster-Injektionen" sollte eine einmalige Injektion pro Zyklus angestrebt werden. Das in dieser Untersuchung und anderen Studien zunächst praktizierte „Titrieren" des optimalen „therapeutischen Fensters" durch Nachinjektionen ist daher obsolet. Bislang bestehen keine Vorstellungen über die Persistenz der neutralisierende Antikörper gegen Botulinumtoxin A. Unsere Kontrolluntersuchungen belegen eine mehrjährigen Persistenz. Bei einem Patienten gelang die Entfernung mittels Plasmapherese (Naumann et al. 1998). Die Entwicklung von Antikörpern ist ein weiterer Beweis für einen systemischen Effekt lokaler Injektionen mit Botulinumtoxin A bei der zervikalen Dystonie. Für Patienten, die durch eine Antikörperentwicklung gegen Botulinumtoxin A therapieresistent geworden sind, wird momentan die therapeutische Wirkung der immunologisch verschiedenen Toxintypen B und F überprüft. Die Wirkungsdauer dieser alternativen Toxintypen schien nach ersten Ergebnissen kürzer zu sein; mittlerweile konnten mit Toxin B bei der zervikalen Dystonie vergleichbare Ergebnisse wie mit Toxin A erzielt werden (Brin et al. 1999).

Die überraschend hohe Zahl von 17,8% Abbrechern in der Gesamtgruppe aufgrund einer andauernden kompletten, weitgehenden oder deutlichen Remission im Verlauf der Therapie, muss mit den Remissionsraten des natürlichen Verlaufs der zervikalen Dystonie verglichen werden. Zählt man zu den 17,8% noch jene 2,2% Patienten hinzu, bei denen es zu einer vorübergehenden Remission gekommen war, so beträgt die Remissionrate 20%. Während Spontanremissionen in älteren Arbeiten zur zervikalen Dystonie nicht erwähnt wurden oder allenfalls als Hinweis auf eine Psychogenität interpretiert wurden, berichteten neuere Studien Häufigkeiten zwischen 5% und 50%, belaufen sich aber im Mittel auf die von uns gefundenen 17,7% (s. Tabelle 4.43).

Damit scheint die spontane Remissionsrate derjenigen unter der Therapie mit Botulinumtoxin zu gleichen. In der Literatur über die Spontanremissionen wurden diese sehr unterschiedlich definiert. In der Untersuchung von Jayne et al. mit einer Remissionsquote von 38% wurden zwei Drittel der Remissionen zum Zeitpunkt der Untersuchung als noch andauernd und ein Drittel als langanhaltend mit Rückfällen beschrieben. In der Serie von Friedman traten Remissionen bei 12% der Patienten auf und hielten durchschnittlich 6,5 Jahre (1–20 Jahre) an. Durch den retrospektiven Charakter der Untersuchung an symptomatischen Torticollis-Patienten waren ausschließlich vorübergehende Remissionen erfasst worden. Ein Patient zeigte drei Remissionen die jeweils 5, 6, und 17 Jahre anhielten; ein anderer zwei Remissionen jeweils für die Dauer eines Jahres. 13 der 14 Remissionen traten innerhalb des ersten Jahres der Erkrankung auf; bei einem Patienten trat die Remission erst nach 7 Er-

Tabelle 4.43. Spontanremissionsraten bei zervikaler Dystonie

Autoren	Patienten (n)	Remissionen (n)	[%]
Patterson	103	7	7
Herz	43	6	14
Meares	41	10	24
Jayne	26	10	38
Duane	133	9	7
Tibbets	72	19	26
Walsh	46	2	4
Anishtchenko	30	15	50
Matthews	30	8	26
Rondot	113	11	10
Friedmann	116	14	12
Lowenstein	24	11	46
Schultze	113	33	33
Jahanshani	72	15	21
Gesamt	*962*	*170*	*17,7*
Eigene	180	32 (36*)	17,8 (20*)

* einschließlich vorübergehender Remissionen.

krankungsjahren auf. Auch bei einem Patienten mit einer familiären zervikalen Dystonie war eine Remission aufgetreten. Die Patienten mit Remissionen waren gegenüber den übrigen Patienten durch ein früheres Erkrankungsalter von 26,4 Jahren gegenüber 39,7 Jahren gekennzeichnet. Die hohen Remissionsraten bei Jayne und Anishtchenko mit bis zu 50% sind extreme Ausnahmen; sie könnten durch den Einschluss von Patienten mit symptomatischen zervikalen Dystonien erklärbar sein, da diese, wie beispielsweise postenzephalitische Formen, eine günstige Prognose mit hoher Remissionsrate haben (Neng et al. 1983).

Lowenstein et al. unterschieden in ihrer Untersuchung des natürlichen Verlaufes von 24 Patienten mit zervikaler Dystonie drei „Outcome-Gruppen": Bei 3 Patienten (12%) fand sich eine komplette oder weitgehende Remission innerhalb der ersten drei Jahre, bei 8 Patienten (33%) eine Teilremission im späteren Verlauf der Erkrankung; bei den restlichen 13 Patienten (55%) kam es zu keiner Remission. Die remittierten Patienten waren mit einem mittleren Erkrankungsbeginn im 31. Lebensjahr 11 Jahre jünger als die übrigen Patienten (statistisch nicht signifikant), hatten in signfikant geringerem Maß eine fixierte Richtungsabweichung und wandten in geringerer Zahl ein Trickmanöver oder eine Geste an. In der Untersuchung von Matthews hatten Patienten mit kurzer Erkrankungsdauer, niedrigem Erkrankungsalter und einfachem Bewegungsmuster die größten Aussichten auf eine Remission; begleitende Schmerzen erwiesen sich nicht als Prädiktor für den weiteren Verlauf der Erkrankung.

Ähnliche mit einer Spontanremission assoziierten Charakteristika finden sich auch bei unseren unter Therapie remittierten Patienten: niedriges Erkrankungsalter, geringe Symptomdauer, fokale Form, rotatorischer Typ und gutes Ansprechen bei der Erstinjektion. Aufgrund dieser Entsprechungen könnte die Remissionsrate unter Botulinumtoxintherapie als die des natürlichen Verlaufes interpretiert werden. Allerdings ist es dann nicht zu erklären, dass die Hälfte der Remissionen bereits nach dem ersten Injektionszyklus auftrat und 88% innerhalb der ersten drei Zyklen auftraten. Eine natürliche Remission hätte einen variableren Zeitabstand der Remission zum Therapiebeginn erwarten lassen. Denkbar wäre, dass die Botulinumtoxinbehandlung nicht die Zahl möglicher Spontanremissionen verändert, aber solche Remissionen anstoßen oder „bahnen" kann. Sucht man nach dafür in Frage kommenden Mechanismen, so könnten wiederum nur die oben diskutierten „zentralnervösen Reorganisationsvorgänge" als Erklärung dienen. Diese Ansicht vertritt Giladi, der postuliert, dass die Therapie mit Botulinumtoxin Remissionen induzieren könne.

Immerhin zeigt die Analyse der Patienten, die die Therapie für mindestens ein Jahr unterbrachen, dass auch die unter Botulinumtoxin eingetretenen Remissionen von begrenzter Dauer sein können. Dabei umfasst die große Variabilität der Symptomatik auch Änderungen der Richtung eines rotatorischen Torticollis, was auch für den Spontanverlauf beschrieben wurde. Letztlich ist die Einordnung eines Patienten als „anhaltend remittiert" oder „vorübergehend remittiert" relativ und abhängig vom Zeitraum der Nachbeobachtung.

Die eigentliche Beurteilung einer längerfristigen Behandlung mit Botulinumtoxin muss anhand der Therapieverläufe der 39 Patienten vorgenommen werden, die die Behandlung über mindestens zwei Jahre kontinuierlich und kontrolliert fortsetzten. Im Verlauf einer längerfristigen Therapie war die Dosis unabhängig von der anfangs benötigten Höhe auf durchschnittlich 14 ng (560 M.U.) reduzierbar und in diesem Bereich über den Gesamtzeitraum zu halten. Es waren keine Dosissteigerungen im Sinne einer Tachyphylaxie notwendig geworden. Gegen einen Gewöhnungseffekt spricht auch, dass sich weder das Ausmaß des Erfolges noch die Dauer der Wirkung im Therapieverlauf wesentlich veränderten. Die Dauer der Wirkung stieg zunächst signifikant auf 19 Wochen an, um dann wieder auf etwa 14 Wochen abzufallen. Die Latenz bis zur Wahrnehmung eines Ersteffektes stieg im Therapieverlauf signifikant auf 5 bis 6 Tage an. Dieser Anstieg könnte auf der abnehmenden Aufmerksamkeit der Patienten bei der Registrierung eines Therapieeffektes beruhen. Eine weitere Erklärungsmöglichkeit ist die Abschwächung des Verbesserungskontrastes im Laufe der Therapie, da die Wiederholungsinjektionen nicht erst bei voller Symptomausprägung erfolgen. Die gleiche Erklärung könnte für den weniger ausgeprägten Anstieg der Latenz des Peakeffektes gelten.

Ähnliche Beobachtungen sind in den Arbeiten von Jankovic, Dengler, Schneider und Poewe zu finden, die auf längere Therapieverläufe eingingen, allerdings ausschließlich über die in Therapie verbleibenden Patienten berichteten. Bei Jankovic blieben ebenfalls das durchschnittliche Ausmaß an Besserung und Schmerzbesserung über den Zeitraum von 5 Zyklen konstant. Die benötigte Dosis stieg bis zur dritten Injektion von anfangs 209 amerikanischen M.U. auf 237,5 M.U. und fiel daraufhin auf 183 M.U. ab. Die Latenz bis zum Eintritt lag konstant bei etwa 7 Tagen, die Dauer des maximalen Effektes schwankte zwischen 9,6 und 13,1 Wochen. Eine systematische Veränderung im Zeitverlauf war nicht zu erkennen. Auch die Anzahl und Dauer auftretender Nebenwirkungen veränderten sich nicht. Auch in den Arbeiten von Dengler und Schneider traten keine relevanten Veränderungen im Längsschnitt auf. Bei Poewe fiel wie bei uns die mittlere Dosis von anfangs 20,8 ng (832 M.U.:Spanne 480–1200 M.U.) auf 15,8 ng (632 M.U.) bei den Wiederholungsinjektionen ab. Es zeigte sich wie bei uns keine signifikante Dosis-Wirkungsbeziehung, obwohl höhere Dosierungen eine etwas längere Wirkungsdauer zur Folge hatten. Bei allen Langzeituntersuchungen findet sich das methodische Problem sinkender Fallzahlen über den Zeitverlauf durch die kontinuierliche Patientenrekrutierung.

Alle Daten lassen somit den Schluß zu, dass im mehrjähriger Verlauf bei den in Therapie verbleibenden Patienten keine Veränderungen der Wirkparameter eintreten und keine Veränderungen der Therapieparameter vorgenommen werden müssen. Auch anhaltende klinische Dauerfolgen wurden bislang nicht berichtet. Es existieren allerdings keine muskelhistologischen Studien bei Torticollis-Patienten über Langzeiteffekte wiederholter Injektionen. Beim Blepharospasmus konnten nach mehreren Therapiejahren keine histologischen Dauerveränderungen nachgewiesen werden (Borodic et al. 1994).

Trotz der hohen Stabilität der Parameter bei den Patienten in fortlaufender Therapie, zeigten diese eine große Variabilität der Symptomatik im Therapieverlauf. So erreichte bei einigen Patienten die Symptomatik nie mehr den anfänglichen Schweregrad, während es bei anderen Patienten zu Verschlechterungen kam, weil sich kompliziertere Muster der zervikalen Dystonie entwickelten oder sich Muster komplett veränderten. Diese Beobachtungen machten auch andere Autoren. So berichtete Gelb von Änderungen des dystonen Musters im Verlauf der Therapie: 81% der injizierten Muskeln zeigten eine Reduktion ihrer dystonen Aktivität für einen längeren Zeitraum, der nicht mehr durch die peripher denervierende Wirkung allein erklärt werden konnte. Diese Veränderung blieb bestehen, als die dystone Symptomatik klinisch zurückgekehrt war. Dafür nahm in 27% der nichtinjizierten Muskeln die Aktivität zu. Auch Marin fand in einer elektromyographischen Untersuchung bei 60% der injizierten Muskeln eine anhaltende deutliche Reduktion der dystonen Aktivität und bei 51% der zuvor nicht aktiven nichtinjizierten Muskulatur eine Aktivierung. Mindestens eine dieser Veränderungen war bei 71% der Patienten zu beobachten und war nicht mit einer klinischen Änderung der Bewegungsmuster verbunden. Es kann sich also in einem hohen Prozentsatz klinisch oder subklinisch eine Änderung des dystonen Aktivitätsmusters vollziehen. In Einzelfällen unserer Studie entwickelten klinisch bislang völlig unbeteiligte Muskeln wie das Platysma massive Hyperaktivität und „ersetzten" so Muskulatur, die erfolgreich injiziert wurde. Die gleiche Beobachtung machte Ceballos-Baumann an zwei seiner Patienten.

Jahanshahi untersuchte die Ausbreitung der dystonen Komponenten im Zeitverlauf über durchschnittlich 7,7 Jahre und fand bei einem Drittel der Patienten ein Übergreifen auf andere meist benachbarte Körperregionen. Diese Patienten unterschieden sich ansonsten nicht von den Patienten, deren Symptome sich nicht ausbreiteten. Aber auch die von uns beobachteten Besserungen durch „Rückzug" dystoner Komponenten wurden berichtet. Allerdings ist bei unseren Patienten, die den Schweregrad ihres Ausgangsbefundes im Verlauf der Therapie nie mehr erreichten, nicht zu verifizieren, ob bei genügend langer Injektionspause nicht die ursprüngliche Symptomatik in vollem Umfang zurückkehren würde. Hier könnte nur ein Auslassversuch Klärung bringen, den unsere Patienten ablehnten. Über einen aufgezwungenen Auslassversuch berichtete Kostic 1995, der die Botulinumtoxintherapie bei seinen Patienten im ehemaligen Jugoslawien kriegsbedingt unterbrechen musste und bei 33% seiner Torticollis-Patienten fand, dass die Symptome auch nach längerer Zeit das Ausgangsniveau nicht mehr erreichten und dass damit eine bleibende Besserung eingetreten war.

Auch andere klinische und experimentelle Befunden stützen die Annahmen einer möglichen dauerhaften Beeinflussung der Dystonie durch die peripher wirksame Therapie. Ceballos-Baumann konnte mittels PET-Untersuchungen bei der Botulinumtoxintherapie des Schreibkrampfs keine sichere Veränderung kortikaler Aktivierungen nachweisen. Giladi versuchte „kortikale Reorganisationen" durch die Normalisierung zuvor pathologischer AEP-Befunde bei Patienten mit zervikaler Dystonie nach Botulinumtoxingabe zu belegen. Diesen Beobachtungen wurde kritisch entgegengehalten, dass es sich bei ihnen um Normalisierungen von dystoniebedingten Artefakten handeln könnte, die nach der Botulinumtoxintherapie nicht mehr nachweisbar gewesen wären.

Hinweise auf die gegenseitige Beeinflussung von Afferenzen und Efferenzen bei der Dystonie finden sich nicht nur unter der Botulinumtoxingabe. Bei Kaji führte eine Blockade der Afferenzen der dyston aktiven Muskeln mit Lidocain zu einer deutlichen Reduktion der dystonen motorischen Aktivität. In die gleiche Richtung weist die Beobachtung von Cremonesi, der nach lokaler Lähmung dystoner Muskulatur mit konventionellen depolarisierenden Muskelrelaxantien andauernde Symptombesserungen beobachtete.

Diese Veränderungen der Dystonien unter der Therapie, sprechen wie die bereits oben diskutierten Befunde dafür, dass es sich bei der zervikalen Dystonie um eine komplexe motorische Programmstörung handelt, die nicht nur auf die aktuell identifizierbare dyston aktive Komponente begrenzt ist (Gandevia et al. 1988). Dies zeigten auch Befunde von Deuschl, der nachweisen konnte, dass bei Patienten mit zervikaler Dystonie auch die physiologische reziproke Hemmung der Unterarmbeugemuskulatur gestört ist. Durch die Injektion mit Botulinumtoxin erfährt die Programmstörung eine Änderung ihrer „Exekutive" und es ist gut vorstellbar, dass es dadurch über Rückkopplungen zu Modulationen dieser Programmstörung kommen kann. Wie unsere Beobachtungen zeigen, können diese Modulationen zu einer Suche der dystonen Störung nach neuen „Exekutiven" oder zu einer Normalisierung zentraler Regelkreise führen.

Damit bewirken die Injektionen mit Botulinumtoxin nicht nur eine periphere Veränderung durch Lähmung einzelner Muskeln, sondern sie greifen in ein Bewegungsprogramm ein.

Die Analyse psychologischer Variablen im Rahmen dieser Untersuchung sollte zum einen die psychosoziale Befindlichkeit der Patienten vor Therapie eruieren und zum anderen im Längsschnitt die Veränderung dieser Variablen im Zusammenhang mit einer therapiebedingten Veränderung der dystonen Symptomatik erfassen. Vor Beginn der Therapie zeigte die Gesamtgruppe mit einem BDI-Depressionswert im oberen Normbereich einen niedrigeren Wert als das Kollektiv von Jahanshahi, der einen BDI-Wert im Bereich der „leichten Depression" fand. Die Depressionsskala des Gießen-Tests erwies sich als sensitiver als das BDI und zeigte bei den Torticollis-Patienten einen deutlich erhöhten Depressionswert, wie ihn auch neurotische Kontrollpatienten aufweisen. Ähnlich wie neurotische Patienten zeigten auch die Patienten mit zervikaler Dystonie eine niedrige „soziale Resonanz", eine ausgeprägte „Zwanghaftigkeit" und „soziale Impotenz". Das durchschnittliche Maß an Selbstakzeptierung lag zwischen den Werten einer Normgruppe und den Werten depressiver Patienten. Bei vielen unserer Schiefhalskranken fiel bereits intuitiv auf, dass der geäusserte und in den Fragebögen dokumentierte psychische und soziale Leidensdruck der Patienten nicht im Verhältnis zur Schwere der Symptomatik stand. Dies bestätigte sich, da im Gesamtkollektiv kein Zusammenhang zwischen dem Ausmaß der Symptomatik und den erhobenen psychologischen Variablen gefunden wurde. Ebenfalls hatte die Dauer der Erkrankung keinen signifikanten Einfluss auf die psychologischen Variablen. Die von den Patienten spontan am häufigsten geäußerten psychosozialen Beeinträchtigungen ließen sich als „agoraphobisch" und „dysmorphophobisch" mit teilweise paranoiden Elementen kategorisieren. Diese Patienten empfanden sich selbst bei geringer Symptomausprägung als massiv verunstaltet und gezeichnet und fühlten sich von anderen Menschen wegen ihrer Erkrankung beobachtet und von Blicken verfolgt. Sie verließen deshalb kaum mehr ihre häusliche Umgebung und mieden Geselligkeit und Öffentlichkeit. In ähnlicher Weise beschrieb Jahanshahi seine Patienten.

Mittels einer Clusteranalyse der Variablen BDI, SESA und GT konnten zwei Gruppen charakterisiert werden, von denen die größere Gruppe Normalbefunde aufwies, während die Befunde der kleineren Gruppe identisch mit den Ergebnissen neurotischer Patienten waren. In einer 1995 publizierten Untersuchung (Scheidt et al) zu psychosomatischen Aspekten des Torticollis spasmodicus führte eine Clusteranalyse von 144 Patienten, die alle Erkrankungsvariablen einbezog, zur Bildung von 5 Subgruppen. Zwei dieser Gruppen wiesen pathologische Befunde hinsichtlich des Krankheitserlebens, der Krankheitsauswirkungen, der Krankheitsverarbeitung und der psychischen Symptomatik auf. Die Patienten der einen Gruppe litten vorwiegend an einem rotatorischen Torticollis, die der anderen Gruppe an einem extrem ausgeprägten Laterokollis. Solche psychopathologischen Auffälligkeiten waren stets die Grundlage für Positionen zu Gunsten einer psychogenen Ätiologie der zervikalen Dystonie oder anderer fokaler Dystonien (Grafmann et al. 1991; Zacher A 1989). 11 größere Studien haben die Frage der „Psychogenität" der zervikalen Dystonie untersucht. In 4 dieser Studien (Patterson et al.; Paterson et al.; Tibbets et al. u. Rondot et al.) wurde lediglich der „klinische Blick" der Untersucher als Kriterium der psychopathologischen Beurteilung verwendet. In der Studie von Herz und Glaser wurde immerhin der klinische Eindruck durch Befunde im Rorschach-Verfahren ergänzt. Cleveland wandte bei seinem Vergleich 17 männlicher Torticollis-Patienten mit 20 gesunden Männern ebenfalls den Rorschach-Test und andere projektive Testverfahren an. Zwar zeigten sich in diesen Untersuchungen bei einem Teil der Patienten psychopathologische Auffälligkeiten und abnorme Persönlichkeitszüge, jedoch waren die Befunde unsystematisch an kleinen Fallzahlen erhoben worden und außer Cleveland führte kein Untersucher Kontrollgruppen. 6 Studien (Choppy-Jacolin, Meares, Cockburn, Matthews, Jahanshani, Naber) erfassten psychopathologische Befunde in standardisierter Form und verglichen diese zum Teil mit Kontrollpatienten. So verglichen Choppy-Jacolin et al. die Ergebnisse von 34 Schiefhals-Patienten im MMPI und im Rorschach-Verfahren mit einer Gruppe von Ischias-Patienten. 15 Torticollis-Patienten zeigten ein normales, 9 ein gering normabweichendes und 10 ein deutlich pathologisches Testprofil. Im Vergleich mit der Kontrollgruppe zeigten die Patienten lediglich ein gering höheres Ausmaß an Neurotizismus. Meares et al. fanden bei 32 Torticollis-Patienten im Vergleich zur Normpopulation des EPI („Eysenck Personality Inventory") höhere Scores für „Neurotizismus" und „Dissimulation" und niedrigere Scores für „Extraversion". Diese Normabweichungen waren jedoch geringer ausgeprägt als in einer Gruppe von Angstneurotikern. Cockburn verglich 46 Torticollis-Patienten mit einem Kontrollkollektiv chirurgisch erkrankter Patienten. Neben ausführlichen Interviews wurden die Patienten mit dem MPI („Maudsley Personality Inventory") untersucht, dessen Fragen sie auf den Zustand vor der Erkrankung beziehen sollten. Es fanden sich keine signifikanten Unterschiede zwischen beiden Gruppen. Matthews et al. fanden unter Anwendung unterschiedlicher Persönlichkeitstests einschließlich EPI keine signifikanten normabweichenden Differenzen bei 29 Patienen. Jahanshahi et al. fanden beim Vergleich von 100 Torticollis-Patienten mit 49 Patienten mit zervikaler Spondylose keine signifikanten Unterschiede in den meisten Persönlichkeitsvariablen. Lediglich die Rate an Ledigen und Arbeitsunfähigen lag bei Torticollis-Patienten signifikant höher. Im EPI lagen die Neurotizismus-Scores zwischen denen von Normalpersonen und Neurotikern, waren aber nicht signifikant unterschiedlich zur Kontrollgruppe. 29,4% der Patienten mit zervikaler Dystonie und 15,4% der Spondylose-Patienten erzielten BDI-Werte höher als 17. Naber verglich 32 Patienten mit zervikaler Dystonie mit einem Kontrollkollektiv von Parkinson-Patienten unter anderem mit dem MMPI. 17 Torticollis-Patienten lagen mindesten auf einer Skala außerhalb des Normbereiches, insbesondere auf den Dimensionen Hypochondrie, Depression und Hysterie. Diese Auffälligkeiten zeigten sich aber ebenfalls in der Parkinsongruppe. Die Autoren der letzen beiden zitierten Studien schlussfolgerten, dass die psychopathologischen Befunde bei Torticollis-Patienten sekundärer Natur und nicht erkrankungsspezifisch seien und die seelischen Auswirkungen der dystonen Erkrankung widerspiegelten.

Dennoch werden die Positionen einer psychogenen Ätiologie unter Berufung auf kompetente Quellen immer noch vertreten. So ordnete Engel die Bewegungsanomalien der zervikalen Dystonie, des Schreibkrampfs und des Blepharospasmus unter die motorischen Symptome der Hysterie ein. Dem hielt Marsden entgegen, dass in seinem Patientengut 50% der fokalen Dystonien als „hysterisch" fehldiagnostiziert worden waren. Entsprechend konnte seine Arbeitsgruppe nur bei 5 von 400 Dystonie-Patienten „hysterische Symptome" nachweisen. In gleicher Weise argumentierte auch Lesser, der als häufigste Fehldiagnose dystoner Störungen „Konversionsneurosen" fand. Gleichwohl können dystone Symptome im Einzelfall Ausdruck einer psychogenen Störung im Sinne einer „psychogenen Dystonie" sein (Lang et al. 1994).

In Ergänzung zur Querschnittsbetrachtung der psychosozialen Befindlichkeit vor Beginn der Therapie bot eine Längsschnittuntersuchung die Möglichkeit, Zusammenhänge zwischen unterschiedlichen Verläufen der zervikalen Dystonie und psychosozialen Variablen zu untersuchen. Im Erstinjektionszyklus konnte lediglich ein positiver Zusammenhang zwischen der Häufigkeit von Nebenwirkungen und einer problemorientierten Krankheitsverarbeitung gefunden werden. Es bestand also kein Zusammenhang zwischen einer positiven Wirkung und einer bestimmten psychosozialen Konstellation. Die psychosozialen Variablen stellten keine Prädiktoren des Therapieerfolges dar.

Im Behandlungsverlauf änderten sich jedoch die psychopathologischen Befunde teilweise sehr deutlich in Assoziation zu den unterschiedlichen Verlaufstypen. Daher wurden die Veränderungen der psychosozialen Befindlichkeit in den einzelnen Verlaufsgruppen getrennt analysiert.

Patienten mit Remissionen wurden in einem symptomarmen bzw. symptomlosen Zustand nachuntersucht. Die Symptome der zervikalen Dystonie hatten sich im Vergleich zum Erstbefund deutlich gebessert. Diese Patienten zeigten auf den psychosozialen Skalen eine deutliche „Normalisierung" gegenüber den ursprünglich pathologischen Befunden zum Zeitpunkt ihrer ausgeprägten Beschwerden vor Therapiebeginn. So nahmen statistisch signifikant Depressivität, negative soziale Resonanz, Gefügigkeit, Überkontrolliertheit, Verschlossenheit und soziale Impotenz ab, während das Ausmaß an Selbstakzeptierung signifikant zunahm. Die remittierten Patienten beschrieben eine deutliche Besserung des Verhaltens und Erlebens.

Patienten ohne Therapieerfolg, die die Therapie abgebrochen hatten, wurden in einem Zustand mit unveränderter oder verschlechterter Symptomatik im Vergleich zum Ausgangsbefund untersucht. Diese Patienten zeigten zum Zeitpunkt der Nachuntersuchung auch eine Verschlechterung psychosozialer Befunde gegenüber den Ausgangswerten vor der Therapie. So zeigte sich eine statistisch signifikante Zunahme an Depressivität, negativer sozialer Resonanz, Gefügigkeit, Überkontrolliertheit, Verschlossenheit und sozialer Impotenz, während das Ausmaß an Selbstakzeptierung weiter signifikant abnahm. Die Patienten nach Therapiemisserfolgen beschrieben eine Verschlechterung des Verhaltens und Erlebens.

Patienten in fortlaufender Therapie erfuhren über mehrere Jahre eine therapeutische Kontrollierbarkeit ihrer Symptomatik durch wiederholte Injektionen mit Botulinumtoxin. Auch in dieser Gruppe zeigte sich eine signifikante „Normalisierung" der psychosozialen Befindlichkeit im Therapieverlauf. Die größte Veränderung in den psychologischen Variablen zeigte sich dabei im Verlauf des ersten Therapiejahres. Im weiteren Verlauf besserten sich die Befunde noch leicht. Im Veränderungsfragebogen wurde im Verlauf des ersten Therapiejahres eine deutlich positive seelische Veränderung bekundet, die sich im zweiten Therapiejahr in etwas geringerem Ausmaß fortsetzte. In den folgenden Jahren wurde keine positive Veränderung gegenüber dem Vorjahr mehr festgestellt, sondern eher eine geringe Verschlechterung. Dieser Befund lässt sich gut nachvollziehen, da der Veränderungskontrast im ersten Therapiejahr am ausgeprägtesten ist und im Lauf der Jahre einer gewissen „Therapiemüdigkeit" weicht.

Der Veränderung psychologischer Funktionen unter der Botulinumtoxintherapie wurde auch in einer englischen Arbeit von Jahanshahi nachgegangen, die sich jedoch nur auf einen kurzen Zeitraum bezog. Von den 26 untersuchten Patienten zeigten die 22 durch die Injektion gebesserten einen Rückgang an Depressivität, während dieser bei den 4 nicht gebesserten Patienten ausblieb.

Aus diesen Ergebnissen kann der Schluss gezogen werden, dass psychopathologische Befunde bei Torticollis-Patienten nicht vom aktuellen Schweregrad abhängen, aber sich im Fall einer Symptombesserung normalisieren oder im Fall einer Verschlimmerung verschlechtern. Die positive Toxinwirkung auch bei schlechter psychosozialer Befindlichkeit spricht gegen einen umgekehrten Zusammenhang, dass nämlich „sich psychisch stabilisierende" Patienten eine Remission entwickeln würden und dass umgekehrt zunehmend neurotisch-depressive Patienten keinen Therapieerfolg mehr zeigen würden. Unsere Ergebnisse stützen außerdem die Annahme, dass psychopathologische Auffälligkeiten bei Patienten mit zervikaler Dystonie die Folge der körperlichen Erkrankung darstellen und nicht deren Ursache.

Dennoch muss die zervikale Dystonie als psychosomatische Erkrankung aufgefasst werden. Dies weniger hinsichtlich ihrer Ätiologie im Sinne eines durch psychische Prozesse generierten Krankheitsbildes, sondern hinsichtlich ihres Verlaufes, der den Betroffenen zwangsläufig zu einem seelisch belasteten Patienten macht. Damit ist die zervikale Dystonie aus Sicht einer holistischen Konzeption von Krankheit weder eine „rein psychische" noch eine „rein organische" Erkrankung, sondern immer eine Kombination beider Anteile.

Insgesamt zeigte der Verlauf der Erkrankung unter fortgesetzter Therapie, dass sich die positiven Ergebnisse der Erstinjektion über einen längeren Zeitraum von 5 Jahren fortsetzen ließen. Bei keinem unserer Patienten ist es zu ernsten Komplikationen über den gesamten Zeitraum gekommen. Damit erwies sich die lokale Injektionstherapie mit Botuliumtoxin als effektive und sichere Behandlungsform der zervikalen Dystonie über längere Zeiträume.

Die Effektivität übertrifft alle konservativen Therapiestrategien. Die einzige akzeptable operative Strategie der „selektiven peripheren Denervierung" scheint besonders bei solchen Patienten erfolgreich zu sein, die zeitweise gut auf Botulinumtoxin angesprochen haben (Braun et al. 1995). Daher ist die Operation nicht primär anzustreben, sondern es sollte zunächst eine Therapie mit Botulinumtoxin eingeleitet werden. Betrachtet man die hohe Zahl von Patienten, die im Laufe unserer Studie wieder ihre Arbeitsfähigkeit erlangten, so erweist sich die Therapie trotz der hohen Kosten der kommerziell vertriebenen Botulinumtoxinpräparationen als effektiv. Gudex, der eine Kosten-Nutzen-Analyse der Therapie durchführte, kam ebenfalls zu einer eindeutig positiven Bewertung der Therapie.

4.4
Krankengymnastische Behandlungen

Das Ziel einer Krankengymnastik auf neurophysiologischer Grundlage ist letztlich auf eine Korrektur der asymmetrisch innervierten Hals-Nacken-Muskeln ausgerichtet. Es ist Aufgabe des Therapeuten, über exterozeptive und propriozeptive Reize normale physiologische Bewegungsmuster beim Patienten anzubahnen. Hierzu werden Stemm- und Stützübungen, kontrollierte Widerstände und physiologische Bewegungsübungen vermittelt.

Zu beachten ist dabei immer die Reaktion von Muskeln, deren Grundtonus pathologisch verändert ist. Eine Dehnung dieser Muskeln führt reflektorisch zu einem erhöhten Tonus und dadurch zu einem erhöhten Widerstand gegen die Dehnung. Dementsprechend ist die elektromyographisch erfassbare Muskelaktivität bei passiver Dehnung erhöht. Dies gilt für Spastik und Rigor in gleicher Weise wie für die hyperkinetisch gespannten Muskeln, die eine Torticollis-Symptomatik bewirken.

Deshalb gehört diese spezielle Physiotherapie in die Hand erfahrener Therapeuten, die mit neurologischen Krankheitsbildern vertraut sind, um Ermüdungsphasen des Patienten, Überkorrekturen oder pathophysiologische Reaktionen, insbesondere bei spastischen Syndromen zu erkennen. Eine Registrierung von EMG-Befunden während der krankengymnastischen Therapie soll und kann die Probleme bei Patienten mit extrapyramidaler Torticollis-Symptomatik erkennbar machen.

Das Elektromyogramm wird unter erhöhten Anforderungen an Koordination und Gleichgewichtsreaktionen während einer Behandlung abgeleitet und aufgezeichnet. So stellen etwa das Ballspielen und Tischtennis oder Bewegungen im raschen Lauf hohe Anforderungen an unsere Haltungs- und Gleichgewichtsreaktionen. Dazu bedarf es automatisch einer sicheren Kopfkontrolle. Alle Übungen wurden mit dem Ziel,

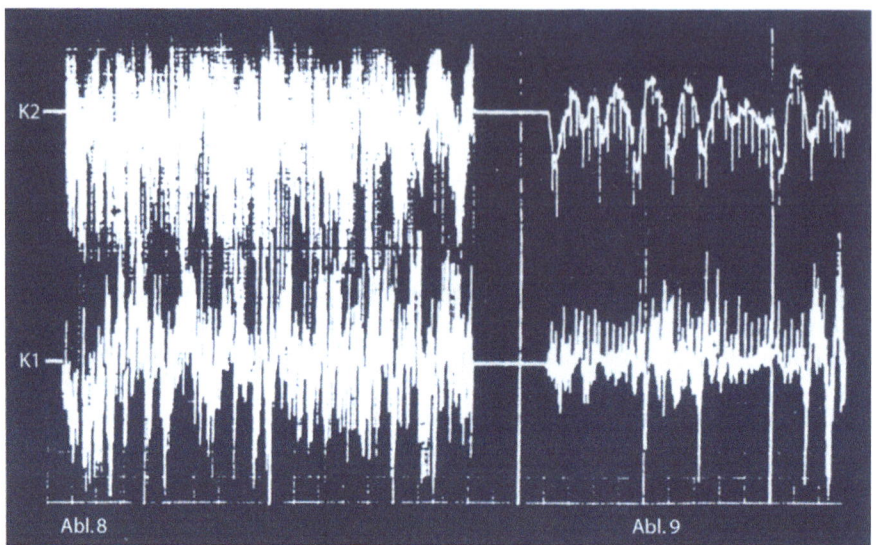

Abb. 4.17. EMG von einem Patienten mit horizontalem Torticollis spasmodicus während der Therapie. K1 (*obere Kurve*): M. sternocleidomastoideus links. K2 (*untere Kurve*): M. sternocleidomastoideus rechts.

die eingeschränkte Kopfkontrolle beim Torticollis wieder zu schulen, in die Behandlungstechnik eingeführt.

Abbildung 4.17 zeigt den Aktivitätsaufwand im rechten und linken M. sternocleidomastoideus während einer solchen Übungsbehandlung.

In Ableitung 8 wird beim Ballspielen automatisch eine nahezu symmetrische Aktivierung der Antagonisten erreicht, wobei die Überaktivität der linken Seite erhalten bleibt. Derartige Bewegungsaufgaben vermitteln unbewusst ein gutes Perzeptionstraining für die eingeschränkte bzw. nicht mehr vorhandene Kopf- Rumpf-Kontrolle.

Ableitung 9 erfolgt bei einer Übungsbehandlung auf der Matte mit isometrischen Stemmübungen, wodurch eine fast vollständige Hemmung der Kontraktionen auf der hyperkinetischen linken Seite (K1) bei einer mittelgradigen, tonischen Aktivierung des rechten M. sternocleidomastoideus erzielt wird. Klinisch besteht in dieser Phase keine Kopfwendung, obwohl der hypertrophierte linke M. sternocleidomastoideus mäßig gespannt bleibt.

4.5
Das neurophysiologische Konzept der krankengymnastischen Therapie

Die heute bekannten krankengymnastischen Behandlungsmethoden auf neurophysiologischer Grundlage basieren auf dem gesicherten Prinzip, dass intakte, in Ruhe befindliche Synapsen die Funktion ausgefallener Axone und Regelkreise durch ein geeignetes Perzeptionstraining übernehmen bzw. kompensieren können.

Unser Konzept der krankengymnastischen Torticollisbehandlung geht auf R. Brunkow (1977) zurück und wurde durch die Behandlungstechnik von B. Bobath (1980) modifiziert. Dabei gehen wir davon aus, dass wir es auch beim Torticollis mit abnormen Haltungsreflexmechanismen und einem erhöhten Muskeltonus der hyperkinetisch innervierten Muskeln zu tun haben. Diese Tonusänderung ist entsprechend der Spastizität ein Enthemmungssyndrom, deren pathophysiologisches Substrat nur in einer anderen Etage des Zentralnervensystems liegt. Somit sind Einwirkungen des Krankengymnasten auf das Sensorium mit spezifischen Reizen wie Dehnung, Massage, Bürsten, Vibrationen, die eine Spastizität anregen, in gleicher Weise geeignet, den hyperkinetisch innervierten bzw. enthemmten Muskel beim Torticollis zu stimulieren.

Der Torticollis scheint weniger ein sensorisches oder perzeptives Problem, als ein Problem der Beeinträchtigung der zentralen Integration und Kontrolle (Hemmung) bei normalem, sensorischen „Input" zu sein. Das Ziel der Behandlung ist es, dem Patienten eine Technik zu vermitteln, die ihn in die Lage versetzt, das hyperkinetische Bewegungsmuster selbst zu hemmen. Nur durch eine Normalisierung des Muskeltonus wird eine aktive Kopfkontrolle und freie Beweglichkeit möglich. Eine normale, frühkindliche motorische Entwicklung führt über die Labyrinth- und Kopfstellreflexe zur Rumpf- und Extremitätenkontrolle. Umgekehrt soll nach dem Behandlungskonzept von Brunkow und Bobath durch die Vermittlung gezielter, spezifischer Reize aus der Peripherie die Kopfkontrolle stimuliert oder gehemmt werden. Patienten, die nicht in der Lage sind den Kopf im Raum in die gewünschte Haltung zu bringen, haben auch Schwierigkeiten mit der Kopf-Rumpf-Extremitätenkoordination.

Schaltenbrand (1928) und Weisz (1938) haben auf die Vielfalt automatischer Bewegungen, die sich parallel mit der Reife des kindlichen Gehirns entwickeln und dem normalen Haltungsreflexmechanismus zugrunde liegen, hingewiesen.

Wir unterscheiden drei Gruppen automatischer Haltungsreaktionen:

- Stellreflexe,
- Gleichgewichtsreaktionen,
- automatische Adaption der Muskeln bei Haltungsänderungen.

Die Stellreflexe sind automatische Reaktionen, die dazu dienen, die normale Stellung des Kopfes im Raum (Gesicht senkrecht, Augenachse horizontal) zu erhalten oder wiederherzustellen und die Ausrichtung von Rumpf und Gliedmaßen zu gewährleisten. Sie entwickeln sich im Säuglingsalter und sind bereits im 5. Monat gut ausgebildet. Die Bewegungsmuster dieser Stellreflexe gewährleisten unsere ersten motorischen Funktionen wie z. B. Umdrehen aus Rückenlage in Bauchlage und zurück, Heben des Kopfes in Rücken- und Bauchlage, Aufrichten in den Vierfüßlerstand, Aufsetzen und schließlich das Aufstehen. Für alle unsere Rotationsbewegungen um die eigene Körperachse bedarf es einer intakten Kopfkontrolle.

Die Gleichgewichtsreaktionen dienen der automatischen Haltungsanpassung und -bewahrung bei allen unseren Tätigkeiten gegen die Schwerkraft. Obwohl die jeweilige Anpassung des Muskeltonus an Haltungsänderungen oft kaum sichtbar wird, kann diese durch Palpation des Muskels bzw. im Myogramm objektiviert werden. Gleichgewichtsreaktionen können aber auch extreme Gegenbewegungen auslösen, wenn es z. B. beim Fallen gilt, die Balance wieder herzustellen. Die Gleichgewichts- und Stellreaktionen sind in der Therapie dort von Bedeutung, wo durch eine zentrale

Regulationsstörung (Spastik, Rigor, Parese) das Auslösen automatischer Reaktionen auf der betroffenen Seite eingeschränkt wird. Zu den Gleichgewichtsreaktionen im Sinne eines Schutzreflexes gehört die von Schaltenbrand (1928) angegebene Sprungbereitschaft, auch „Schutzstreckung der Arme" genannt. Durch diese Reaktion werden die Arme und Hände zum Schutz des Kopfes und des Gesichtes vor Verletzungen automatisch nach vorn gebracht, wenn man in die Gefahr kommt zu fallen.

Die automatische Adaption der Muskeln bei Haltungsänderungen führt zu einem abgestimmten Haltungsausgleich gegen die Schwerkraft. Beevor (1904) berichtet über wichtige Beobachtungen bei Muskelfunktionsuntersuchungen, die für die moderne Physiotherapie große Bedeutung erlangt haben und die durch die Kinesiologie und Elektromyographie (Clemessen 1951) untermauert worden sind. Beevor machte darauf aufmerksam, dass Muskeln bei Bewegungen mit der Schwere und ohne Widerstand entspannt arbeiten, ihre Antagonisten dagegen angepasst kontrahiert werden.

Der normale Haltungsreflexmechanismus bewirkt einen normalen Haltungstonus (Muskeltonus), eine normale reziproke Innervation der Muskeln mit Adaption an Haltungsänderungen während der Bewegung und eine ineinander übergehende Kontrolle der Agonisten und Synergisten. Auf die Notwendigkeit einer intakten, reziproken Innervation für das Funktionieren normaler motorischer Leistungen hat Sherrington (1913) bereits hingewiesen. Die tonischen Nacken- und Labyrinthreflexe sind in die Haltungs- und Stellreaktionen integriert und bewirken Tonusänderungen in den Extremitäten durch Kopf- und Körperbewegungen. Umgekehrt erfolgt auch eine Wirkung des Körperstellreflexes auf den Kopf.

Nach B. und K. Bobath (1964) kann eine Läsion im oberen motorischen Neuron eine Störung des normalen Haltungsreflexmechanismus bewirken. Anstelle eines normalen Haltungstonus finden wir Spastizität, statt einer normalen reziproken Innervation erfolgt eine übermäßige Kokontraktion der einen Seite, und anstelle normaler Stell- und Gleichgewichtsreaktionen werden stereotype Bewegungs- und Haltungsmuster freigesetzt. Auf den Torticollis spasmodicus übertragen werden pathophysiologische Parallelen sichtbar. Das Bobath-Konzept basiert darauf, dass der motorische Output von der Peripherie, d. h. sensibel sensorisch zu beeinflussen und zu kontrollieren ist. Auf den Torticollis übertragen soll durch eine normale Koordination von Kopf-Rumpf-Extremitäten eine Hemmung der unwillkürlichen Haltungs- und Bewegungsmuster des Kopfes angestrebt werden.

Sherrington (1913) zeigte, dass auf einen adäquaten Reiz, wie z. B. die Erregung der Flexorengruppe im gestreckten Bein eine gleichzeitige Hemmung der Extensoren folgt. Er konstatierte, dass dies ein aktives Phänomen des Zentralnervensystems ist und nannte es „reziproke Hemmung". Beim intakten Organismus wird eine spinale Hemmung durch höhere zentralnervöse Einflüsse reguliert.

Dies ist eine angemessene Antwort auf die Vielzahl von Stimuli, die im Zentralnervensystem unter normalen Lebensbedingungen eintreffen. Agonisten, Antagonisten und Synergisten sind so aufeinander eingespielt, dass sie das nötige Zusammenspiel der Muskelgruppen steuern, um Fixation mit erhaltener Mobilität bewirken zu können.

Infolge einer Läsion im Bereich zentraler Funktionskreise wird das motorische Gleichgewicht gestört, woraus abnorme Haltungs- und Bewegungsmuster resultieren können. Für den Torticollis, einer dystonischen Hyperkinese mit richtungsbestimmter Kopffehlhaltung, wird eine Läsion im Zwischenhirn postuliert.

4.5.1
Das Brunkow-Konzept der Torticollis-Therapie

Die Behandlungstechnik von R. Brunkow (1977) ist der Normalentwicklung des Säuglings abgeschaut. Bei der physiologischen Entwicklung lässt dieser erkennen, dass über die Kopf-Halte-Stellreflexe schrittweise die Rumpfkontrolle erlernt wird. Das Ziel der krankengymnastischen Therapie beim Torticollis spasmodicus ist es, die durch eine zentrale Enthemmung wirksame Hyperkinese einzufangen und zu bremsen.

Das Zentralnervensystem steht ständig unter afferenten Impulsen spezifischer Rezeptoren aus Haut, Muskeln und Gelenken, unter kortikaler Information und affektiven Impulsen, die multisegmental integriert und koordiniert werden müssen, um in ein efferentes Haltungs- und Bewegungsbild umgesetzt werden zu können.

Ein wichtiger Gesichtspunkt der Krankengymnastik ist nach Brunkow (1978) die Konditionierung der Extensorentätigkeit der Extremitäten als einen propriozeptiven Impuls für Aufrichtung, Haltung und Fortbewegung.

Einige Beispiele von Haltung und Stemmführungen nach Brunkow werden in den Abb. 4.18 bis Abb. 4.20 dargestellt.

Stemmführungen, propriozeptive Reize, Bewegung und Haltung des Kopfes sollen in motorischen Zentren des Hirnstammes und im Kortex hemmende bzw. stimulierende Reaktionen zur Korrektur der Fehlhaltung auslösen.

Ziel dieser krankengymnastischen Behandlung mit Dissoziations- bzw. Stemmübungen ist es, normale physiologische Bewegungsabläufe anzubahnen. Bahnung kann durch dosierte extero- und propriozeptive Reize erfolgen, wodurch dem Patienten verloren gegangene, kontrollierte Haltungs- und Bewegungsmuster vermittelt werden sollen.

Bei diesen von Brunkow gefundenen Übungen sollen normale Haltungen und Bewegungen durch eine bewusste Zuwendung wieder „fühlbar" gemacht werden. Die

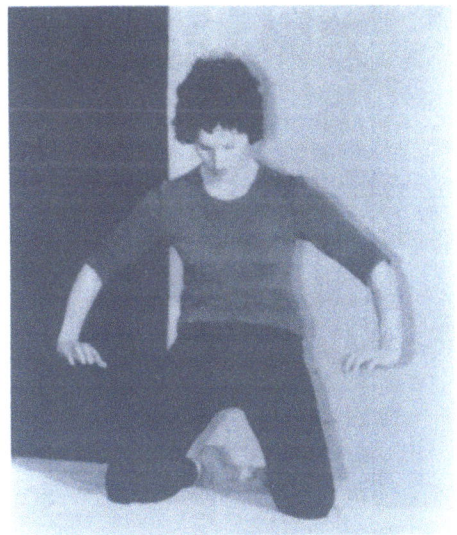

Abb. 4.18. Stemmwirkungen durch betonte Dorsalextensionen von Händen und Füßen und verstärkte Haltearbeit von Kopf und Rumpf

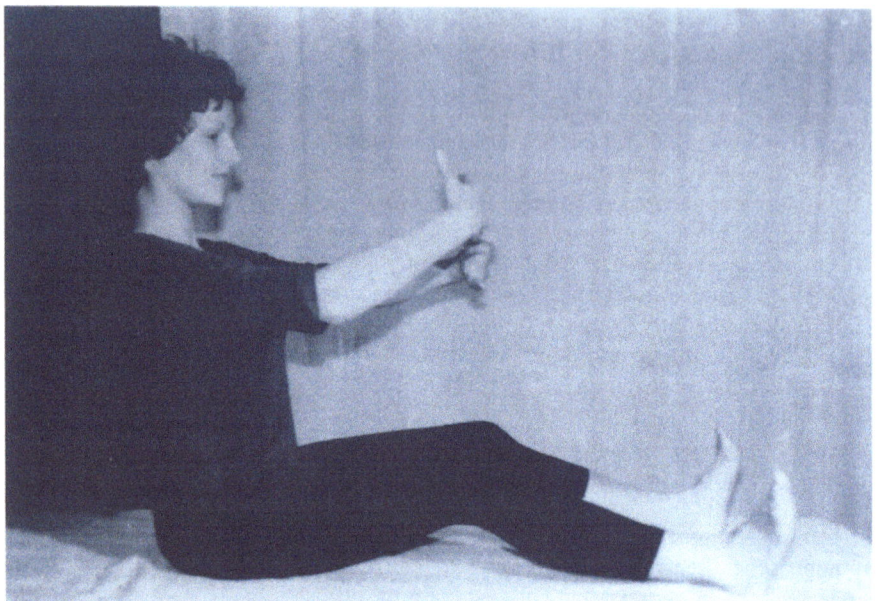

Abb. 4.19. Stemmführungen nach Brunkow, Demonstration einer Krankengymnastin

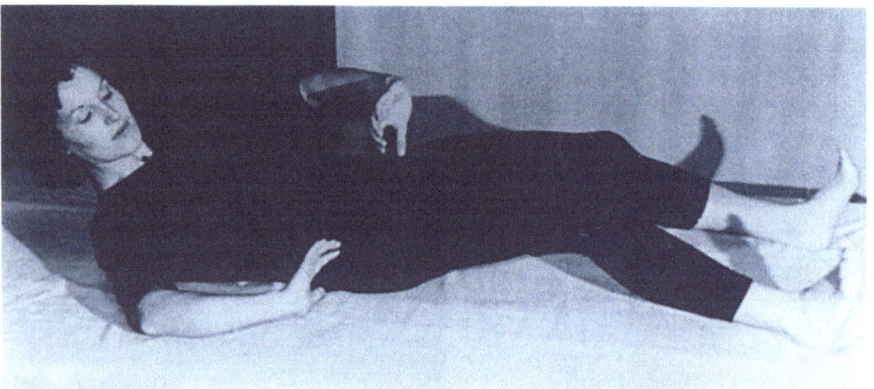

Abb. 4.20. Stemmführungen nach Brunkow, Demonstration einer Krankengymnastin

Wirkungsweise dieser empirisch entwickelten Übungsbehandlungen bedarf weiterer neurophysiologischer Überlegungen.

Hierzu kann Abb. 4.21 mit einem Schema unserer Sensomotorik Anregungen vermitteln.

Über kortikale und affektive, afferente Impulse werden im Zentralnervensystem Reaktionen abgerufen, die über efferente Regelkreise das Erfolgsorgan – den Muskel – aktivieren bzw. inhibieren.

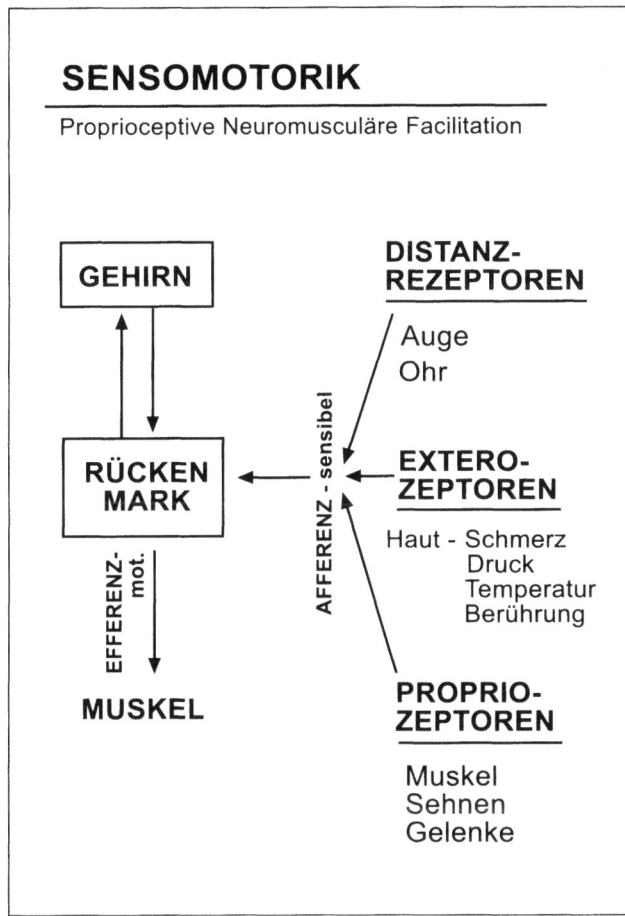

Abb. 4.21. Funktionsschema der Sensomotorik des Menschen. Zusammenfassung afferenter, affektiver und efferenter Regelkreise

Der Krankengymnast sieht seine Aufgabe darin, dem Patienten die verlorene Symmetrie und Kopfkontrolle über die angeführten Regelkreise fühlbar zu machen. Der Therapeut ist somit vorübergehend das sensorische System des Patienten.

Unsere Motorik muss als eine Sensomotorik angesehen werden, wobei die motorischen Zentren im Hirnstamm und Kortex auf afferente und affektive Impulse reagieren. Es ist die Aufgabe des Krankengymnasten von der Peripherie her Stimuli zu setzen, die einerseits beim Patienten eine bestimmte Reaktion hervorrufen, andererseits aber pathophysiologische Muster, wie assoziierte Reaktionen bei der Hemiplegie bzw. überschießende Hyperkinesen, noch nicht auslösen.

4.6
Behandlungstechniken unter telemetrischer EMG-Kontrolle

Pathophysiologisch führt eine passive Gegenbewegung durch Aktivierung von Spannungs- und Dehnungsrezeptoren zu einer Aktivierung von Motoneuronen, deren zentrale Hemmung beeinträchtigt ist. Diese Beobachtungen sind nicht nur bei den täglichen Gebrauchsbewegungen zu berücksichtigen, sondern müssen insbesondere vom Krankengymnasten bei der Therapie von Patienten mit einer zentralnervösen Regulationsbeeinträchtigung beachtet werden. Die durchgeführten krankengymnastischen Aufgaben, Behandlungen und korrektiven Eigenübungen der Patienten wurden durch telemetrische EMG-Ableitungen auf ihre Effizienz hinsichtlich der Wirkung auf den Torticollis untersucht.

Dabei liefert das Myogramm Informationen über den Innervationsmodus normal und hyperkinetisch innervierter Muskeln während der krankengymnastischen Behandlungsphasen. Es werden auch pathologische Reaktionen bei ungeeigneten Behandlungstechniken vorgestellt.

4.6.1
Stemmübungen nach Brunkow

„Dissoziation bedeutet bei Frau Brunkow Auflösung", Zitat Block (1977). Ein Bewegungs- oder Haltungsmuster könne durch Rotation in den Gelenken aufgelöst werden. Bei diesen Dissoziationsübungen findet eine Rotation primär in proximalen Gelenken statt. Beugung und Streckung werden in den mittleren Gelenken modifiziert.

Die distalen Extremitätengelenke werden durch maximale isometrische Haltearbeit der kurzen Extensorenmuskeln in einer bestimmten Stellung fixiert. Ziel dieser Behandlung seien Auflösung abnormaler, pathologischer Haltungsmuster bei bestimmten zerebralen Bewegungsstörungen.

Beispiel: Pat. B., E. geb. 27.02.1926

Die Abbildungen 4.22 und 4.24 zeigen eine 55-jährige Patientin mit einer postoperativen, kombinierten Restsymptomatik, Kopfneigung nach links und Wendung nach rechts (Abb. 4.22). Abbildung 4.24 a–d demonstriert die Möglichkeiten der Kopfkorrektur durch symmetrisches Stemmen der Hände nach vorn bzw. durch isometrische Stemmübungen gegen Widerstand (Wand) und auf dem Standfahrrad.

Das zu dieser Patientin gehörige telemetrische EMG zeigt Abb. 4.25. Die Ruheableitung (1) verdeutlicht eine tonische Aktivierung der hyperkinetischen seitlichen Hals-Nacken-Muskeln links (K2). Bei Ableitung 2 wird durch Stemmübungen gegen Widerstand eine Abnahme der hyperkinetischen Aktivität links (K2) durch Hemmung erreicht. Nach Ende der Stemmübungen (Abl. 3) kommt es zu einer gruppenförmigen Aktivierung links, danach zu einer deutlichen Hemmung beiderseits, die über die Stemmführung hinaus anhält. Dann baut sich durch die Hyperkinese der Hals-Nacken-Muskeln links (Abl. 3), anschwellend wieder ein dichtes Interferenzbild,

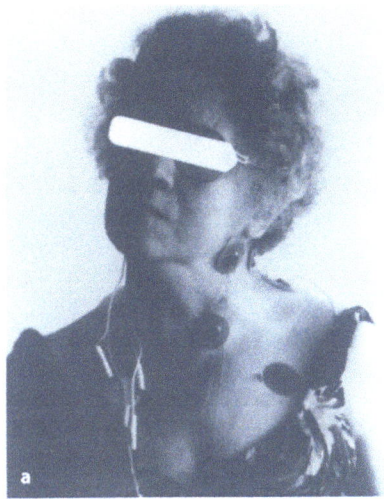 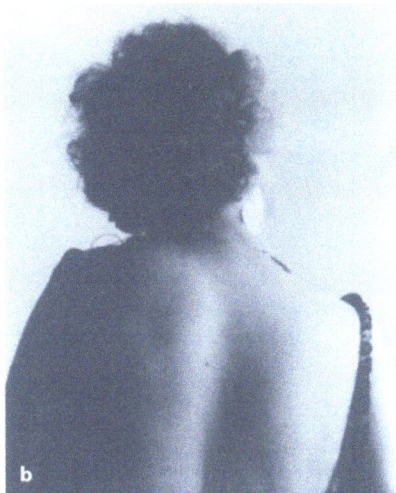

Abb. 4.22 a,b. 55-jährige Patientin mit einer kombinierten Torticollis-Restsymptomatik, Neigung nach links, Wendung nach rechts. 6 Jahre nach stereotaktischer Operation, sowie 5 Jahre nach Myotomie des M. sternocleidomastoideus links

allerdings mit flacheren Amplituden gegenüber der Ausgangssituation auf. Bei erneuter Stemmführung (Abl. 4) wird eine Aktivierung der Antagonisten rechts (K1) und Hemmung der linken, pathologisch innervierten Seite (K2) registriert.

In Phasen der Hemmung kann der Kopf aktiv in die Mittelstellung bewegt und einige Minuten lang gut gehalten werden.

Abbildung 4.26 zeigt ein telemetrisches EMG bei einem Patienten mit Torticollis horizontalis nach rechts während der Krankengymnastik. Abgeleitet wurden die Aktionspotentiale aus den unteren Hals-Nacken-Muskeln beider Seiten, also von Muskeln, die eine antagonistische Funktion bewirken.

Die Registrierung im Laufen lässt beidseits eine intensive Rekrutierung mit Amplitudenanstieg (Abl. 6) erkennen. Das Interferenzbild der hyperkinetisch innervierten rechten Hals-Nacken-Muskeln überwiegt (K2), die Muskelkontraktionen erfolgen nahezu rhythmisch gruppiert. Klinisch besteht in dieser Phase eine unwillkürliche Kopfwendung nach rechts von 25 Grad, wobei die Hals-Nacken-Muskulatur der rechten Seite die vorwiegend vom linken M. sternocleidomastoideus bewirkte Wendung unterstützen.

Beim Vorstemmen der gestreckten, gehobenen Arme gegen die Hände des Therapeuten (Abl. 7) wird beidseits eine vollständige Hemmung erreicht. Der Kopf kann dabei ohne Mühe in Mittelstellung gebracht und gehalten werden. Bei einer isometrischen Anspannung der linken Hals-Nacken-Muskeln gegen den Widerstand der angelegten Hand des Krankengymnasten an die linke Kopfseite und nach Aufforderung zur aktiven Kopfneigung gegen die Hand nach links werden die hyperkinetischen Nackenmuskeln rechts (K2) ebenfalls gehemmt (Abl. 8), die linken aber angepasst kontrahiert (K1). Dieser Effekt wird nicht erzielt, wenn man die Kopfneigung nach links freigibt, da sofort die Dehnungsrezeptoren der hyperkinetischen rechten Halsmuskeln eine erneute Kontraktion mit Gegenspannung auslösen.

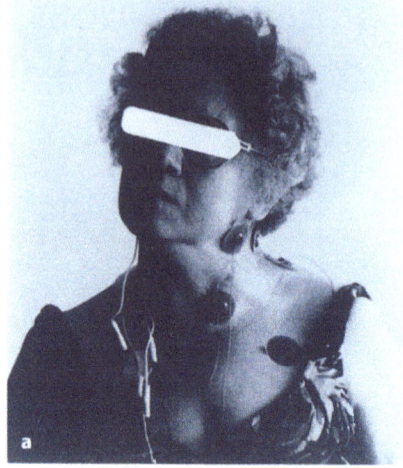
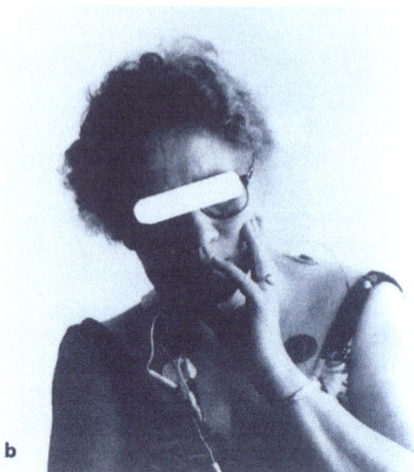
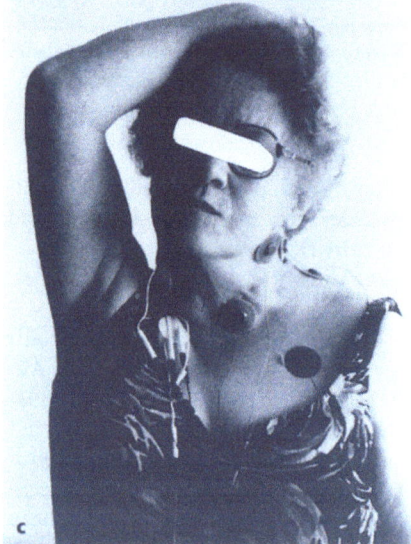

Abb. 4.23. a Rezidivsymptomatik bei einer 55-jährigen Patientin mit einem Torticollis spasmodicus **b** Kopfkorrektur durch Geste antagonistique. Anlegen der Finger am Kinn – kontralateral zur Wenderichtung **c** Korrektur der Neigung nach links durch Herüberziehen des Kopfes mit der rechten Hand

Der Kutschersitz (Abl. 9) führt zu einer physiologischen, fast symmetrischen Innervation beider Seiten, was auch dem klinischen Aspekt entspricht.

Das nächste telemetrische EMG während der Therapie registriert die Aktionspotentiale beider Mm. sternocleidomastoidei.

Zu Beginn der Therapie ist der linke M. sternocleidomastoideus überaktiv und tonisch kontrahiert, während das Interferenzbild der rechten Seite nahezu rhythmisch gruppiert erscheint (Abl. 5, Abb. 4.27).

Beim Stemmen der gestreckten Arme nach unten im Sitzen erfolgt beidseits eine phasische Kontraktion, d. h. die tonische Innervation des linken, hyperkinetischen M. sternocleidomastoideus wird unterbrochen (Abl. 6). In dieser Phase ist die hori-

4 Die konservative und rehabilitative Therapie 137

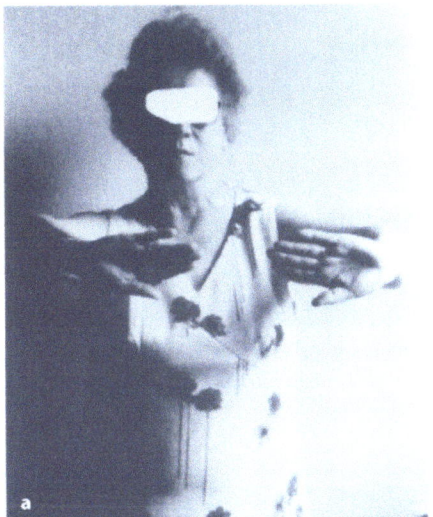
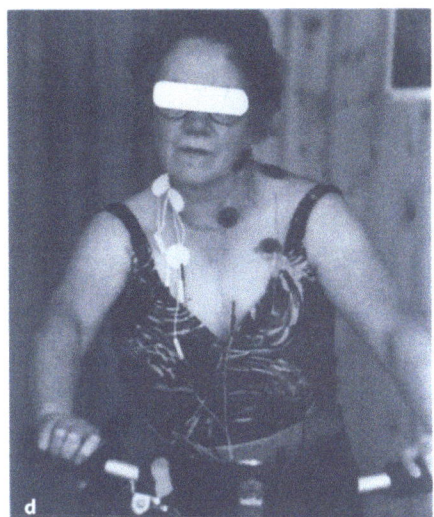
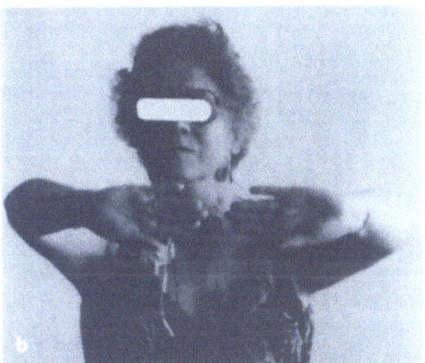
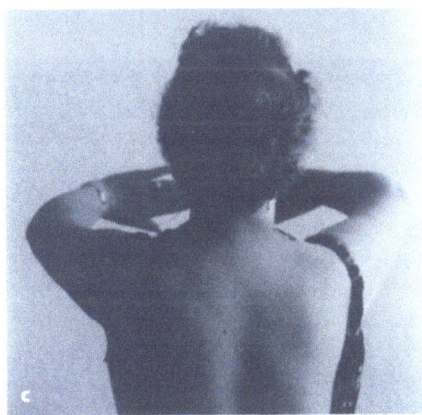

Abb. 4.24 a–d. Dieselbe Patientin unter verschiedenen Bewegungsaufgaben während der Behandlung. **a,b** Kopfkorrektur durch Brunkow-Stemmübungen, **c** Stemmen gegen Widerstand (Wand), **d** auf dem Standfahrrad

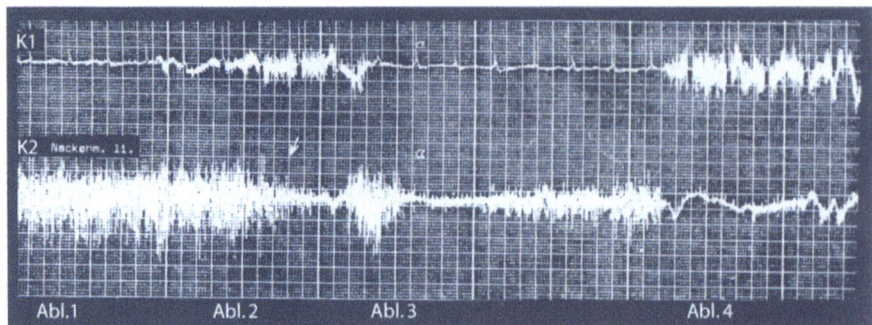

Abb. 4.25. Summationsmyogramme während der Behandlung mit Brunkowscher Stemmführung. K1 (*obere Kurve*): Hals-Nacken-Muskeln rechts. K2 (*untere Kurve*): Hals-Nacken-Muskeln links

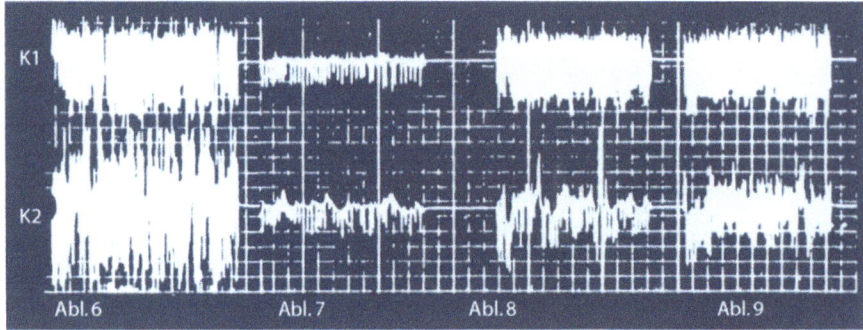

Abb. 4.26. 48-jähriger Patient mit einem Torticollis horizontalis nach rechts. EMG während der Physiotherapie. Innervationsaufwand der antagonistischen Hals-Nacken-Muskeln. K1 (*obere Kurve*): Hals-Nacken-Muskeln links. K2 (*untere Kurve*): Hals-Nacken-Muskeln rechts

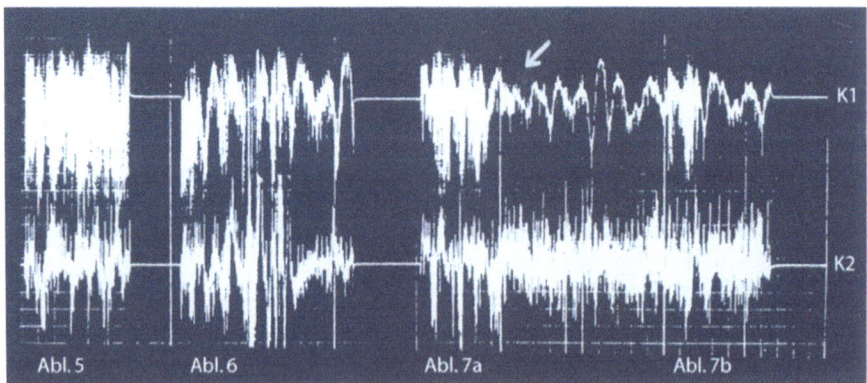

Abb. 4.27. EMG derselben Patientin Abb. 4.26. Vergleichsregistrierung der Summationsmuster beider Mm. sternocleidomastoidei. K1 (*obere Kurve*): linke Seite. K2 (*untere Kurve*): rechte Seite

Abb. 4.28 a,b. Stemmübungen nach R. Brunkow im Liegen

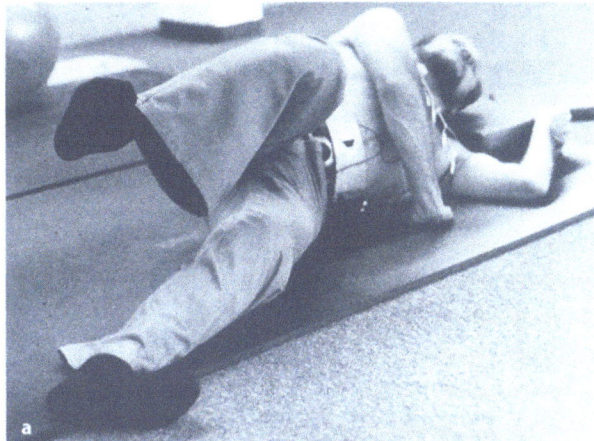
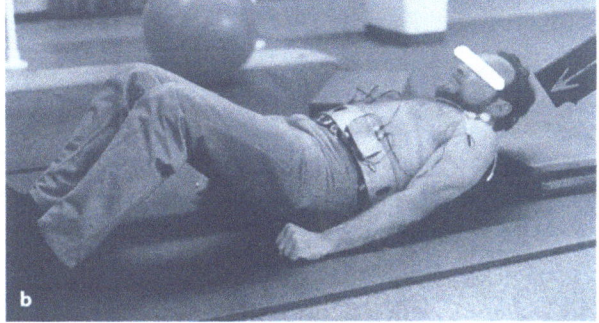

zontale Wendung nach rechts beseitigt, und der Kopf kann ohne Mühe in normaler Position gehalten werden.

In Ableitung 7 geht der Kopf wieder in eine unwillkürliche Wendung nach rechts, entsprechend wird das Myogramm dichter (K1). Die folgende Kopfkorrektur durch den Therapeuten führt zunächst zu einer deutlichen Hemmung des linken (K1) M. sternocleidomastoideus (Pfeil) bei einer tonischen, physiologischen Kontraktion der rechten Seite (K2). Der Kopf gerät sogar in eine Überkorrektur mit klinischer Wendung nach links um ca. 15 Grad, dabei werden auf der hyperkinetischen, linken Seite erneut myoklone Reaktionen ausgelöst (Abl. 7b).

Die durch eine Therapiewirkung ausgelösten pathophysiologischen Reaktionen müssen vom Therapeuten erkannt und nach Möglichkeit umgehend korrigiert werden. Außerdem muss der Patient auf nicht erwünschte, bewusste Überkorrekturen hingewiesen werden und Anleitungen erhalten, wie er die Intensität seiner Hyperkinesen hemmen oder wieder unter Willkürkontrolle bringen kann.

Mit den Fotos der Abb. 4.28 und 4.29 sollen bei einem Patienten mit einem Torticollis horizontalis nach links die Möglichkeiten der krankengymnastischen Therapie durch Stimuli der Therapeutin sowie Stemmübungen nach Brunkow im Sitzen, Stehen und Liegen demonstriert werden.

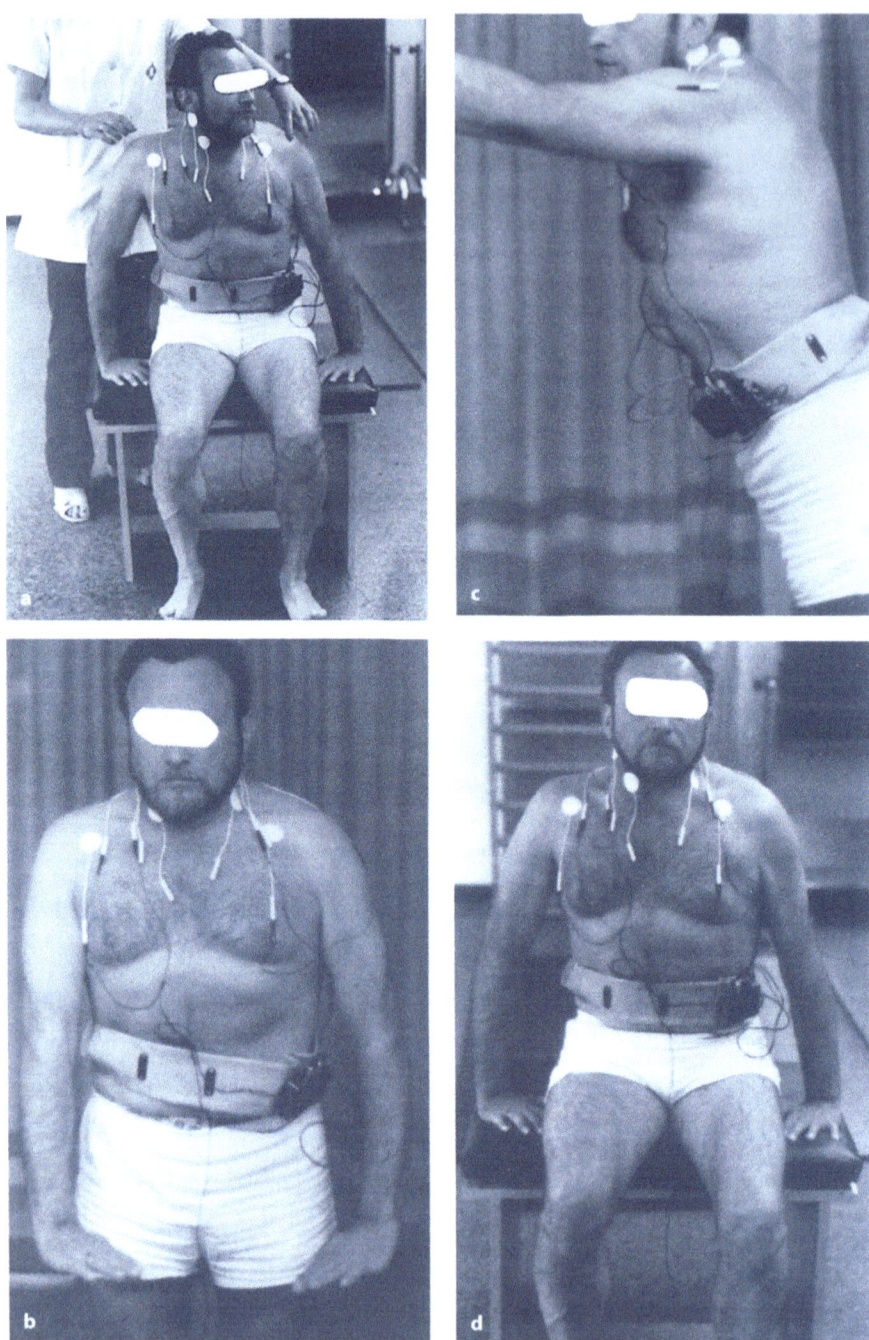

Abb. 4.29 a–d. 50-jähriger Patient mit einem Torticollis horizontalis nach links. 14 Monate nach stereotaktischer Operation. Demonstration der krankengymnastischen Behandlung.

4.6.2
Bewegungs-Ballspiele, Therapeutisches Reiten (Hippotherapie)

Ballspielen, Tischtennis, rasches Laufen, Hüpfen, Standradfahren, sowie das therapeutische Reiten stellen hohe Anforderungen an unsere Haltungs- und Gleichgewichtsreaktionen durch einen ständig wechselnden Bewegungsablauf. Dazu bedarf es automatisch einer sicheren Kopfkontrolle. Diese Übungen wurden mit dem Ziel, die eingeschränkte Kopfkontrolle beim Torticollis wieder zu schulen, in die Behandlungstechnik aufgenommen. Hier sind der Phantasie des Therapeuten keine Grenzen gesetzt, solange dabei ein positiver Effekt auf die dystonen Muster erzielt wird (Abb. 4.30 a–d).

Die Kopf-Rumpf-Kontrolle, Koordination der Bewegungen und Gleichgewichtsreaktionen fallen den Patienten offenbar im Sitzen wesentlich leichter als im Stehen. Dadurch gelingt ihnen die aktive Korrektur der Kopf-Rumpffehlhaltung im Sitzen auf mobiler Unterlage häufig spontan und mit geringerer Anstrengung als im Stehen.

Aufgrund dieser Beobachtungen haben wir das Therapiereiten als ergänzende Maßnahme in die Therapie zerebraler Bewegungsstörungen eingeführt (Abb. 4.31). Patienten mit extrapyramidalen Bewegungssymptomen können bei der Hippotherapie die abnormen Haltungs- und Bewegungsmuster leichter unter Kontrolle bringen. Dies gilt auch für den extrapyramidalen Torticollis. Dabei können sie auf dem Pferd (mobile Unterlage) die abnorme Haltung scheinbar leichter aktiv ausgleichen, die normale Kopfposition länger halten, als ihnen das im Stehen und Gehen gelingt. Durch unerwartete Richtungswechsel des an der Longe geführten Pferdes werden Haltung und Gleichgewicht geschult. Harmonie und Sicherheit der Kopf-Rumpf-Kontrolle sind Merkmale einer gut koordinierten Bewegung oder Körperhaltung.

Hippotherapie ist eine Ergänzung der krankengymnastischen Behandlung. Therapeutisch wirksame Elemente sind dabei die Schwingungen, die vom Pferderücken auf den Patienten einwirken (Peterson 1982, 1991).

Bei der Hippotherapie wird, wie das EMG (Abb. 4.32) zeigt, eine symmetrische Tonisierung der antagonistisch wirkenden Hals-Nacken-Muskeln erreicht. Die Kontraktion erfolgt auf der pathologischen rechten Seite (K2) allerdings mit einem dichteren Interferenzbild. Klinisch zeigt sich trotz der Dauerkontraktion der rechten Nackenmuskeln eine Besserung. Nicht nur die aktive Neigung nach links, sondern auch Wendung, Beugung und Reklination des Kopfes fallen dem Patienten während des Therapiereitens leichter.

In Ableitung 3 wird das Myogramm bei erhöhter Trittarbeit auf dem Standfahrrad registriert. Es kommt beiderseits wahrscheinlich zu einer Hemmung der Erregung, klinisch ist der Kopf in Mittelstellung und kann leichter nach rechts und links geneigt, gewendet und gehalten werden.

Auch die nachfolgenden Stemm-Stützübungen (Abl. 3a) in Rückenlage auf der Matte bewirken eine Hemmung der hyperkinetisch kontrahierten, rechten (K2) und eine angepasste, tonische Kontraktion der linken (K1) Hals-Nacken-Muskeln, womit ein Funktionsgleichgewicht erreicht wird. Obwohl in allen Ableitungen die stärkere Innervation der rechten Seite gemessen wird, zeigt der klinische Aspekt keine Torticollis-Symptomatik mehr.

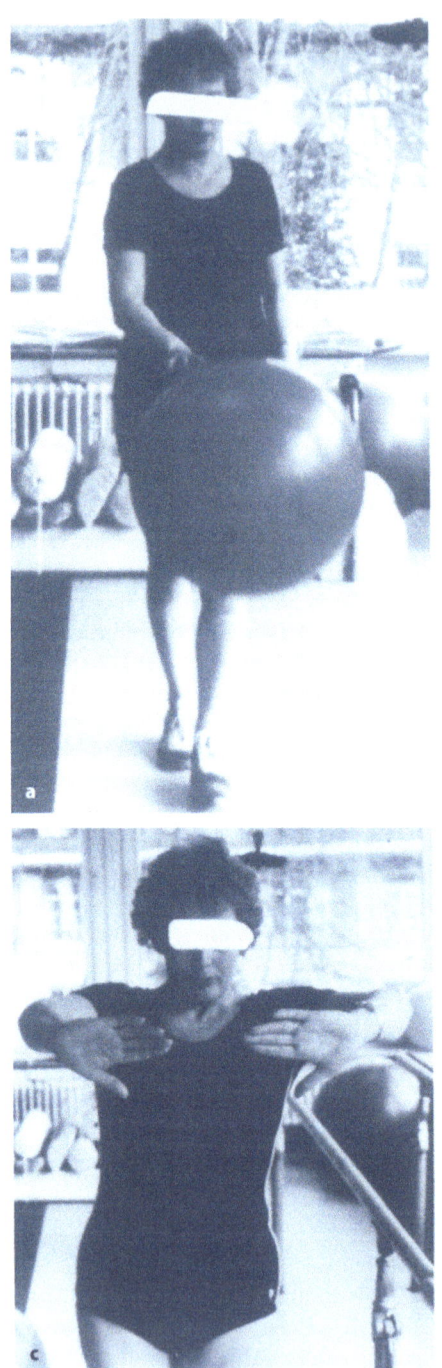
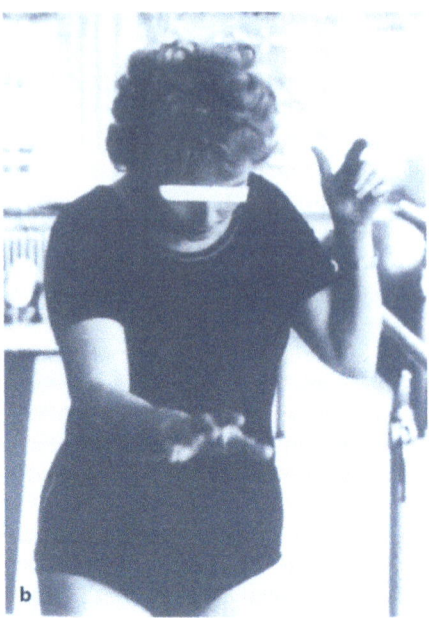
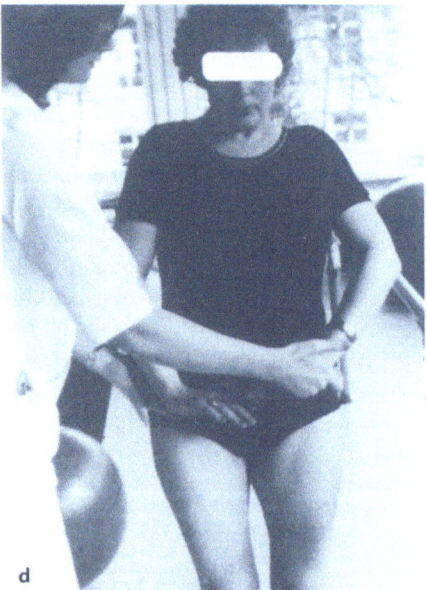

Abb. 4.30 a–d. Patientin mit einem Torticollis horizontalis nach links. **a,b** Erleichterung der aktiven Kopfkontrolle in rasch wechselnden Bewegungsphasen mit Pezzi-Ball. **c,d** Aktive Kopfkontrolle bei Eigenübung (c) bzw. Stemmführungen gegen Widerstand (d) der Therapeutin.

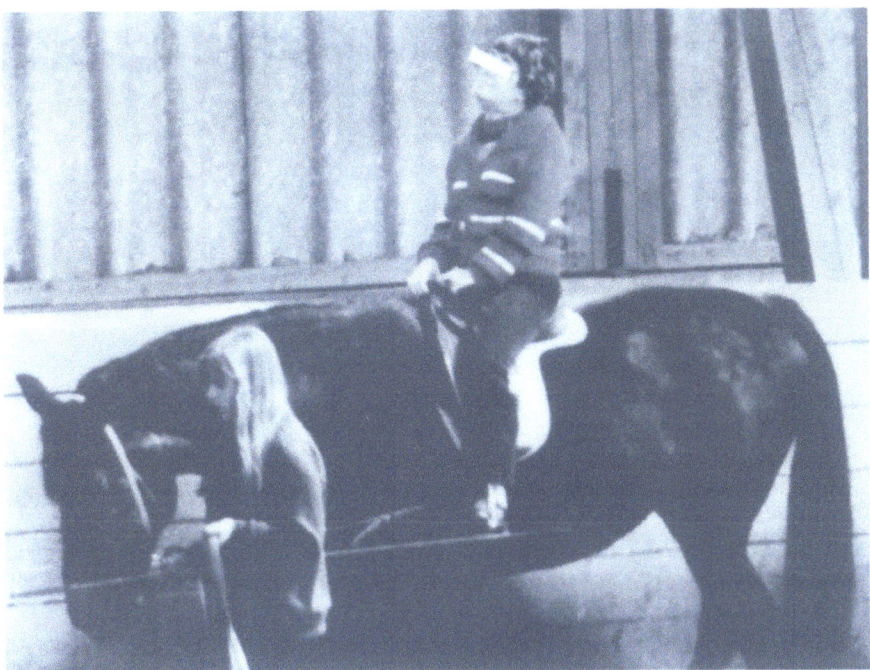

Abb. 4.31. Hippotherapie als ergänzende Maßnahme zur Therapie extrapyramidaler Bewegungsstörungen. Patientin mit einer massiven, kombinierten Torticollis-Symptomatik

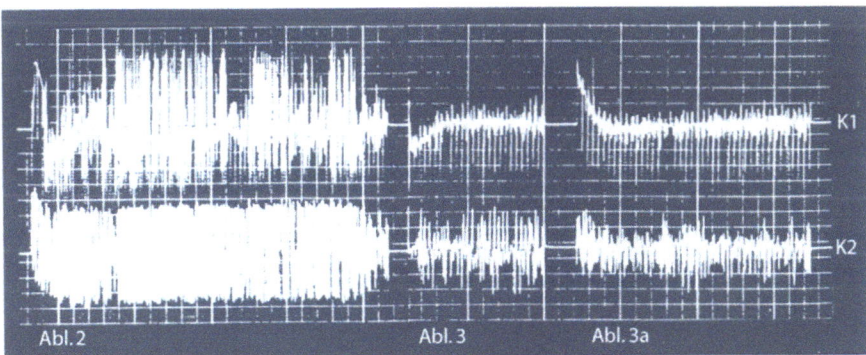

Abb. 4.32. EMG-Registrierung von den Hals-Nacken-Muskeln beiderseits unter verschiedenen therapeutischen Einwirkungen: Therapiereiten (Hippotherapie), Standfahrrad, Brunkow-Stemmübungen. K1 (*obere Kurve*): linke Seite. K2 (*untere Kurve*): rechte Seite

Eine weitere Patientenvorstellung (Abb. 4.33) demonstriert, wie die Neigung des Kopfes bei Übungen auf dem Standfahrrad korrigiert werden kann. Auch nach Beendigung dieser Therapieaufgabe fällt es der Patientin leichter, den Kopf in normaler Position zu halten und gegen die bevorzugte Torticollis-Richtung zu bewegen.

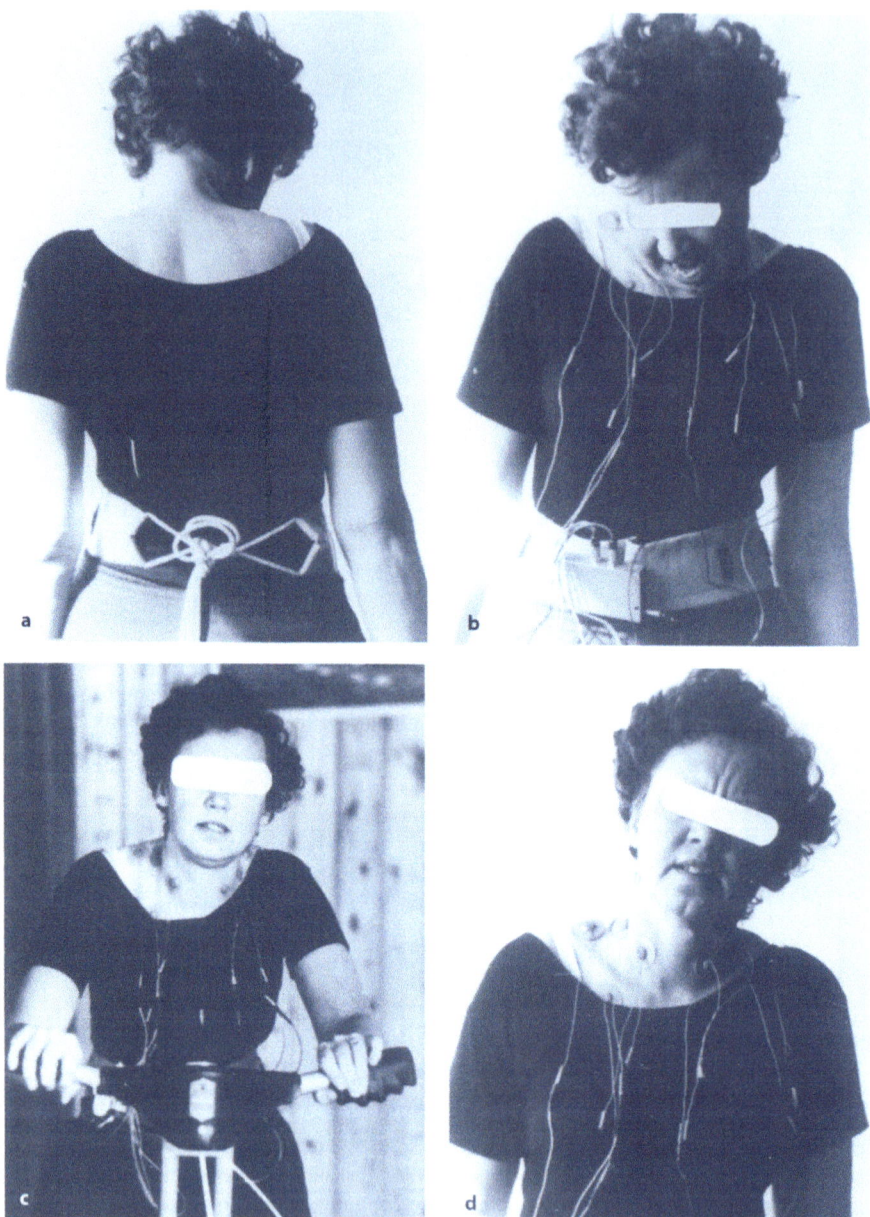

Abb. 4.33 a–d. Patientin mit einem rotatorischen Torticollis spasmodicus. Durch Bewegungsanforderungen auf dem Standfahrrad fällt es der Patientin leichter, den Kopf in normaler Position zu halten

4.6.3
Massagen

Die Mehrzahl unserer Patienten wurde zumindest einmal und nicht nur in der praeoperativen Phase mit Nackenmassage behandelt. Neben einer momentanen Minderung der lokalen Muskelverkrampfungen wurde von den Behandelten aber eine Zunahme der Torticollis-Symptomatik angegeben. Erwartungsgemäß fanden sich bei der Registrierung der Summationsmuster normal innervierter und hyperkinetisch kontrahierter Muskeln während der Massage regelmäßig heftige Aktivierungen der Interferenzmuster. Diese Stimulation erfolgt entsprechend dem Schema der Sensomotorik über extero- und propriozeptive Afferenzen, welche die Torticollis-Symptomatik potenzieren, da die zentrale Bremse (Hemmung) fehlt.

Das EMG (Abb. 4.34) lässt bei einem rotatorischen Torticollis nach links erkennen, wie durch Massagebehandlungen eine Stimulation der Hals-Nacken-Muskeln beiderseits erfolgt. Auf der hyperkinetisch innervierten linken Seite (K2) hält dieser Effekt lange über diese Manipulation (Pfeil) hinaus mit heftiger Intensität an. Die vom Patienten momentan empfundene Abnahme der Verkrampfungen wird letztlich mit einer Anregung der Muskelkontraktionen und einer Intensivierung des Torticollis beantwortet.

4.6.4
Kopfstützen, orthopädische Hilfsmittel und passive Manipulationen

Therapeutischen Überlegungen, die zur Verordnung von Kopfstützen jeder Art führen, muss der Gedanke zugrunde liegen, dass es sich beim Torticollis spasmodicus um ein rein peripheres, muskuläres oder vertebragenes Problem handelt.

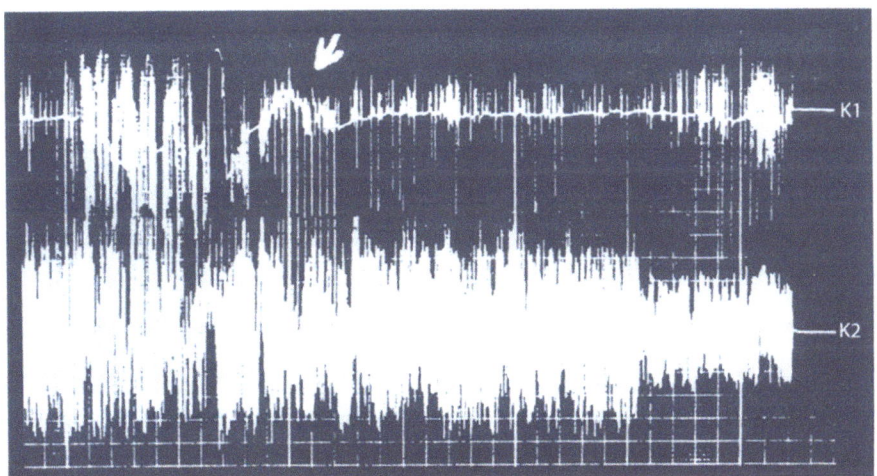

Abb. 4.34. EMG-Ableitung unter Massagebehandlung. K1 (*obere Kurve*): Hals-Nacken-Muskeln rechts. K2 (*untere Kurve*): Hals-Nacken-Muskeln links (hyperkinetische Seite)

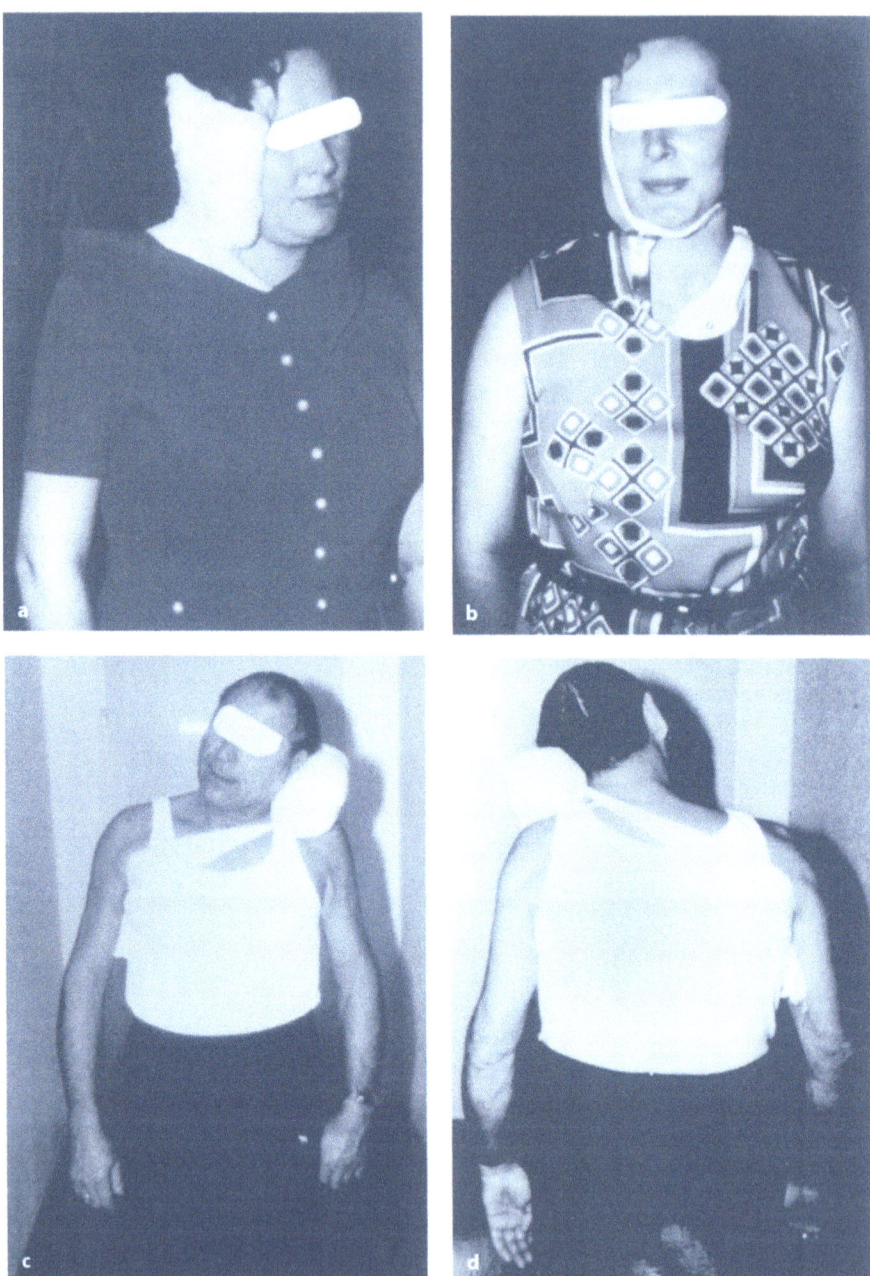

Abb. 4.35. a,b Provisorische und orthopädische Hilfsmittel in der Erprobung bei einer Patientin mit einem horizontalen Torticollis nach rechts **c,d** und einem Patienten mit rotatorischer Kopfneigung nach links

In Abb. 4.35a–d werden verschiedene provisorische Hilfsmittel und eine im Handel angebotene Kopfstütze vorgestellt. Bei der Patientin (Abb. 4.35a,b) mit einem Torticollis horizontalis nach rechts bietet einmal der Gipsverband und zum anderen die Kopfstütze der bevorzugten Torticollisrichtung einen Widerstand. Bei dem Patienten in (Abb. 4.35c,d) soll durch eine weiche Polsterung die Kopfneigung nach links abgefangen werden.

Bei allen Patienten fanden wir dabei klinisch und elektromyographisch Befunde, die einer Aktivierung der hyperkinetischen Symptomatik entsprechen und mit denen bei einer Massage vergleichbar waren.

Diese passiven Hilfen bewirken über Dehnungsrezeptoren (Muskelspindel) bzw. Hautreize (Druck, Berührung) eine Stimulation von Afferenzen, die eine Intensivierung des Torticollis hervorrufen. Bei der Patientin mit einer Kopfstütze zeigte sich dies in besonders krasser Weise, indem die Wendung nach rechts dazu führte, dass das Gesicht unter der seitlichen Kopfstütze hinwegglitt.

Von passiven Maßnahmen (manuelle Therapie, Chiropraktik) an der Halswirbelsäule, wie auch vom Einsatz orthopädischer Hilfen (wie beispielsweise Stützen, Krawatten) ist strikt abzuraten. Eine damit ausgelöste Steigerung afferenter Impulse führt meist zu einer Zunahme der hyperkinetischen Kontraktionen. Dieses Phänomen ist uns seit der orthopädischen Behandlung der Spastizität bei der kindlichen Zerebralparese bekannt, wird dennoch aber nur selten beachtet.

Über die Wirkung verschiedener konservativer Behandlungstechniken beim Torticollis haben Hagenah et al. (1983 a) berichtet und dabei den Wert einer speziellen Torticollis-Gymnastik und Schulung koordinativer Leistungen (Schwimmen) hervorgehoben.

4.6.5
Feedback-Mechanismus

Die in dieser Arbeit vorgestellte Therapie auf neurophysiologischer Grundlage verfolgt immer das Ziel, dem Patienten wieder „fühlbar" zu machen, welche Haltungs- und Bewegungsmöglichkeiten er hat und welche ihm fehlen.

Überschießende Reaktionen sollen eingefangen und gehemmt, kontrollierte Bewegungsabläufe gebahnt werden. Die Vielzahl von Stimuli werden über spezifische Rezeptoren in Haut, Muskeln und Gelenken bzw. über Distanzrezeptoren (Augen, Ohr) als sensorischer Input den motorischen Zentren im Hirnstamm und Kortex mitgeteilt. Durch exterozeptive Reize soll der Patient wieder lernen, sich der Stellung und Bewegung seines Körpers und Kopfes im Raume bewusst zu werden.

Bei der krankengymnastischen Behandlung von Torticollispatienten haben wir gefunden, dass ihnen das Tragen eines Gewichtes auf dem Kopfe (Sandsack) die aktive Korrektur der Kopffehlhaltung auch während erhöhter Bewegungsforderungen erleichtert (Abb. 4.36).

Übungsbehandlungen, die zur Konditionierung von Körperhaltungen und Bewegungen führen sollen, gehen auf Stütz- und Stellreaktionen zurück. Stemmübungen mit isometrischer Spannung der an der Kopfkontrolle beteiligten Hals-Nacken-Muskeln sollen die verloren gegangenen, physiologischen Kopfbewegungen wieder einschleifen. Vergleichsbefunde und Verlaufsbeobachtungen zeigen aller-

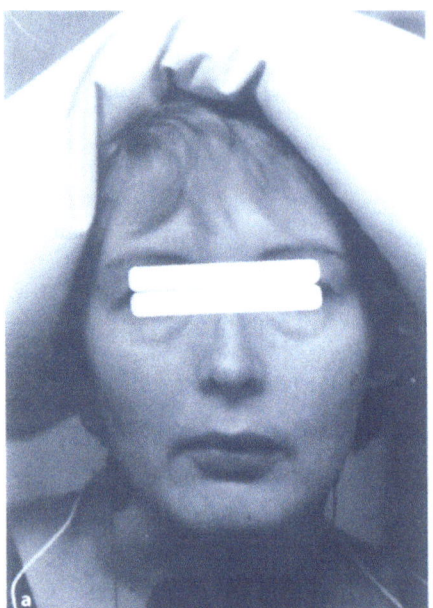 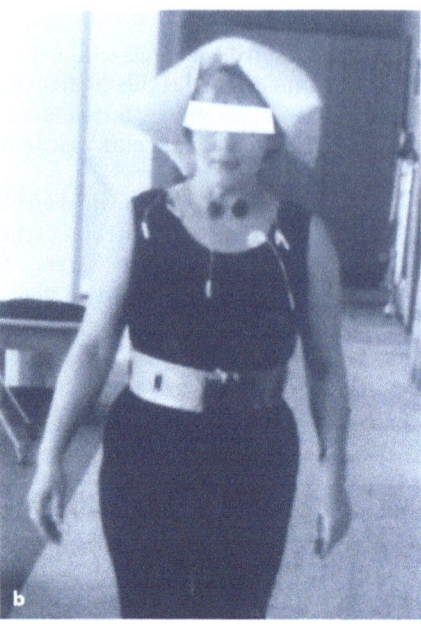

Abb. 4.36 a,b. Patientin mit einem horizontalen Torticollis nach links. Symmetrische Kopfhaltung und gute Selbstkontrolle des Torticollis durch Tragen eines Gewichtes auf dem Kopf

dings, dass ein solcher Perzeptionsprozess ein monatelanges Therapietraining erfordern kann.

Die meisten Patienten können ihre Kopf-Fehlhaltung durch die so genannten antagonistischen Gesten, denen wahrscheinlich auch ein Feedback-Mechanismus zugrunde liegt, vermindern oder korrigieren.

Diese Manipulationen wurden von Meige u. Feindel (1902) sowie von Wartenberg (1954) beschrieben. Mittels taktiler Reize, durch Berührung oder leichten Druck der Finger auf den Kieferrand, gewissermaßen als Orientierungshilfe, kann der Patient die torticollisbedingte Fehlhaltung leichter ausgleichen (Abb. 4.37). Die typische antagonistische Geste beruht darauf, dass durch leichten Fingerkontakt am Kinn, kontralateral zur Wenderichtung bzw. Neigung, der Schiefhals ausgeglichen werden kann. Der Kopf wird dabei durch Berührung der Finger in die Mittelstellung zurückgeholt. Derartige Hilfen zur Korrektur des Torticollis sehen wir bei vielen Patienten, auch wenn man sie nicht auf einen solchen Mechanismus hingewiesen hat.

Unter krankengymnastischen Gesichtspunkten kann hierin ein Perzeptionstraining verstanden werden, wobei die angelegten Finger eine Orientierungshilfe bei eingeschränkter, zentraler Kopfkontrolle bedeuten können.

Bei über einem Drittel unserer Patienten wird die gleiche Minderung der Torticollis-Wirkung auch durch Anlegen der Finger am Kinn der ipsilateralen Seite der Kopfwendung bzw. -neigung erreicht. Die Patientenfotos (Abb. 4.38a–d) sollen diese Beobachtungen wiedergeben.

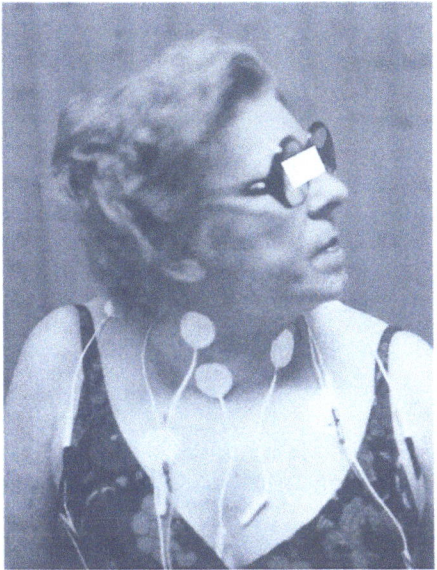 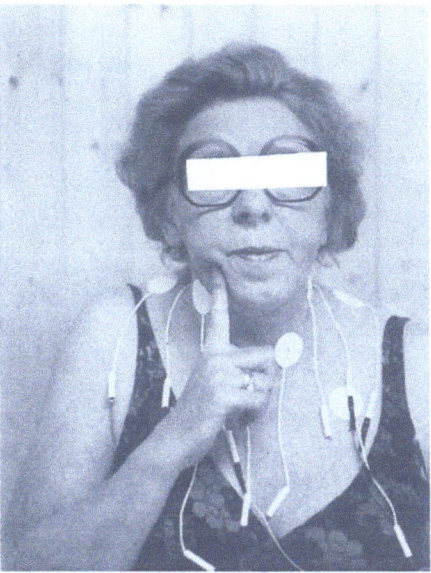

Abb. 4.37. Antagonistische Geste zum Ausgleich des Torticollis spasmodicus nach links (Fingerkontakt kontraversiv am Kinn)

4.7 Langzeitergebnisse der krankengymnastischen Therapie

Von unseren 87 nicht operierten Patienten wurden auslesefrei 40 Patienten ermittelt, die sich permanent für die Dauer von 2 Jahren einer speziellen krankengymnastischen Behandlung auf neurophysiologischer Grundlage nach Brunkow-Bobath unterzogen haben.

Die Beurteilung unserer Ergebnisse basiert auf den klinischen und telemetrischen EMG-Befunden, die wir bei diesen 40 nicht operierten Patienten registriert haben (Peterson 1983).

Tabelle 4.44 zeigt die Rehabilitationsergebnisse der 40 nichtoperierten Torticollis-Patienten, die kontinuierlich über zwei Jahre hinweg mit einer neuen, krankengymnastischen Therapie (Brunkow-Bobath) behandelt worden sind. Die Patienten wurden in halbjährlichen Abständen bei uns klinisch und elektromyographisch (Telemetrie) nachuntersucht. Nach eineinhalbjähriger, physiotherapeutischer Behandlung war bei 6 Patienten (15%) der Torticollis vollständig beseitigt, bei 12 (30,0%) eine stabile Besserung von immerhin 60–80% der Symptomatik erreicht worden. Demgegenüber zeigten 5 Patienten (12,5%) eine chronisch-progrediente Zunahme der Torticollis-Symptomatik, wodurch sich der Anteil in Gruppe I (nicht gebessert) auf 11 Patienten (27,5%) gegenüber 7 Patienten (17,5%) nach einem halben Jahr erhöhte.

Während der Beobachtungszeit lassen sich auch Verschiebungen zwischen den Gruppen II bis IV erkennen, wobei Teilrezidive durch eine konsequente Weiterbe-

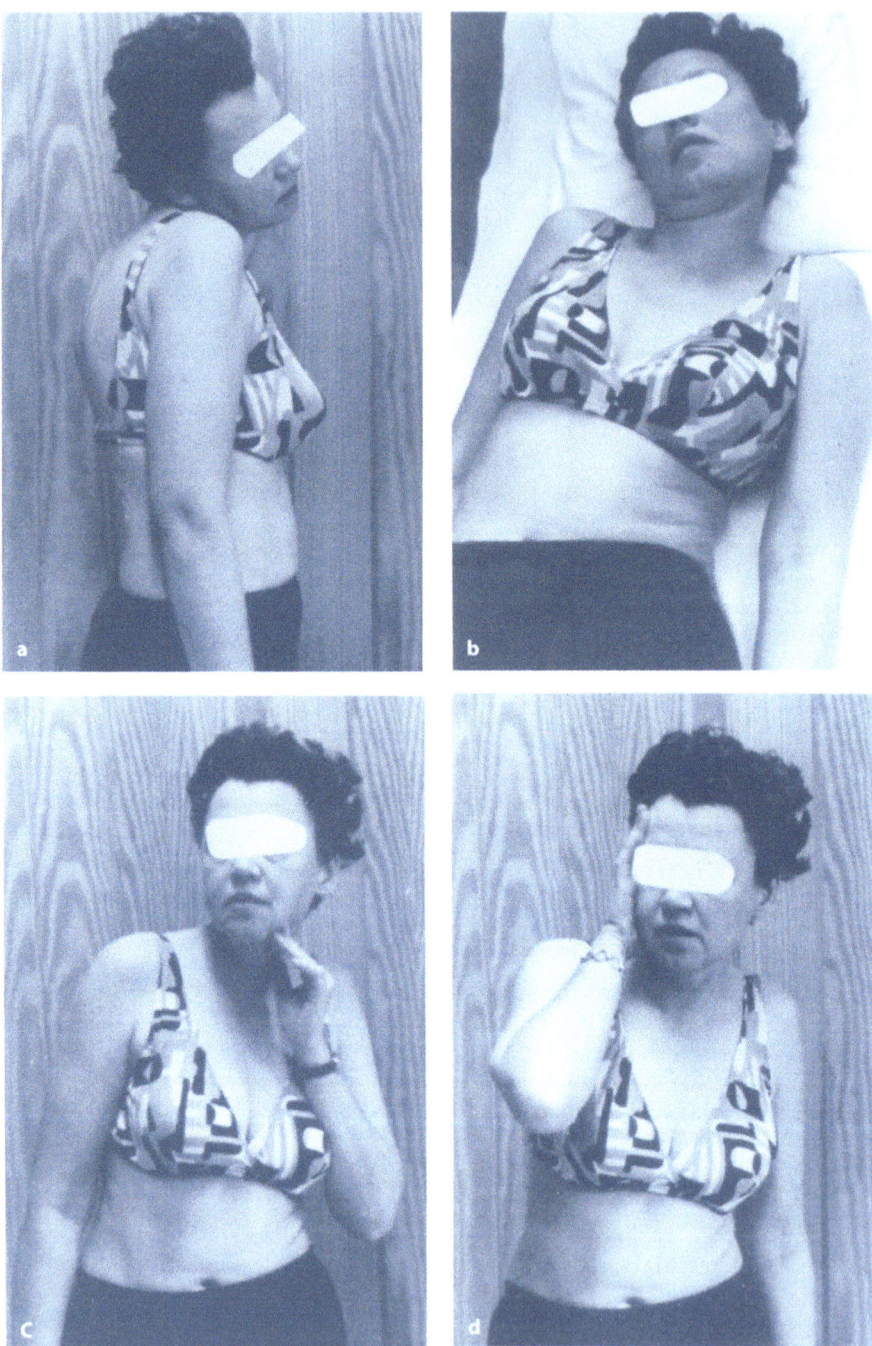

Abb. 4.38. a,b Patientin mit einem Torticollis rotatorius nach rechts. **c,d** Erleichterung der Kopfkontrolle durch „geste antagonistique" (Fingerkontakt kontra- und ipsilateral am Kinn)

Tabelle 4.44. Langzeitergebnisse der rehabilitativen Therapie von 40 nichtoperierten Torticollispatienten

Gruppe	Therapieerfolg [%]	Ergebnisse unter Physiotherapie			
		Nach 1/2 Jahr (n)	[%]	Nach 1 1/2 Jahren (n)	[%]
I	0–20	7	17,5%	11	27,5
II	30–50	14	35,0%	11	27,5
III	60–80	16	40,0%	12	30,0
IV	90–100	3	7,5%	6	15,0
V	Verschlechterung			5	12,5

handlung wieder korrigiert werden konnten. Nach eineinhalb Jahren verbleiben immerhin 27,5% der behandelten Patienten mit einer nicht gebesserten Intensität des extrapyramidalen Torticollis. Bei 5 Patienten (12,5%) der Gruppe I wurden Verschlechterungen beobachtet.

Obwohl die Patienten mit einem geringen Torticollis in Ruhephasen weniger Probleme mit ihrer Kopfhaltung haben, können affektive Einflüsse oder schwierige Bewegungsaufgaben bzw. Anstrengungen eine Verstärkung des Torticollis bewirken; gleiches gilt auch bei Vernachlässigung der Therapie. Dabei konnte eine Zunahme der Torticollis-Symptomatik durch erneute Krankengymnastik wieder reduziert werden, womit auch eine Abnahme von Verkrampfungsbeschwerden der Hals-Nacken-Muskeln erreicht wurde.

In Übereinstimmung mit diesen Therapieergebnissen von 40 nicht operierten Patienten lassen sich, auch bei der operierten Vergleichsgruppe, nach zweijähriger Weiterbehandlung, gegenüber den Befunden nach achtzehn Monaten, keine signifikanten Verbesserungen mehr objektivieren.

Der therapeutische Effekt auf Rezidivsymptome bei einem chronisch-progredienten Krankheitsverlauf hielt jeweils nur für die Dauer der stationären Therapie an.

4.7.1
Periphere operative Eingriffe während der krankengymnastischen Therapie

Bei 10 Patienten der Gruppe I, mit einer ungebesserten Torticollis-Symptomatik, wurden zusätzlich wegen der starken Hypertrophie der hyperkinetischen Hals-Nacken-Muskeln oder persistierender Myoklonien periphere Operationen durchgeführt. Bei 5 Patienten davon eine partielle Myotomie des M. sternocleidomastoideus und 3 mal eine Neurektomie des N. accessorius. Verkrampfungsbeschwerden und radikuläre Symptome wurden bei 2 Patienten als Indikation für eine Wurzelresektion C1 und C3 angeführt (Tabelle 4.45).

Die Neurektomie führte bei allen Patienten durch eine Reduktion der hyperkinetischen Anspannung des M. sternocleidomastoideus zu einer Erleichterung der kontraversiven aktiven Kopfwendung und Abnahme schmerzhafter Muskelverspannungen.

Durchtrennung des hypertrophen M. sternocleidomastoideus bewirkten dagegen bei nur 2 Patienten eine subjektive Erleichterung der Kopfwendung. Die zervikalen Wurzelresektionen blieben ohne subjektiven und objektiven Besserungseffekt auf die Intensität der Torticollis-Folgen.

Tabelle 4.45. Periphere chirurgische Eingriffe bei 40 Torticollis-Patienten während der konservativen Behandlung

Myotomie des M. sternocleidomastoideus	5	12,5%
Teilresektion des N. accessorius	3	7,5%
Zervikale Wurzelresektion C1 bzw. C3	2	5,0%

KAPITEL 5

Kombinationsbehandlung von Operationen und Physiotherapie

E. PETERSON

Nach den in der Literatur mitgeteilten Erfahrungen sprechen 10–50% aller Torticollis-Patienten auf konservative und rehabilitative Behandlungen an. Nach den eigenen Beobachtungen sind es sogar 72,5% von 40 Patienten, die nur mit einer speziellen Krankengymnastik gebessert werden konnten. Deshalb sollte erst bei einer therapieresistenten Torticollis-Symptomatik oder einem progredienten Krankheitsverlauf die Indikation zu einem chirurgischen Eingriff gestellt werden. Die operativen Ansätze sind dabei sehr verschieden, gegensätzlich und, soweit es destruktive Verfahren betrifft, mit gravierenden Nebenwirkungen belastet. Zielorte invasiver Operationsverfahren sind Strukturen im Thalamus, die als Ursprungsort der Bewegungsstörungen angesehen werden, Zervikalwurzeln, periphere Nerven und hyperkinetisch verspannte Muskeln (Peterson 1993).

5.1 Zielpunkte für stereotaktische Operationen bei extrapyramidalen Bewegungsstörungen

Theoretische Überlegungen über die pathophysiologischen Mechanismen der extrapyramidalen Bewegungsstörungen führten zu der Auffassung, dass diesen ein Enthemmungssymptom des Pallidums zugrunde liegt. Hierauf beruht auch die stereotaktische Therapie der operativen Reduktion des Pallidums oder seiner efferenten Bahnen. Meyers (1940) behandelte erstmalig einen Parkinsontremor mit Durchtrennung der pallidofugalen Bahnen.

Von Spiegel et al. (1948) wurden stereotaktische Läsionen im äußeren Glied des Globus pallidus zur Behandlung einer Chorea Huntington durchgeführt. 1953 erfolgte durch Hassler in Zusammenarbeit mit Riechert die erste stereotaktische Behandlung eines Torticollis als Teilsymptom einer Torsionsdystonie; wobei das innere Glied des Pallidums ausgeschaltet wurde (Hassler u. Dieckmann 1970). Dabei übertrafen die günstigen Effekte auf die Dystonie der Extremitäten bei weitem die Wirkung auf den Torticollis. Andererseits waren die Effekte auf Dystonie und Torticollis besser, wenn die thalamischen Zielpunkte im Nucleus ventroralis anterior und posterior gewählt wurden, konnten aber nicht voll befriedigen. Cooper (1965) beobachtete die günstigsten Effekte auf den Torticollis bei bilateraler thalamischer Ausschaltung in den ventrolateralen und ventromedialen Kerngebieten sowie im lateralen Gebiet des Centrum medianum.

Sano et al. (1970) schalteten in Anlehnung an die Hess-Katzenversuche (Hassler u. Hess 1954) bei Patienten mit Retrocollis den Nucleus interstitialis Cajal des Mittelhirns aus. Die Kontrolle der Lokalisation erfolgte durch EMG-Ableitung der hyperkinetischen Halsmuskulatur.

Mundinger (1965) beobachtete den besten Effekt nach der Subthalamotomie mit Ausschaltung in der Zona incerta.

G. und W.E. Goldhahn (1977) wählten bei der stereotaktischen Ausschaltung als Zielareal hauptsächlich den inneren Abschnitt der oralen Ventralkerne des Thalamus (V. o. i.), den Nucleus oralis posterior thalami und evtl. das Forel'sche Feld bzw. einmal den Nucleus interstitialis Cajal.

1950 behandelten Talairach et al. einen Hemiballismus durch Koagulation der Ansa lenticularis und des inneren Pallidumgliedes.

Nachdem sich tierexperimentell zentrale Repräsentanzen bei einzelnen richtungsbestimmten Bewegungen des Kopfes, d. h. Lokomotionsbewegungen auf fünf neuronale Systeme zurückführen ließen, wurde es erforderlich, jeden Torticollis-Patienten auf die Richtung seiner bevorzugten Kopfhaltung hin zu analysieren.

Von Hassler u. Dieckmann (1982) wurden folgende Zielpunkte für eine stereotaktische Behandlung des Torticollis vorgeschlagen: Die horizontale Wendung könnte dadurch beseitigt werden, dass afferente und efferente pallidothalamischen Fasern ausgeschaltet werden. Die Ausschaltung soll auf der homolateralen Seite zum hypertrophen aktiven M. sternocleidomastoideus erfolgen.

Die reine Drehform des Torticollis mit Neigung des Kopfes um die fronto-occipitale Achse erfordere eine Koagulation im Nucleus ventroralis interius des Thalamus auf der homolateralen Seite der Kopfneigung. Durch eine solche Reduktion im inneren Abschnitt der oralen Ventralkerne werde der größte Teil der interstitio-thalamischen Fasern ausgeschaltet. Die kombinierte Form des Torticollis, d. h. mit horizontaler und rotatorischer Abweichung des Kopfes, erfordere eine Koagulation innerhalb des Forel'schen Bündels und im Nucleus ventroralis interius (V.o.i.) auf der homolateralen Seite zur Neigung (Rotation) des Kopfes.

5.2
Bedeutung der Funktionsanalyse
– Klinik und EMG – für die Zielpunktbestimmung
bei stereotaktischer Therapie

Bei den Patienten mit einer kombinierten, horizontal-rotatorischen Torticollis-Symptomatik kann bei unterschiedlicher Intensität der Bewegungskomponenten die klinische Diagnose unvollständig bleiben. So kann beispielsweise eine übermäßige Kopfneigung zur Schulter (Rotation) eine gleichzeitige, horizontale Wendung verdecken und umgekehrt. Die Folge davon ist eine nicht optimale Zielpunktbestimmung für eine stereotaktische Operation.

In der Literatur werden derartige Fälle beschrieben. In diesem Zusammenhang sei auf die Befunde von Lozano-Saavedra (1979, Fallbeschreibung Nr. 23) verwiesen. Als Beispiel hierzu die Aufzeichnung der Krankengeschichte unserer Patientin (Fr. R.), bei der zunächst die Diagnose eines rotatorischen Torticollis gestellt wurde, der sich aber später als eine kombinierte horizontal-rotatorische Form erwies.

5.2.1
Krankengeschichte

Frau R., geb. 15.06.1933

Bei Frau R. sprach die klinische Symptomatik für einen familiären, spastischen Torticollis rotatorius zur rechten Schulter.

Es fanden sich andauernde, schwere Myoklonien der rechten Nackenmuskulatur, der Mm. scaleni sowie des rechten M. trapezius mit Schulterhochstand und erheblicher Erschwerung der Kopfwendung nach links.

Die Patientin war in der frühkindlichen Entwicklung unauffällig, lernte normal frühzeitig laufen und war sonst niemals ernsthaft krank.

Die Patientin berichtete, dass sie erstmals 1949 während eines Gottesdienstes einen Schmerz im Nacken verspürt habe und dass sich ihr Kopf dabei unwillkürlich zur rechten Schulter verzogen habe. Nach über zweijähriger, konservativer Behandlung war eine gewisse Besserung insoweit eingetreten, dass sie ihrer Arbeit wieder ungehindert nachgehen konnte.

Ein Jahr später verspürte sie bei einer körperlichen Anstrengung einen Knacks im Hals, und der Kopf stand wieder zur rechten Schulter geneigt, die Nase war nach links gewendet. Wegen dieser Schiefhaltung habe sie sich von der Außenwelt zurückgezogen. In Ruhe hätte sich die Kopfhaltung wieder etwas gebessert.

Im Alter von 24 Jahren verschlechterte sich die abnorme Kopfhaltung erneut, und es setzten Schmerzen im Nacken ein. Hinzu kamen später Zuckungen des Kopfes nach links, die die Patientin auf einen Wespenstich in den Nacken (Oktober 1961) zurückführte. Damals bestanden auch Schmerzen in der Schulter und im rechten Oberarm verbunden mit einer Funktionsminderung der rechten Hand.

Im Jahr 1962 traten ein feinschlägiges Zittern der linken Hand, eine Tonussteigerung im linken Bein mit Spontanbabinski und schmerzhaften Myoklonien des Kopfes nach links auf.

Am 30.08.1962 erfolgte eine erste stereotaktische Operation mit Koagulation im rechten Thalamus. Damit wurde eine Verbesserung der myoklonischen Zuckungen am Hals und der gestörten Handhaltung links erzielt, wobei jedoch die Unruhe der Halsmuskulatur nicht beseitigt werden konnte. Der Kopf war weiterhin nach rechts geneigt.

Deshalb erfolgte am 10.12.1964 eine Denervation des rechten M. sternocleidomastoideus durch eine partielle Durchtrennung des N. accessorius. Dadurch konnten Kopffehlhaltung und Nackenschmerz günstig beeinflusst werden.

Im Jahr 1965 traten eine verstärkte Bewegungsunruhe des Halses und eine abnorme Kopfhaltung auf, die mit lokalen Anaesthetika paravertebral gebessert werden konnten.

Danach setzte bis zum Sommer 1976 eine progrediente Verschlechterung mit erheblicher Unruhe des Kopfes und abnormer Haltung ein. Zusätzlich traten dystonische Zuckungen im rechten Oberarm und später auch im Unterarm und in der rechten Hand auf. Am 23.01.1980 wurde eine erneute stereotaktische Hirnoperation durchgeführt. Dabei wurden links zwei Koagulationen im Forel'schen Faserfeld vorgenommen und zusätzlich die Thalamuskerne, ventrointermedius und ventrooralis internus mit je zwei Koagulationen ausgeschaltet. Der Eingriff führte zu einer Beseitigung des Torticollis. Als Nebenwirkung war vorübergehend eine geringe Artikulationserschwerung bemerkt worden.

Unter krankengymnastischer Nachbehandlung kam es zu einer weiteren Stabilisierung der Kopfkontrolle. Eine Beeinträchtigung im Sinne einer Dyssynergie bzw. der Feingeschicklichkeit wurde nicht beobachtet.

Bei der Nachuntersuchung am 07.06.1980 fanden sich langsame Zuckungen im rechten M. semispinalis, splenius und platysma und der Mm. scaleni. Die Kopfkontrolle war sowohl in Ruhe als auch in der Bewegung gut, die aktive Wendung nach rechts und links frei. Es fand sich eine geringe Fechterstellung der rechten Schulter und gelegentlich eine flüchtige Neigung des Kopfes nach rechts um 5–10° mit gleichzeitiger, minimaler Wendung.

Dieser Verlauf zeigt, dass die anfänglich klinische Symptomatik zunächst eine Betonung der Rotationskomponente nach rechts vermuten ließ. Deshalb entschied man sich wohl für die primäre Ausschaltung im rechten Thalamus (V.o.i.). Der weitere Verlauf und das Ergebnis der zweiten stereotaktischen Operation (23.01.1980) im linken Zwischenhirn sprechen dafür, dass es sich wahrscheinlich um einen kombinierten Torticollis mit stärker gewordener, horizontaler Komponente handelte, welche durch die zweite Thalamotomie korrigiert werden konnte. Die wesentlichen Informationen hierzu lieferte das EMG mit simultanen Ableitungen der synergen Hals-Nacken-Muskeln beider Seiten.

Elektromyographische Untersuchungsbefunde. Abbildung 5.1 zeigt den Vergleich der Summenpotentiale aus dem M. sternocleidomastoideus links (K 1) und den seitlichen, unteren Hals-Nacken-Muskeln rechts (K 2). Bei Registrierung der Aktionsmuster im Sitzen wird eine Überaktivität im M. sternocleidomastoideus links gemessen. Der Innervationsmodus verläuft teils tonisch, teils gruppenförmig aktiviert mit mittleren bis hohen Amplituden.

Demgegenüber ist das Interferenzmuster der unteren Nackenmuskeln bei mittelgradiger Rekrutierung eher unregelmäßig ausgeprägt.

Der Innervationsmodus dieser Muskeln zeigt in der Bewegung, beim Gehen, eine starke tonische Aktivierung auf beiden Seiten. Die starke Kontraktion der rechten

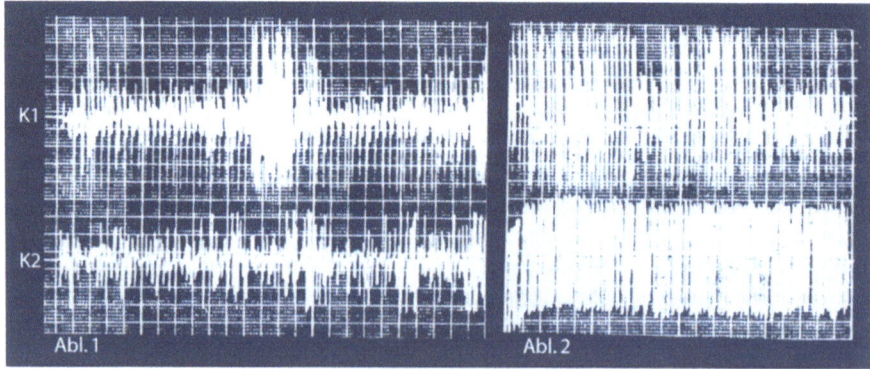

Abb. 5.1. EMG der 48-jährigen Patientin (Frau R.). Registrierung der Summenaktionspotentiale in Ruhe und Bewegung. K 1 (*obere Kurve*): M. sternocleidomastoideus links. K 2 (*untere Kurve*): Hals-Nacken-Muskulatur rechts

Hals-Nacken-Muskeln wird durch eine kräftige Mitinnervation des linken M. sternocleidomastoideus unterstützt (Abl. 2).

Dieses EMG entspricht nicht der klinischen Anfangsdiagnose eines reinen Torticollis rotatorius nach rechts, sondern eher dem seltenen Kombinationstyp mit einer Kopfneigung und Wendung nach rechts.

Klinische Kontrolluntersuchung 07.03.1980. Diesem EMG (Abb. 5.1) entspricht klinisch eine Kopfwendung nach rechts um 5° bei einer Neigung nach rechts um 10°. Im Liegen und entspannten Sitzen kommt es nicht zu einer spontanen Wendung bzw. Neigung. Der Kopf kann mühelos über die Mittellinie nach links geführt und dort gehalten werden. Erkennbar ist ein Schulterhochstand rechts mit Fechterstellung. Es werden noch Spannungsbeschwerden der Nackenmuskeln rechts und im linken M. trapezius, der ebenfalls leicht hypertrophiert ist, angegeben. Der Extremitätentonus ist seitengleich, weiterhin besteht eine feinmotorische Ungeschicklichkeit der rechten Hand bei freier, selektiver Beweglichkeit. Keine Parese, keine Spastizität, keine Pyramidenzeichen. Die Sensorik der rechten Seite ist für alle Qualitäten nicht beeinträchtigt. Zeitweise finden sich ruckartige Hyperkinesen der rechten seitlichen Hals-Nacken-Muskeln sowie eine Tendenz zum Retrocollis mit einschießenden Spasmen in den rechten M. trapezius.

Abbildung 5.2 zeigt bei derselben Patientin die Innervationsmuster beider Mm. sternocleidomastoidei in verschiedenen Ableitungsphasen. Im Liegen (Abl. 3) bei einer leichten Kopfneigung nach rechts um 5-10° ist der Aktionsmodus rechts ohne sichtbare Kopfwendung durch höhere Amplituden gekennzeichnet, während der M. sternocleidomastoideus links ein dichtes, allerdings sehr flaches Interferenzbild aufweist. Dies entspricht einem Zustand nach erfolgreicher, stereotaktischer Ausschaltung vor zehn Monaten (Op. 23 01.1980). Die Aktivität im rechten M. sternocleidomastoideus ist als eine Kontraktion zum Ausgleich der Restwirkung des horizontalen Torticollis nach rechts zu deuten.

In der Ableitung a kommt es beiderseits beim entspannten Sitzen mit Kopfneigung nach vorn (Kutschersitz) zu einer physiologischen Hemmung, wobei wiederum der rechte M. sternocleidomastoideus leicht gespannt bleibt. Bei einer aktiven Kopfwendung nach links (Abl. b) wird dann eine unphysiologische Aktivierung des linken M. sternocleidomastoideus sichtbar.

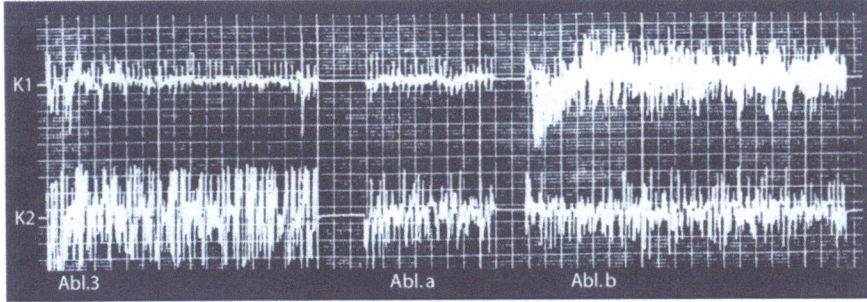

Abb. 5.2. Vergleichsregistrierung der Aktivität aus beiden Kopfwendern (Antagonisten). K1 (*obere Kurve*): M. sternocleidomastoideus links nach stereotaktischer Reduktion. K2 (*untere Kurve*): M. sternocleidomastoideus rechts

Die Kontraktion des rechten M. sternocleidomastoideus erfolgt nicht wie erwartet gleichmäßig tonisch, sondern eher zerhackt, zerklüftet. Dieser Innervationsmodus beruht auf der klinischen Beobachtung, dass die aktive Bewegung gegen die bevorzugte Torticollis-Komponente nicht gleichförmig, sondern wie gegen einen Widerstand nur ruckartig ausgeführt werden kann.

Ableitung c in Abb. 5.3 erfolgte bei derselben Patientin in einer Phase klinischer Progredienz, wobei die Kopfneigung nach rechts 20 Grad (Schulter-Wangen-Winkel 70 Grad) und die Wendung nach rechts 10–20 Grad betrugen. Abgeleitet wurden die für einen Torticollis rotatorius nach rechts synerg wirkenden Muskeln. Zur Minderung der Aktivität im rechten M. sternocleidomastoideus waren eine Myotomie und partielle Denervation des Muskels vorausgegangen. Bei der Untersuchung am 07.03.1980 zeigte das EMG in der Bewegung (Abl. d) eine tonische, starke Aktivierung der Hals-Nacken-Muskeln rechts mit großer Dichte und hohen Amplituden im Interferenzbild. Demgegenüber ist der homolaterale M. sternocleidomastoideus rechts deutlich entspannt. Die klinische Symptomatik mit einer Kopfneigung nach rechts und Wendung nach rechts wird demzufolge durch die Kontraktionen der rechten seitlichen Hals-Nacken-Muskeln und des linken M. sternocleidomastoideus bewirkt. (Abb. 5.2 und Abb. 5.3).

Der rechte M. sternocleidomastoideus wurde durch die periphere Operation funktionell nicht vollständig ausgeschaltet, wie dies in Ableitung c der Abb. 5.3 zu sehen ist. Er kann weiterhin aktiv an der Kopfbewegung teilnehmen, Die totale Hemmung in Ableitung d ist also nicht allein die Folge der partiellen Myotomie und Neurektomie.

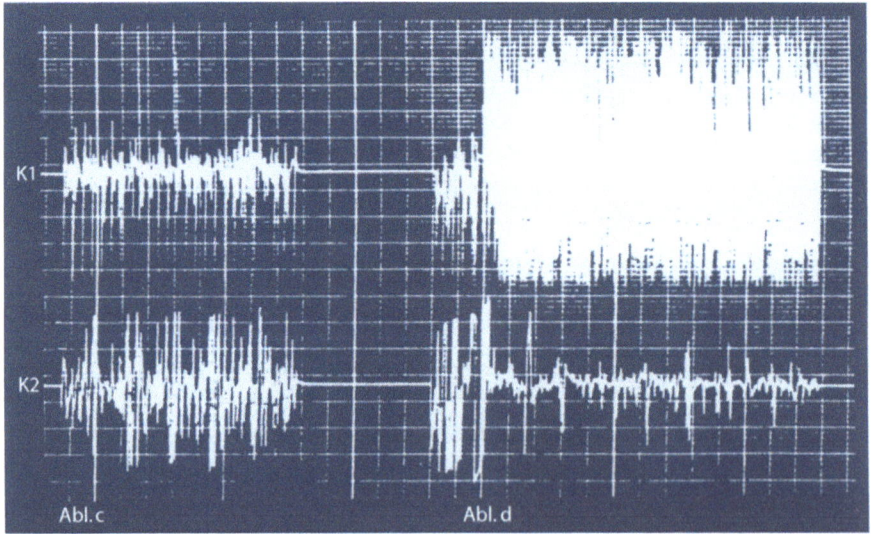

Abb. 5.3. EMG entsprechend Abb. 5.2. Registrierung der Aktionsmuster der Hals-Nacken-Muskeln und des M. sternocleidomastoideus rechts. Zustand nach Durchtrennung des N. accessorius rechts. K1 (*obere Kurve*): Hals-Nacken-Muskeln rechts. K2 (*untere Kurve*): M. sternocleidomastoideus rechts

Beurteilung und Zusammenfassung. Die Hyperkinesen der rechten Hals-Nacken-Muskeln und die erhöhte Spannung des M. sternocleidomastoideus rechts sowie die Kopfrotation hatten zunächst zu der Diagnose eines Torticollis rotatorius (Neigung) nach rechts mit myoklonischen Zuckungen nach links geführt.

Verlauf, klinische Kontrollbefunde, Beschwerden und EMG weisen nunmehr auf die horizontale Komponente mit Wendung nach rechts um 10–15 Grad bei gleichzeitiger Neigung nach rechts um 20 Grad hin.

Unter der Erstdiagnose wurden 1962 eine stereotaktische Ausschaltung im Thalamus (V.o.i.) rechts und 1964 eine Myotomie und Neurektomie des M. sternocleidomastoideus rechts durchgeführt. Die Besserung war jeweils von begrenzter Dauer.

Insgesamt zeigte die Erkrankung einen progredienten Verlauf. Erst die zweite, stereotaktische Operation im linken Thalamus (1980) wodurch die horizontale Komponente nach rechts erfasst wurde, bringt eine gute, anhaltende Verbesserung der kombinierten Torticollis-Symptomatik. Elektromyographisch zeigen die Befunde eine hyperkinetische Aktivität vorwiegend in der rechten Hals-Nacken-Muskulatur und im linken M. sternocleidomastoideus.

5.3
Langzeitbefunde der Kombinationsbehandlung von stereotaktischer Operation und Physiotherapie

In dem Zeitraum von 1974 und 1981 wurden in der Rommel-Klinik 96 Patienten mit einem Torticollis spasmodicus nach Durchführung einer stereotaktischen Thalamotomie weiterbehandelt. Aus diesem Kollektiv konnten auslesefrei 37 Patienten ermittelt werden, die sich konsequent und kontinuierlich über zwei Jahre hinweg einem neuen krankengymnastischen Behandlungskonzept auf neurophysiologischer Grundlage unterzogen haben. Die Auswertung dieser Arbeit stützt sich auf die klinischen und elektromyographischen Untersuchungsergebnisse, die bei diesen 37 Patienten in halbjährlichen Abständen in unserer Klinik erhoben wurden.

In dieser Studie wurden nur die Ergebnisse von den Patienten bewertet, die in einem Zeitraum von zwei Jahren regelmäßig in halbjährlichen Abständen 4 bis 6 Wochen stationär in der Rommel-Klinik und zwischenzeitlich am Heimatort ambulant, krankengymnastisch weiterbehandelt wurden und die außerdem permanent ein spezielles Eigentraining zur Verbesserung der aktiven Kopfkontrolle durchführten. Wir fanden unter den 37 stereotaktisch operierten Patienten die in Tabelle 5.1 angeführte Aufteilung der Torticollis-Typen.

Tabelle 5.1. Verteilung der Torticollisformen unter den 37 untersuchten Patienten, mit einer Kombinationstherapie von Thalamotomie und Physiotherapie

Torticollis spasmodicus horizontalis	13 Fälle	35,1%
Torticollis spasmodicus rotatorius	3 Fälle	8,2%
Kombinierter Torticollis horizontal-rotatorischer Typ	21 Fälle	56,7%

5.3.1
Zusammenstellung der stereotaktischen Zielareale und peripheren Eingriffe

Bei den von uns nachbehandelten 37 Patienten wurden 38 operative, stereotaktische Eingriffe vorgenommen. Dabei musste lediglich bei einer Patientin die Thalamotomie doppelseitig ausgeführt werden (s. Krankengeschichte: Frau R., geb. 15.06.1933).

Bei der Mehrzahl unserer Patienten wurden die von Hassler und Dieckmann (1970) für die verschiedenen Torticollisrichtungen angegebenen Zielareale ausgeschaltet. Anzahl und Ausdehnung der Koagulation richteten sich nach der klinischen Wirkung und den intraoperativ ermittelten EMG-Befunden.

Tabelle 5.2 gibt einen Überblick über die gewählten, thalamischen Zielpunkte bei den stereotaktischen Operationen. Bei 7 Patienten (18,9%) wurde zusätzlich wegen der Hypertrophie und einer anhaltenden Überaktivität des M. sternocleidomastoideus eine Teilresektion des N. accessorius vorgenommen, dreimal (8,1%) eine Myotomie des M. sternocleidomastoideus und zweimal (5,4%) wegen haltungsbedingter Zervikalgien und radikulärer Reizerscheinungen eine zervikale, sensible Rhizotomie. Durch die in Tabelle 5.3 zusammengestellten zusätzlichen operativen Eingriffe konnten bei 5 Patienten partielle Rezidive des Torticollis verbessert oder behoben, zweimal die verbliebenen schmerzhaften Muskelverspannungen reduziert werden.

Tabelle 5.2. Zielareale der stereotaktischen Operationen bei den eigenen, nachbehandelten Patienten (n=37)

Torticollis-Art	Patientenzahl (n)	Zielpunkte
Torticollis rotatorius	1	V.o.i.
homolateral zur	1	V.o.i. und V.o.a
Kopfneigung	1	V.o.i. und H 1
Torticollis horizontalis	3	V.o.a. und H 1
kontralateral zur	2	V.im.i. und H 1
Kopfwendung	2	H 1 und H 2
	3	H 1
Kombinierter horizontal-	8	V.o.i. und H
rotatorischer Typ homo-	5	V.o.i., H 1 und H 2
lateral zur Kopfneigung	4	V.o.a. und H 1
kontralateral zur Wendung	4	V.o.a., V.im.i. und H 1
	2	V.o.i., V.o.a und H 1
	2	V.o.i., V.im.i. und Zona inzerta
	1	V.im.i., V.o.p. und Nucleus praestitialis

Tabelle 5.3. Periphere chirurgische Eingriffe nach stereotaktischer Operation (n=37)

Zervikale Rhizotomie	2	5,4%
Durchtrennung des M. sternocleidomastoideus	3	8,1%
Teilresektion des N. accessorius	7	18,9%

Aus der Sicht der krankengymnastischen Weiterbehandlung sollte in derartigen Fällen die Indikation zu einem peripheren Eingriff bereits in den ersten 6 Monaten nach der vorausgegangenen Thalamotomie gestellt werden.

Durch eine periphere Denervierung zu diesem Zeitpunkt wird einmal dem Patienten die aktive Kopfkontrolle erleichtert und es werden günstigere Voraussetzungen für die krankengymnastischen Weiterbehandlungen geschaffen.

Fabinyi und Dutton (1980) erzielten bei 20 Torticollis-Patienten allein durch eine obere vordere Rhizotomie und eine Durchtrennung des N. accessorius gute Ergebnisse. Die Wertigkeit rein peripherer chirurgischer Maßnahmen mit selektiver Resektion oder Denervation zervikaler Muskeln wird auch durch die Befunde von Xinkang (1981) unterstrichen. Bei 83% von 60 so operierten Patienten konnte eine „teilweise vollständige Besserung" beobachtet werden.

Die Durchtrennung der oberen Zervikalwurzeln wurde bereits 1924 von Mc Kenzie vorgeschlagen. Dieser Eingriff kann aber erhebliche unerwünschte Operationsfolgen haben. Neben der Denervation hyperkinetischer Muskeln kann es zu Atrophien und Paresen von Nackenmuskeln kommen, die für die aktive Haltung und Bewegung des Kopfes erforderlich sind.

5.3.2
Behandlungsergebnisse

Die 37 Patienten wurden über einen Zeitraum von zwei Jahren regelmäßig, in halbjährlichen Abständen, klinisch und elektromyographisch nachuntersucht.

Die Tabelle 5.4 zeigt die Ergebnisse der 37 Torticollis-Patienten, nach einer Thalamotomie und kontinuierlichen krankengymnastischen Weiterbehandlungen nach dem Brunkow-Bobath Konzept. Die postoperativen Ergebnisse sind auf der linken Seite aufgeführt.

Bei 5 Patienten (Gruppe III) war die Torticollis-Symptomatik durch den Eingriff um 60–80% gebessert, 17 Patienten (Gruppe II) zeigten eine Besserung um 30–50%, wäh-

Tabelle 5.4. Operations- und Langzeitergebnisse der Kombinationsbehandlung von Thalamotomie und Krankengymnastik nach Brunkow-Bobath bei 37 Patienten

Gruppe	Therapie-erfolg [%]	Operations-ergebnisse Patientenzahl		Besserung unter Physiotherapie nach:						
				1/2 Jahr		1 Jahr		1 1/2 Jahre		2 Jahre	
I	0–20	15	40,5%	5	13,5%	2	5,4%	5	13,5%	3	8,1%
II	30–50	17	45,9%	17	45,9%	9	24,3%	4	10,8%	5	13,5%
III	60–80	5	13,5%	9	24,3%	15	40,5%	11	29,7%	12	32,4%
IV	90–100	0	0%	6	16,2%	11	29,7%	17	45,9%	17	45,9%
Erläuterungen der Ergebnisse hinsichtlich der Wirkung auf den Torticollis											
I	0–20	Unverändert									
II	30–50	Zufriedenstellend									
III	60–80	Gut									
IV	90–100	Sehr gut									

rend bei 15 Patienten (Gruppe I) postoperativ der Torticollis ungebessert geblieben ist. Von den Patienten der Gruppe I (40,5%) wurde lediglich eine Abnahme der Verkrampfungsbeschwerden der Hals-Nacken-Muskulatur und eine leichtere Kopfhaltung in Ruhephasen angegeben. Subjektiv und objektiv war bei ihnen der Torticollis, d. h. die Intensität von Wendung bzw. Neigung des Kopfes in Bewegungsphasen – Aufrichten und Gehen – nicht messbar gebessert. Die Untersuchungsergebnisse stützen sich auf die klinischen und elektromyographischen Befunde und berücksichtigen auch die Eigenbewertung der Patienten. Dabei wurde jeweils die Ausgangssymptomatik zugrundegelegt, ganz gleich wie intensiv die Torticollis-Symptomatik vor der Operation ausgeprägt war. Eine quantitative EMG-Analyse wurde aber nicht vorgenommen.

Nach einjähriger, krankengymnastischer Therapie war bei 11 Patienten (Gruppe IV) die Torticollis-Symptomatik vollständig beseitigt, bei 15 weiteren (Gruppe III) eine gute Besserung des Torticollis erreicht worden. Demgegenüber zeigten 9 Patienten (Gruppe II) nur ein zufriedenstellendes Ergebnis und weitere 2 (Gruppe I) eine nichtgebesserte Intensität des extrapyramidalen Torticollis.

Die Ergebnisse der Kontrolluntersuchungen nach anderthalb Jahren weisen eine weitere Verbesserung auf. Bei 17 Patienten (45,9%) war der Torticollis vollständig beseitigt. Bei 11 Patienten (29,7%) wurde ein gutes Operationsergebnis erreicht. In Ermüdungsphasen und durch körperliches Provozieren, d. h. bei Bewegungsaufgaben, die ein erhöhtes Maß an Koordination und Gleichgewicht abverlangen, konnte noch eine leichte Torticollis-Restsymptomatik beobachtet werden.

Die Patienten sind dadurch aber nicht gehandikapt, da ihre aktive Kopfkontrolle dabei nicht beeinträchtigt ist. Vier weitere Patienten (10,8%) weisen mit einer Besserung von 30–50% ein zufrieden stellendes Ergebnis auf. Während in Ruhephasen der Torticollis (Gruppe II) deutlich schwächer erscheint, führen erhöhte Anforderungen an Haltung und Bewegung (Gehen, Balanceübungen) sowie affektive Einflüsse noch zu einer stärkeren Torticollis-Symptomatik. Ungebessert blieb der spastische Schiefhals bei 5 Patienten (Gruppe I mit 13,5%), von denen drei vorübergehend eine leichte Besserung verspürten. Wir führen diese Erleichterung auf die intensivere stationäre Krankengymnastik zurück. Denn dieser positive Effekt auf die Rezidivsymptome des Torticollis mit Erleichterung der aktiven Kopfbewegungen hielt jeweils nur für die Dauer einer permanenten krankengymnastischen Behandlung an.

Die elektromyographischen Kontrollbefunde und klinischen Ergebnisse weisen zwei Jahre nach den operativen Eingriffen gegenüber den Befunden nach 18 Monaten keine signifikante Verbesserung mehr auf.

5.3.3
Komplikationen und Nebenwirkungen der Operation

Zu den gravierenden, operationsbedingten Nebenwirkungen, die mit einer motorischen Beeinträchtigung der Extremitäten der kontralateralen Seite verbunden sind, gehören Motorneglect-Syndrom, Hemiparese mit und ohne Sensibilitätsstörungen und Dyssynergien.

Unter einem Neglect wird eine kontralaterale Halbseitensymptomatik definiert, die durch eine fehlende Zuwendung zu dieser Seite mit Ungeschicklichkeit der Motorik, mangelnden Mitbewegungen, vermindertem Spontangebrauch, partiellem, sensorischen Defizit ohne Änderung des Muskeltonus bzw. Pyramidenzeichen einhergeht. Eine Störung des zentralen, motorischen Neurons im Sinne einer Halbseitenparese mit Spastizität, Pyramidenzeichen, Beeinträchtigung oder Verlust der selektiven Hand-Finger-Funktion und Beinkontrolle liegt dabei nicht vor. Eine Ataxie der kontralateralen Seite sowie Sprachstörungen wurden hingegen beobachtet. Operationsbedingte Nebenwirkungen im Sinne eines Neglect und Dyssynergien der kontralateralen Extremitäten sowie leichte bis mittelschwere Sprach- und Schreibstörungen wurden bei 19 Patienten (51,3%) beobachtet. Bei 4 Patienten (10,8%) war es postoperativ zu einer zentralen Hemiplegie bzw. Hemiparese gekommen. Ursache dieser Komplikationen war bei einem Patienten wahrscheinlich die Ausgangssituation nach einem schweren, frühkindlichen Hirnschaden mit Dekompensation in der postoperativen Phase. Bei einer Patientin kam es zwei Wochen postoperativ zu einer kompletten Hemiplegie als Folge einer exzessiven Blutdruckerhöhung (Krankengeschichte K. L.).

5.3.4
Beeinflussbarkeit von Operationsnebenwirkungen durch die Physiotherapie

Auf die gravierenden operationsbedingten Nebenwirkungen und Komplikationen nach stereotaktischer Thalamotomie wurde bereits hingewiesen.

Die graphische Darstellung (Abb. 5.4) der Kontrollbefunde über zwei Jahre hinweg verdeutlicht, wie unter der krankengymnastischen Therapie die Nebenwirkungen

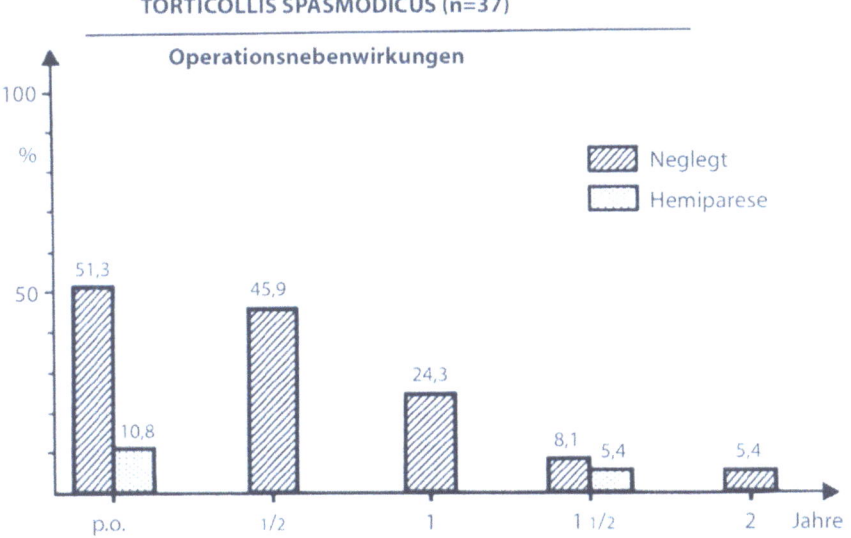

Abb. 5.4. Graphische Darstellung von Nebenwirkungen und Komplikationen nach den stereotaktischen Eingriffen. Kontrollbefunde unter der krankengymnastischen Weiterbehandlung nach Brunkow-Bobath

und Komplikationen der Operation reduziert werden konnten. Bereits im ersten Jahr der postoperativen Weiterbehandlung erreichten wir eine Reduzierung der Komplikationen von 51,3% (19 Patienten) auf 24,3% (9 Patienten) und nach zwei Jahren sogar auf 5,4% (2 Patienten).

Sieben Patienten litten unter Dyssynergien unterschiedlicher Intensität, die sich im Verlauf der Physiotherapie fast vollständig beseitigen ließen.

Dies bedeutet, dass eine gezielte Physiotherapie und korrektive Eigenübungen der Patienten, falls es die klinische Symptomatik erfordert, nicht vor anderthalb Jahren nach der Operation eingestellt werden sollten. Denn unsere Ergebnisse einer Langzeittherapie zeigen, dass die Restsymptomatik des Torticollis in den ersten anderthalb bis zwei Jahren nach der Operation besserungsfähig ist, Teilrezidive frühzeitig korrigiert werden können und operationsbedingte Nebenwirkungen und Komplikationen weitgehend zu verbessern sind.

5.4
EMG-Verlaufsbefunde während der postoperativen Physiotherapie

In diesem Abschnitt werden Beispiele von elektromyographischen Kontrollbefunden während der postoperativen Weiterbehandlung vorgestellt. Bei einem Patienten mit einem kombinierten, rotatorisch-horizontalen Torticollis fanden wir postoperativ noch eine Kopfneigung nach links von 25–30° und eine Wendung nach rechts um 25°. Die aktiven Ausgleichsbewegungen des Kopfes waren erschwert, die Torticollis-Symptomatik konnte nur durch Anlegen der Hand an die linke Wange oder Herüberziehen des Kopfes mit der rechten Hand jeweils für kurze Zeit unterbrochen werden. Die dazugehörige Abb. 5.5 zeigt vergleichende EMG-Signale aus der Hals-Nacken-Muskulatur beider Seiten im ersten Jahr nach einem stereotaktischen Eingriff.

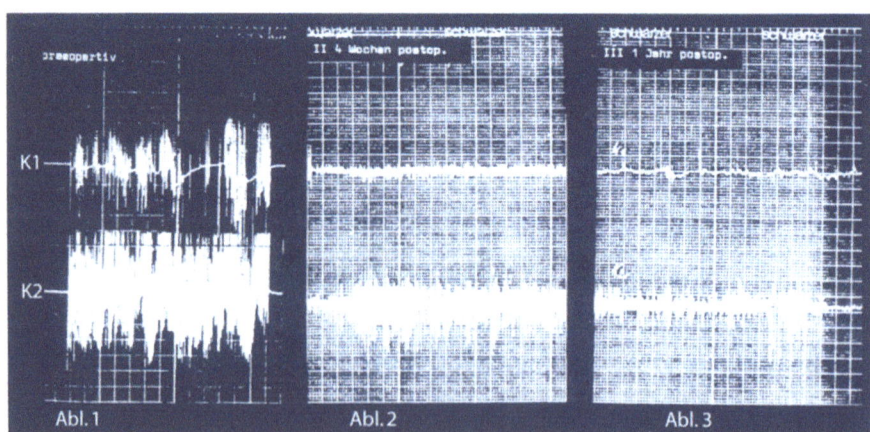

Abb. 5.5. EMG-Vergleichsbefunde präoperativ, 4 Wochen postoperativ und nach 1-jährigen Physiotherapie (Brunkow-Bobath). K1 (*obere Kurve*): Hals-Nacken-Muskeln rechts. K2 (*untere Kurve*): Hals-Nacken-Muskeln links

5 Kombinationsbehandlung von Operationen und Physiotherapie

Präoperativ (Abl. 1) werden eine starke, tonische Muskelspannung der linken Seite (K2) und rhythmische Kontraktionen rechts (K1) registriert. Bereits nach der 4. postoperativen Woche (Abl. 2) kann eine Hemmung oder Abnahme der Muskelaktivität der hyperkinetischen linken Seite (K2) und eine angepasste Aktivierung der Antagonisten rechts (K1) beobachtet werden. Ein Jahr nach stereotaktischer Reduktion (Abl. 3) ist der Innervationsaufwand der hyperkinetischen Nackenmuskeln links (K2) gering, die Muskelspannung der rechten Seite in Ruhe praktisch als physiologisch anzusehen.

Der klinische Befund zeigt zu diesem Zeitpunkt eine normale Stellung des Kopfes bei freier aktiver Beweglichkeit, trotz immer noch vorhandener Hypertrophie und erhöhter Spannung der an der Kopfwendung und Neigung beteiligten Muskeln.

Die telemetrisch abgeleiteten Myogramme von einer Patientin mit einem Torticollis myoklonicus nach rechts zeigen postoperativ vor allem in der seitlichen Hals-Nacken-Muskulatur rechts (K2) noch heftige, rhythmische Myoklonien (Abb. 5.6). Während der Krankengymnastik nach Brunkow-Bobath (Abb. 5.7) können die myoklonen Rotationen des Kopfes gebremst werden, im EMG ist eine deutliche Amplitudenminde-

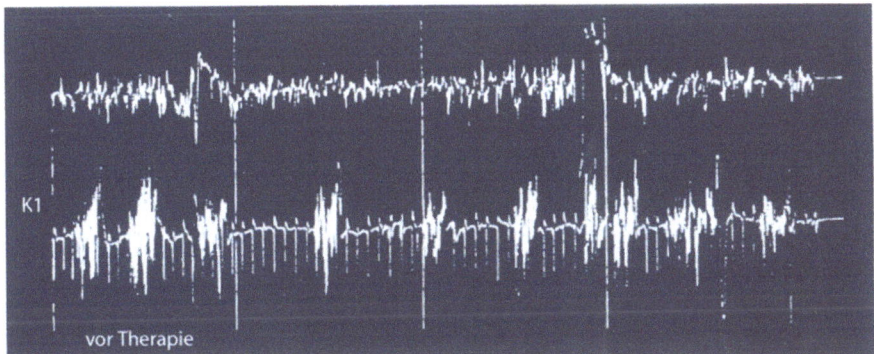

Abb. 5.6/5.7. Telemetrische EMG-Befunde einer Patientin mit einem Torticollis rotatorius myoklonicus nach rechts. Abnahme der Myoklonien unter Physiotherapie nach Brunkow-Bobath. K1 (*obere Kurve*): M. sternocleidomastoideus links. K2 (*untere Kurve*): Hals-Nacken-Muskulatur rechts

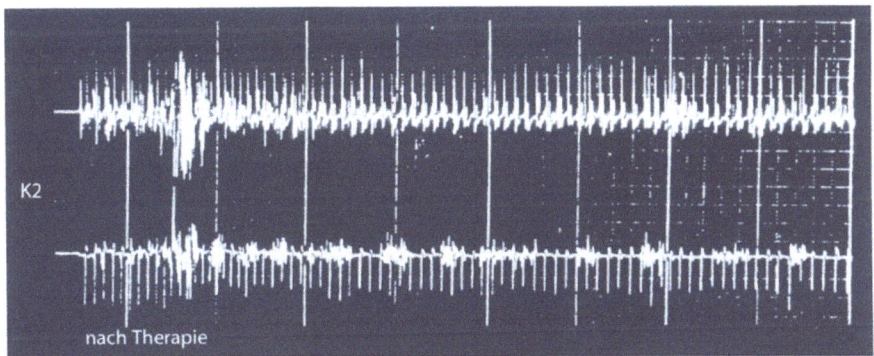

Abb. 5.7.

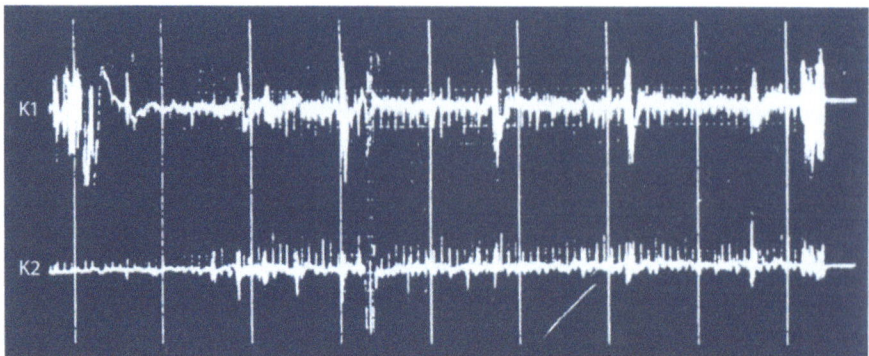

Abb. 5.8. Myoklonien der synergen, hyperkinetischen Muskeln bei einer kombinierten Torticollis-Symptomatik. EMG einer 49-jährigen Patientin, sechs Monate nach stereotaktischer Operation. K1 (*obere Kurve*): Hals-Nacken-Muskel rechts. K2 (*untere Kurve*): M. sternocleidomasticus links

rung der myoklonen Gruppen (K2) zu erkennen. Nach einem Behandlungszeitraum von 4 Monaten waren bei dieser Patientin die Myoklonien vollständig beseitigt. Im EMG konnten nur noch einzelne gruppierte Aktionspotentiale mit flacher Amplitude objektiviert werden.

Bei einer 49-jährigen Patientin mit einer kombinierten Torticollis-Symptomatik finden wir noch sechs Monate nach dem stereotaktischen Eingriff in den hyperkinetischen Muskeln rhythmische Myoklonien. Das dazugehörige EMG (Abb. 5.8) registriert eine stärkere, myoklone Aktivität der seitlichen Hals-Nacken-Muskeln rechts (K1), synchrone Gruppen sind aber auch im M. sternocleidomastoideus links (K2) vorhanden. Diese Befunde korrelieren mit der klinischen Symptomatik, bei welcher ebenfalls die rotatorische Komponente (Neigung) des Kopfes nach rechts überwiegt.

5.5
Klinische Ergebnisse anderer Autoren

Augustinsson et al. (1977) führten an 11 Patienten mit einer vorwiegend horizontalen Torticollis-Symptomatik eine einseitige V.o.i.-Thalamotomie durch. Sofort nach dem Eingriff boten lediglich drei Patienten eine 25%ige Verbesserung, ein Patient eine 50%ige Abnahme der Torticollis-Symptomatik. Nach zwei Jahren zeigen die Behandlungsergebnisse bei knapp der Hälfte der Patienten (5) einen Besserungseffekt auf den Torticollis von 75–100% auf. Patienten mit einer erheblichen Hypertrophie des M. sternocleidomastoideus hatten ein weniger gutes Ergebnis. Eine zusätzliche Neurektomie des N. accessorius bzw. Myotomie des M. sternocleidomastoideus wurde nicht durchgeführt. Komplikationen waren keine aufgetreten.

Lücking und Struppler (1977) berichteten über eigene Erfahrungen bei 9 Patienten, wobei sich ebenfalls erst in der Langzeitbeobachtung bei sechs Patienten eine befriedigende bis gute Besserung ergab. Bertrand et al. (1978) schalteten bei 14 Patienten im V.o.i.-Thalamuskern aus, evtl. in Kombination mit einer Pallidotomie. Der hypertrophierte M. sternocleidomastoideus wurde bei 7 Patienten denerviert, um die Ergebnisse der zentralen Koagulationen bei überwiegend horizontalen Fällen zu verbessern. Bei einem Patienten war es postoperativ zu einem Pseudobulbärsyndrom gekommen. Zweimal wurde ein hervorragendes bis ausgezeichnetes Ergebnis erzielt, 8 Patienten erreichten eine gute, ein Patient eine zufriedenstellende Besserung. Zweimal konnte der Torticollis nicht gebessert werden. Hingewiesen sei auf einen Patienten, bei dem ohne Thalamotomie, allein durch eine Denervation des hypertrophen M. sternocleidomastoideus ein funktionell gutes Ergebnis erzielt werden konnte. C. von Essen et al. (1980) stellen Resultate nach V.o.i.-Thalamotomien von 17 Patienten mit einer Langzeitbeobachtung über fünf Jahre hinweg vor. Die klinischen Befunde zeigen zwei Jahre nach der Operation bei 4 Patienten eine Elimination des Torticollis, viermal eine 75%ige Reduktion und viermal eine 25–50%ige Besserung.

Hassler u. Dieckmann (1982) berichten über die Operationsergebnisse von 87 Patienten mit extrapyramidalem Torticollis. Nach einer mittleren Beobachtungszeit von 5 Jahren waren 30 Patienten (34,5%) vollständig symptom- und beschwerdefrei. 28 Operierte (32,2%) zeigten gute Ergebnisse. Bei weiteren 20 Patienten (23%) war das Ergebnis zufrieden stellend, ihr Torticollis war abgeschwächt und bot eine Rezidivsymptomatik, bei körperlichen Anstrengungen und manuellen Arbeiten. Zu den ungebesserten 9 Patienten (10,3%) gehören zwei, bei denen nach passagerer Besserung ein Rezidiv zu objektivieren war. Bleibende Nebenwirkungen der Operation und Komplikationen konnten bei 29% beobachtet werden. Bei 14 Patienten (16,1%) traten eine motorische Beeinträchtigung der kontralateralen Extremitäten Motor-Neglect und je zweimal Dyssynergien, Hemiparese und Ataxie der kontralateralen Seite auf.

Die von Hassler u. Dieckmann (1982) vorgestellten Patienten erhielten routinemäßig, postoperativ eine besondere Physiotherapie, die auf dem Konzept von Brunkow (1978), Arns u. Hüter (1975) aufbaut. Zur Unterstützung dieser Krankengymnastik wurde bei einem Viertel ihrer Patienten mit anhaltender Kontraktion des M. sternocleidomastoideus eine periphere Denervierung des hypertrophischen Muskels durchgeführt.

Cooper (1965) fand bei der Behandlung von über 90 Patienten mit Torticollis und Retrocollis die besten Effekte nach bilateraler thalamischer Ausschaltung in den ventrolateralen und ventroposteriormedianen Kerngebieten sowie in den lateralen Anteilen des Zentrum medianum.

Mundinger et al. (1972) berichten über die stereotaktische Behandlung von 52 Torticollis-Patienten mit einer Nachbeobachtungszeit bis zu sechs Jahren. Den besten Effekt sahen sie nach einer Subthalamotomie, wonach 61% der so operierten 19 Patienten ein sehr gutes Ergebnis boten. 36% von 24 Operierten mit einer Ausschaltung der oralen Ventralkerne des Thalamus konnten gut verbessert werden, während siebenmal bei Koagulationen des inneren Pallidumgliedes kein anhaltend guter Effekt beobachtet werden konnte. Eine Ausschaltung des Nucleus interstitialis mesencephali und zugleich der oralen Ventralkerne führte nur zu einer vorübergehenden Besserung. Als Komplikationen wurden bei 7 Patienten psychische bzw. Sprachstörungen beobachtet.

G. u. W. E. Goldhahn (1977) berichten über 24 stereotaktisch behandelte Torticollis-Patienten. Bei fünf Patienten fanden sie eine Heilung, fünfmal eine weitgehende Besserung, viermal einen befriedigenden Zustand, sechs Besserungen, während bei vier Patienten die Symptome unbeeinflusst blieben. Die Autoren sahen bei der Ausschaltung des inneren Abschnitts des oralen Ventralkernes des Thalamus (V.o.i.) bei den horizontal-rotatorischen Torticollisfällen die beste Wirkung.

Lozano-Saavedra (1979) berichtet über Operationsergebnisse von 23 Torticollispatienten. Die Gesamtzahl der Pallidotomien beträgt 26 bei 15 Patienten. Bei 8 Patienten war der Operationseffekt gut bis sehr gut, 4-mal konnte eine leichte Besserung erreicht werden, während 3 Patienten ungebessert blieben, wovon einer eine Verschlechterung aufwies. Von den 9 Patienten, bei denen eine Thalamotomie durchgeführt wurde, zeigten drei einen guten Effekt, zweimal trat eine leichte Besserung ein, zwei blieben hinsichtlich der Torticollis-Symptomatik ungebessert und zweimal verschlechterte sich der Befund. Bei drei Patienten wurden Subthalamotomien mit Ausschaltung in den Forel'schen Feldern und der Zona inzerta durchgeführt. In zwei Fällen, mit einem horizontal-rotatorischen Torticollis bei denen eine Thalamotomie vorausgegangen war, brachte erst der zweite Eingriff auf der kontralateralen Seite jeweils einen guten Effekt. Der dritte Patient, ebenfalls mit einer kombinierten Torticollis-Symptomatik, dem keine Thalamotomie vorausgegangen war, blieb hingegen ungebessert. Die durchschnittliche Nachbeobachtungszeit lag bei knapp zwei Jahren. Bei etwa der Hälfte der Patienten wurden operationsbedingte Nebenwirkungen und Komplikationen beobachtet.

Unabhängig vom Zielpunkt des Eingriffes standen dabei Dyssynergien der kontralateralen Hand, leichte bis mittelschwere Hemiparesen mit und ohne Sensibilitätsstörungen sowie Beeinträchtigungen der Sprache und des Schreibens im Vordergrund.

Andrew et al. (1983) berichten über die Ergebnisse von 55 Patienten nach stereotaktischer Thalamotomie. Bei 62% ihrer operierten Patienten wurde eine erhebliche Verbesserung erzielt. Eine bilaterale Thalamotomie wurde bei 16 Erkrankten durchgeführt. Eine postoperative Dysarthrie war nach bilateraler Läsion besonders hoch. Die Inzidenz an einer über ein Jahr hinaus bestehenden Hemiparese betrug 15%.

Andere Autoren vermissen jeglichen Effekt eines stereotaktischen Eingriffes auf die Hyperkinese (Laitinen u. Johannson 1966; Arseni u. Maretsis 1971). Bei der Mehrzahl der zitierten Autoren bleibt offen, über welchen Zeitraum, welche Art und ob überhaupt eine Physiotherapie in der postoperativen Phase eingesetzt worden ist.

5.6
Mikrovaskuläre Dekompression des N. accessorius in der Regio kranio-zervikalis

Neben den bisher eingesetzten, destruktiven Operationsverfahren an peripheren Nerven (Neurektomie), an der hyperkinetischen Muskulatur (Myotomie) oder durch stereotaktische Ausschaltungen spezifischer thalamischer Hirnstrukturen wird heute auch eine Dekompression in der Regio kranio-zervikalis vorgenommen. Eine Methode, die in Anlehnung an die Operationen nach Jannetta (1967, 1986) eine Dekompression nervaler Strukturen durch Gefäße und Verwachsungen zum Ziel hat. Neben einer mikrovaskulären Dekompression des N. accessorius werden dabei auch nervale Anastomen zu den Hinterwurzeln C1 und C2 durchtrennt bzw. Resektionen der Hirnwurzeln C1 vorgenommen (Freckmann et al. 1981). Hingewiesen sei auf die Beobachtungen, dass anatomische Varianten, z. B. eine Verknüpfung der dorsalen C1-Wurzel mit dem N accessorius und besondere Gefäßvarianten bei Patienten mit einem Torticollis spasmodicus häufiger vorkommen. Die Indikation zu dieser Operation setzt neben der klinischen Symptomatologie den elektromyographischen Nachweis einer peripheren Nervenläsion mit pathologischer Spontanaktivität, verzögerter Rekrutierung bzw. Polyphasie in der Hals-Nacken-Muskulatur voraus. Erste subjektive, durch Fragenbogenauswertung ermittelte Ergebnisse über die Wirkung dieser Operationsmethode wurden von Hagenah et al. (1983 c) vorgelegt. Danach verspürten postoperativ 14 (74%) von 19 Patienten eine Besserung, 4 (21%) keine Änderung und 1 Patient (5%) eine geringe Verschlechterung der Torticollisbeschwerden. Nebenwirkungen, wie eine Läsion des N. accesorius konnten 2-mal (11%) beobachtet werden. Nach Freckmann et al. (1986) konnte durch diese Operation der Zustand bei 27 von 33 Patienten gebessert werden.

Diese positiven Resultate können wir nicht bestätigen. Unsere Erfahrungen mit Krankheitsverläufen nach der mikrochirurgischen Dekompression beruhen allerdings nur auf den Angaben und Kontrollbefunden von 7 Patienten. Unmittelbar nach dem Eingriff verspürten nur 3 Patienten eine Besserung der Torticollisbeschwerden. Sie konnten den Kopf leichter gegen die bevorzugte Torticollisrichtung wenden und hatten weniger Muskelverspannungen im Nacken. Bei diesen Patienten zeigen die Kontrollbefunde 6 Monate nach dem Eingriff und permanenter krankengymnastischer Weiterbehandlung, eine Besserung der Symptomatik um etwa 30%. Nach einem Jahr konnte keine weitere messbare Verbesserung objektiviert werden. Bei einer Patientin nahm die Intensität des Torticollis sogar das präoperative Ausmaß wieder an. Interessant ist die Beobachtung, dass eine Besserung nur bei Patienten mit einem horizontalen Torticollis zu registrieren war. Viermal bewirkte die Dekompression keine Änderung der Beschwerden, operationsbedingte Nebenwirkungen haben wir nicht beobachtet.

5.7
Implantation eines hochzervikalen Elektrostimulationssystems

Eine andere, nicht destruktive Operationstechnik erfordert die Implantation eines Elektrostimulationssystems. Dabei werden den Torticollis-Patienten hochzervikal, extradural bipolare Reizelektroden implantiert. Die Position der Elektroden kann röntgenologisch überprüft und sicher platziert werden. Der Effekt auf den Torticollis wird durch eine intraoperative Reizung (100 Hz und 4–5 V) überprüft. Erscheinen die Reizantworten adäquat günstig, wie es etwa bei einer Position in Höhe C2 bis C5 der Fall ist, werden die Elektroden fixiert und nach einer Testphase wird schließlich auch die zusätzliche Implantation eines Empfängersystems vorgenommen.

Die Abb. 5.9 zeigt einen postoperativen Röntgenbefund bei einer 47-jährigen Patientin. Die Elektroden befinden sich in Projektion des 2. und 4. Halswirbelkörpers auf der rechten Seite.

Ausgehend von der Hypothese, dass es sich auch bei der hyperkinetischen Muskelerregung, analog zur kortikalen Spastizität, um ein Enthemmungssyndrom handelt, sollen spinothalamische Bahnen durch elektrische Stimulationen gehemmt werden. Es wird angenommen, dass durch die Elektrostimulation im Halsmarkbereich eine Hemmung afferenter und efferenter Impulse erreicht wird.

Seit Anfang 1981 konnten in unserer Klinik 21 Torticollis-Patienten nach Versorgung mit einem hochzervikalen Stimulationssystem rehabilitiert und 16 von ihnen nachuntersucht werden. Unsere Befunde stützen sich auf klinische und elektromyographische Kontrolluntersuchungen, die nach 6, 12 bzw. 14 Monaten im Anschluss an eine permanente Brunkow-Bobath-Krankengymnastik vorgenommen wurden. Übereinstimmend wurde von den Patienten bereits in den ersten vier bis sechs Wochen nach der Operation eine Abnahme von Verkrampfungsbeschwerden der Hals-Nacken-Muskeln bemerkt.

Eine Änderung der Symptome und der Intensität des Torticollis beim Ein- bzw. Ausschalten des Reizgerätes wurde von den Patienten nicht verspürt. Im Gegensatz zu diesen Erfahrungen zeigten unsere EMG-Befunde unter Elektrostimulation eine eindeutige, reproduzierbare Wirkung im Sinne einer Hemmung der hyperkinetischen Muskelerregung. Diese beträgt nach quantitativer Auswertung der Anzeigensignale (Abb. 5.14 u. Abb. 5.15) zwischen 25 und 30 Prozent. Die Hemmung scheint eine stär-

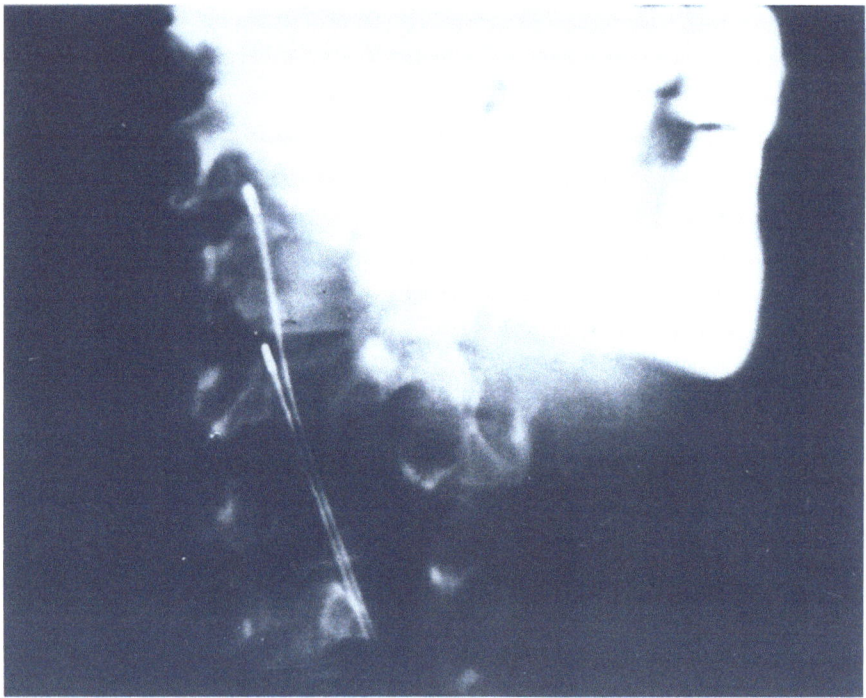

Abb. 5.9. Röntgenbefund mit Position der zervikalen Reizelektroden

Tabelle 5.5. Verteilung der Torticollisformen unter den 16 untersuchten Patienten nach Implantation eines hochzervikalen Elektrostimulationssystems

Verteilung der Torticollisformen (n=16)	Patienten (n)
Torticollis horizontalis (davon myoklone Formen)	12 (3)
Torticollis rotatorius	2
Kombinierter rotatorisch-horizontaler Typ	2

kere Wirkung auf die Erregung des pathologisch innervierten M. sternocleidomastoideus und eine geringere auf die seitlichen Hals-Nacken-Muskeln zu haben.

Unsere Beobachtungen werden anhand der – ein Ausführungsbeispiel darstellenden – Abb. 5.10 bis Abb. 5.15 näher erläutert. Die telemetrisch registrierten EMG-Pro-

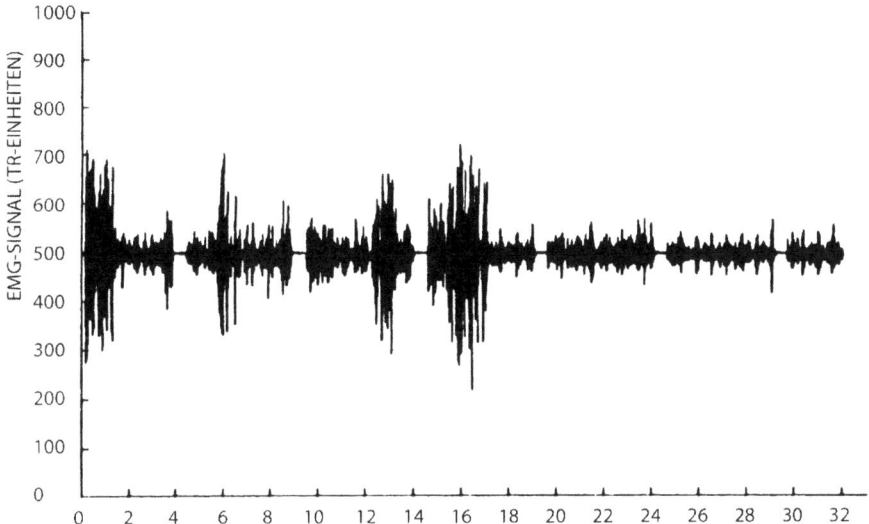

Abb. 5.10. Ein Elektromyogramm des hyperkinetisch erregten M. sternocleidomastoideus rechts ohne zervikospinale Elektrostimulation

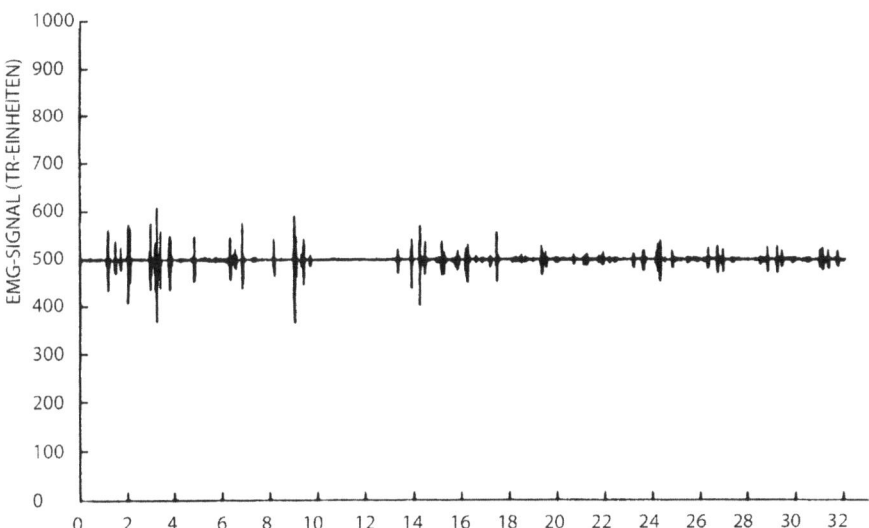

Abb. 5.11. Die EMG-Signale des hyperkinetisch erregten M. sternocleidomastoideus rechts unter zervikospinaler Elektrostimulation

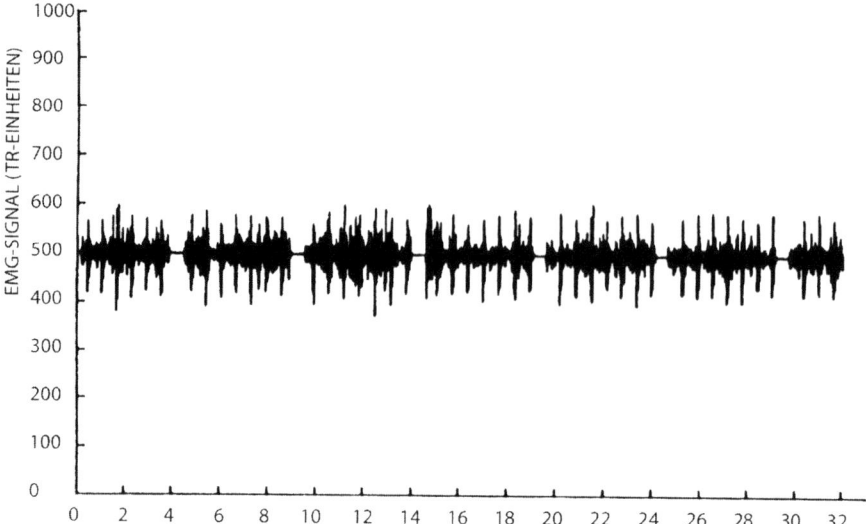

Abb. 5.12. Ein Elektromyogramm der seitlichen Hals-Nacken-Muskeln links ohne zerviko-spinale Elektrostimulation

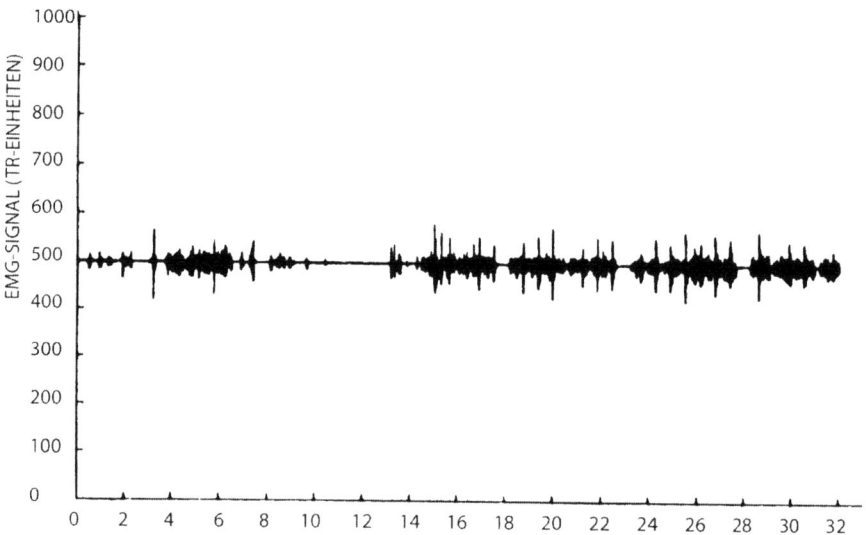

Abb. 5.13. Ein Elektromyogramm der seitlichen Hals-Nacken-Muskeln links unter zervikospinaler Elektrostimulation

tokolle stammen von einer 39-jährigen Patientin mit einem Torticollis horizontalis nach links. Bei ihr wurden mit Oberflächenelektroden die EMG-Signale von den synergen hyperkinetischen Hals-Nacken-Muskeln abgeleitet.

5 Kombinationsbehandlung von Operationen und Physiotherapie

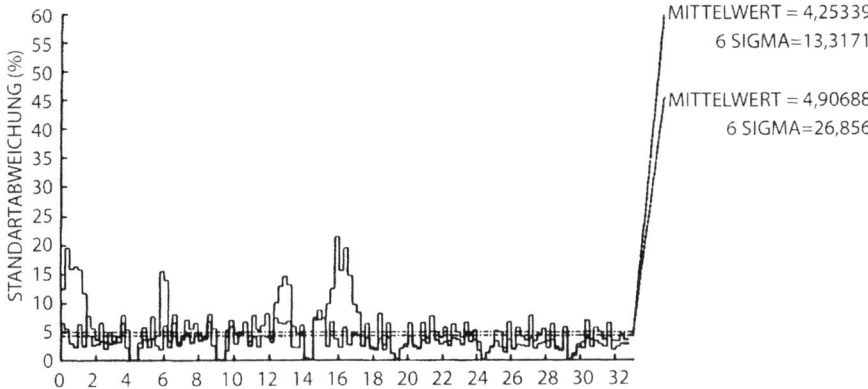

Abb. 5.14 Der Verlauf von Anzeigesignalen hyperkinetisch innervierter Hals-Nacken-Muskeln ohne zerviko-spinale Elektrostimulation

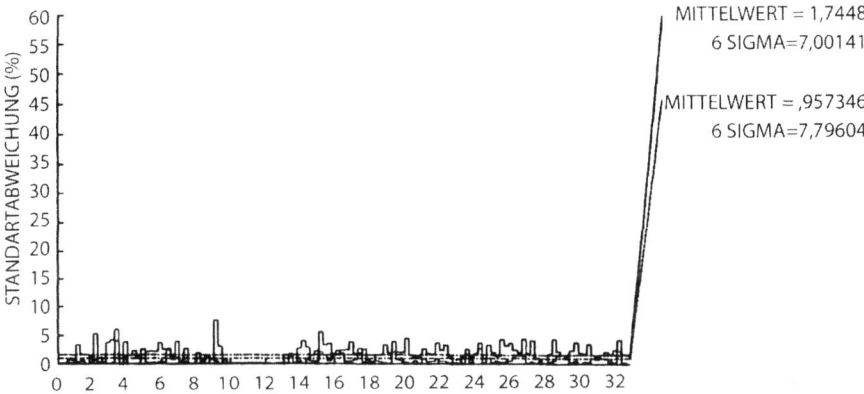

Abb. 5.15. Der Verlauf von Anzeigesignalen hyperkinetisch innervierter Hals-Nacken-Muskeln derselben Patientin bei zerviko-spinaler Elektrostimulation. K1: EMG des M. sternocleidomastoideus rechts (*obere Kurve*). K2: EMG der Hals-Nacken-Muskeln links (*untere Kurve*)

5.7.1
Zusammenfassung der Ergebnisse

Die Ergebnisse von 16 Patienten nach Implantation eines hochzervikalen Stimulationssystemes und einer einjährigen Weiterbehandlung nach dem Brunkow-Bobath-Konzept werden in der Tabelle 5.6 dargestellt.

Die Befunde der klinischen und elektromyographischen Untersuchungen nach sechs Monaten zeigen bei 8 Patienten (50%) eine zufrieden stellende, bei 3 Patienten (18,8%) eine mit gut zu bezeichnende Verbesserung ihrer Torticolliserscheinungen. Zu diesem Zeitpunkt hatten 4 Patienten (25%) keine Besserung erreicht, bei einem Patienten musste bereits nach 2 Monaten eine Explantation des Reizsystems vorgenom-

Tabelle 5.6. Ergebnisse nach hochzervikaler Elektrostimulation und Brunkow-Bobath-Therapie (n=16)

Gruppe	Therapieerfolg	Ergebnisse nach 1/2 Jahr (n)	[%]	Ergebnisse nach 1 Jahr (n)	[%]
I	0–20% (unverändert)	4	25	2	12,5
II	30–50% (zufrieden stellend)	8	50	6	37,5
III	60–80% (gut)	3	18,8	4	25
IV	90–100% (sehr gut)	0	0	1	6,2
V	Verschlechterung	0	0	0	0
VI	Explantation	1	6,2	3	18,8

men werden. Demgegenüber zeigte die Untersuchung nach einjähriger, postoperativer Weiterbehandlung bei 6 Patienten (37,5%) eine zufrieden stellende, bei 4 Patienten (25%) eine gute und einmal (6,2%) eine vollständige Beseitigung des extrapyramidalen Torticollis. Bei 3 Patienten (18,8%) war inzwischen eine Explantation des elektrischen Systems erfolgt.

Interessant bleibt andererseits die Beobachtung, dass 2 Patienten nach der Entfernung des Reizsystems durch langzeitige Krankengymnastik ebenfalls eine zufrieden stellende Besserung ihres Torticollis erreichen konnten. Die Stimulation erfolgte in unterschiedlichen Phasen mit verschiedenem Zeitaufwand, meist jedoch über sechs bis acht Stunden hinweg. In einigen Fällen wurde im Tag-Nacht-Wechsel jeweils von 07.00 Uhr bis 19.00 Uhr bzw. von 19.00 Uhr bis 07.00 Uhr stimuliert.

Die Frage, ob durch eine elektrische Reizung der Torticollis beseitigt werden kann, oder lediglich durch die spinale Hemmung eine günstige Voraussetzung für die Krankengymnastik geschaffen wird, kann heute noch nicht schlüssig beantwortet werden. In der Kombination einer zervikospinalen Elektrostimulation und krankengymnastischer Langzeitbehandlung nach Brunkow-Bobath bietet sich aus heutiger Sicht eine Erfolg versprechende, risikoarme Therapie des Torticollis spasmodicus an.

Nebenwirkungen der zervikalen Elektrostimulation waren bei 3 Patienten sensible radikuläre und spinale Reaktionen. Diese Symptome konnten durch eine Veränderung der Elektrodenposition sofort beseitigt werden. Bei drei Patienten (18,8%) mussten die Reizsysteme im Laufe des ersten Halbjahres wegen einer Infektion bzw. Gewebeunverträglichkeit wieder entfernt werden.

5.7.2
EMG-Befunde unter zervikaler Elektrostimulation

Die EMG-Befunde bestätigen die Annahme, dass durch eine spinale Reizung eine Hemmung der hyperkinetischen Muskelerregungen bewirkt wird. Auch die myoklonen Reaktionen werden dabei inhibiert. Diese Beobachtungen sind richtungsweisend und müssen weiter untersucht werden.

Abbildung 5.16 zeigt in Ableitung 8 die hyperkinetische Aktivierung der synergen Muskeln bei einem horizontalen Torticollis nach links. K1 entspricht den EMG-Signalen vom M. sternocleidomastoideus der rechten Seite, K2 registriert die EMG-Singnale der kleinen Hals-Nacken-Muskeln der linken Seite. Zu beobachten ist eine nahezu tonische Muskelaktion mit einem dichten Interferenzbild und hohen Amplituden auf beiden Seiten. Die Vergleichsableitung 9 von derselben Patientin unter hochzervikaler Stimulation, ebenfalls über die Dauer von 30 s hinweg, lässt eine signifikante Reduktion der EMG-Signale erkennen.

Ein weiteres Beispiel zeigt die EMG-Protokolle eines 43-jährigen Patienten mit einem Torticollis horizontalis nach rechts (Abb. 5.17). Abgeleitet wurden die EMG-Signale aus den enthemmten Muskeln (K1: M. sternocleidomastoideus links, K2: Mm. trapezius, splenius rechts). Die Messungen erfolgten beim raschen Gehen des Patienten während der krankengymnastischen Therapie jeweils über die Dauer von 30 Sekunden. Die Registrierung ohne Elektrostimulation (Ableitung a) zeigt auf K1 rhythmische, eher myoklone Aktionsmuster, auf K2 ein mehr tonisches Summenak-

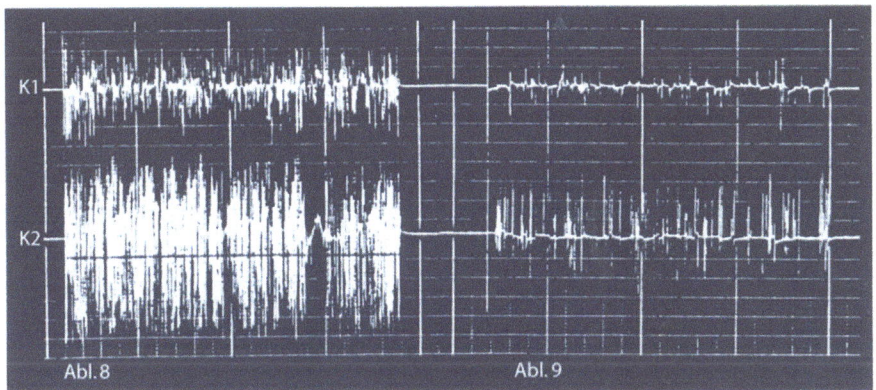

Abb. 5.16. Telemetrisches EMG einer 38-jährigen Patientin 4 Monate nach Implantation eines hochzervikalen Reizsystems. Dauer der Messung: 30 Sekunden. K1 (*obere Kurve*): M. sternocleidomastoideus rechts. K2: (*untere Kurve*): Hals-Nacken-Muskel links

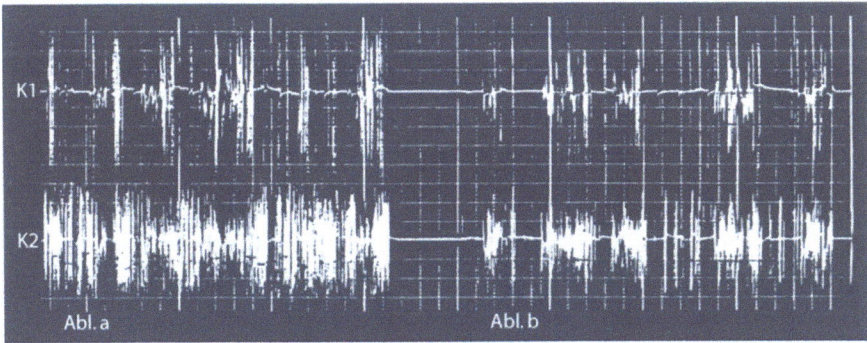

Abb. 5.17. Telemetrisches EMG eines 43-jährigen Patienten 11 Monate nach Implantation eines hochzervikalen Stimulationssystems. K1 (*obere Kurve*): M. sternocleidomastoideus links. K2 (*untere Kurve*): Hals-Nacken-Muskeln rechts

tionspotential. Bei der Vergleichsableitung unter zervikaler Stimulation nehmen die myoklonen Muster zahlenmäßig ab, die tonische Aktivierung wird unterbrochen, wie ein gelichtetes Interferenzmuster zeigt (Ableitung b).

Dieser Reizeffekt lässt sich mit gleicher Intensität beliebig oft wiederholen und hält andererseits über längere Beobachtungsphasen an. Dieser Effekt konnte auch bei kontinuierlichen Aufzeichnungen von EMG-Signalen über die Dauer von 15–20 Minuten hinweg, z. B. während der Bewegungstherapie beobachtet werden. Über eine hemmende Wirkung der zervikalen bipolaren Elektrostimulation auf die Intensität hyperkinetisch verspannter Hals-Nacken-Muskeln berichten auch Dieckmann und Veras (1985).

5.8
Die selektive operative Denervation der seitlichen Hals-Nacken-Muskulatur

In Anlehnung an den von Bertrand et al. (1982, 1988) beschriebenen Eingriff wird bei Patienten mit einem Torticollis spasmodicus eine selektive Denervation des überaktiven M. sternocleidomastoideus und der synergen autochtonen Hals-Nacken-Muskulatur vorgenommen. Neben einer Resektion der zum Kopfwender führenden Äste des N. accessorius wird eine mikrochirurgische Resektion der Rami dorsales der Zervikalwurzeln C1 bis C6 durchgeführt.

In den Jahren 1989 bis 1991 wurden 47 Patienten nach dieser Operation in unserer Klinik nachbehandelt. Von diesen 47 Patienten konnten 26 nach 12 Monaten, von denen wiederum 8 nach 18 Monaten, nachuntersucht werden. Die Ergebnisse der postoperativen Befunde von 26 Torticollispatienten nach selektiver Denervation und einer ein- bzw. eineinhalbjährlichen krankengymnastischen Weiterbehandlung nach dem Brunkow-Bobath-Konzept werden in der Tabelle 5.7 vorgestellt. Von den übrigen 21 Patienten liegen keine Langzeitergebnisse vor.

Tabelle 5.7. Langzeitergebnisse nach peripherer selektiver Denervierung und krankengymnastischer Therapie von 26 Torticollis-Patienten

Gruppe	Therapieerfolg	Ergebnisse nach 1 Jahr (n=26)		Ergebnisse nach 1 1/2 Jahren (n=8)	
		(n)	[%]	(n)	[%]
I	0–20% (unverändert)	11	42,3	2	25,0
II	30–50% (zufriedenstellend)	11	42,3	5	62,5
III	60–80% (gut)	4	15,4	1	12,5
IV	90–100% (sehr gut)	0	0	0	0
Rezidive		3	11,5		
Zweitoperation		4	15,4		
Nebenwirkung der Operation:					
Periphere Atrophien C5/C6		9	34,5		
Neuralgien des N. occipitalis		4	15,4		
Hypästhesie C2/C3		14	53,9		

5.8.1
Operationsergebnisse

Die Verlaufsbefunde der klinischen und elektromyographischen Untersuchungen nach 12 Monaten zeigen bei 4 Patienten (15,4%) eine gute, bei 11 Patienten (42,3%) eine zufrieden stellende Verbesserung ihrer Torticolliserscheinungen. Demgegenüber zeigen die Ergebnisse nach einjähriger postoperativer Weiterbehandlung aber bei 11 Patienten (42,3%) noch keine Änderung der Torticollis-Symptomatik. Während bei 4 Patienten (15,4%) eine vergleichbare Besserung erst nach einer Zweit- bzw. Nachoperation erreicht wurde, kam es dreimal (11,5%) zu therapeutisch unbeeinflussbaren Rezidiven. Die Resultate der Kombinationsbehandlung nach 18 Monaten sind bei der geringen Patientenzahl (n=8) noch nicht als abgeschlossen zu betrachten. Dennoch ist die Prognose eher günstig zu stellen, wenn man die bisherigen Langzeitergebnisse, 18 Monate nach dem Eingriff, mit einer Erfolgsquote von 75% ansieht.

5.8.2
Operationsbedingte Nebenwirkungen

Zu den Nebenwirkungen dieses peripheren Eingriffes gehören Gefühlsstörungen und Neuralgien am Hinterhaupt sowie über das Versorgungsgebiet des N. accessorius hinausgehende Atrophien von Muskeln im Bereich des Schultergürtels (Peterson 1993).

Eine persistierende Neuralgie des N. occipitalis besteht bei 4 Patienten (15,4%) während eine permanente Hypästhesie im kutanen Versorgungsbereich von C2/3 bei 14 Patienten (53,9%) zu objektivieren ist. Diese entspricht überwiegend dem Innervationsbereich der Nn. occipitales major und minor sowie des Ramus posterior des N. auricularis magnus, (Netter 1987, S. 113). Diese Sensibilitätsstörungen haben aber zu keiner nachhaltigen Beeinträchtigung der operierten Patienten geführt. Neuralgieartige Beschwerden sind nach einer Änderung der Schnittführung am Hinterhaupt nicht mehr beobachtet worden. Demgegenüber bewirken Muskelatrophien und Paresen des Schultergürtels bei 9 Patienten (34,5%) erhebliche Funktionsstörungen des Schultergelenkes und Armes mit sekundären Haltungsstörungen und myostatischen Beschwerden bzw. einer Insuffizienz der Hals-Nacken-Muskulatur, wodurch den Betroffenen der Kopf als zu schwer erscheint. Möglicherweise liegt diesen Empfindungen auch ein sensorisches Defizit durch den Verlust von wichtigen propriozeptiven Fasern der tonischen Nackenreflexe bzw. der Stellreaktion des Kopfes zugrunde. Die über die Mm. sternocleidomastoideus und trapezius hinausgehenden, unerwünschten Atrophien verteilen sich auf folgende Muskeln:

M. levator scapulae	N. dorsalis scapulae (C5)
Mm. rhomboideus major et minor	
Mm. supra-infraspinatus	N. suprascapularis (C5/6)
M. teres minor	N. axillaris (C5/6)
M. deltoideus	

Die Wurzeln und Muskeläste des N. accessorius sowie der angeführten Nerven der Schulter sind bei Netter (1987, S. 108, Tafel 12 und Seite 117, Tafel 5) übersichtlich dargestellt.

Bertrand (1987) berichtet über Langzeitergebnisse von 131 Patienten, deren Operation bis zu 10 Jahren zurücklag. Bei 115 Patienten (88%) verschwand der Torticollis vollständig, bei 12% der Operierten war die Symptomatik wenig bzw. nicht gebessert. Richter und Braun (1990) konnten bei 14 von 19 Patienten nach peripherer selektiver Denervation deutliche Besserungen beobachten.

Unter der Vorstellung, der Torticollis spasmodicus sei vorwiegend durch eine Dysfunktion der beteiligten Hals-Nacken-Muskeln verursacht, wurden immer wieder Operationen an peripheren Nerven und Muskeln vorgenommen. Wie man ein Problem ansieht, so behandelt man es. Im Vordergrund stehen dabei eine beidseitige Durchtrennung der oberen Zervikalwurzeln und/oder eine Neurektomie bzw. Myotomie des hyperkinetischen M. sternocleidomastoideus.

Diese Operation geht auf Mc Kenzie (1924) zurück und wurde später auch von Dandy (1930), Sorensen et al. (1966) bzw. Hamby und Schiffer (1970) zur Therapie des Torticollis eingesetzt. Dabei wurden Besserungen bei etwa 75% der operierten Patienten beobachtet. Andererseits bewirkte die Resektion motorischer Zervikalmuskeln auch eine Insuffizienz der Kopfhaltemuskulatur.

5.9
Tiefe Hirnstimulation

In den letzten Jahren konnten zunächst bei generalisierten Dystonien kasuistisch positive Erfahrungen mit der „Tiefen Hirnstimulation" gewonnen werden. Mittlerweile sind auch bei Patienten mit Torticollis unter meist bilateraler Stimulation des Globus pallidus internus sehr vielversprechende Ergebnisse erzielt worden. Es gibt allerdings noch keine sicheren prädiktoren, welche Patienten von dieser Operation profitieren oder gar Langzeitergebnisse, so dass im Moment eine Differentialindikation noch nicht gegeben werden kann.

KAPITEL 6

Zusammenfassung 6

E. PETERSON

Die vorliegende Studie ist eine systematische Darstellung der verschiedenen Erscheinungsformen des extrapyramidalen Torticollis spasmodicus und deren bisheriger Behandlungen.

In dem Zeitraum von 1974 bis 1990 wurden in der Rommel-Klinik 267 Patienten mit einem Torticollis spasmodicus stationär behandelt. Davon konnten 126 (40 nichtoperierte und 86 operierte) Torticollis-Patienten nachuntersucht werden. Die Langzeitergebnisse der unterschiedlichen Behandlungsformen, Risiken und Nebenwirkungen operativer Verfahren werden vorgestellt und miteinander verglichen.

Im ersten Teil der Arbeit wird eine klinische und elektromyographische Funktionsanalyse der Torticollis-Formen vorgenommen. Eine derartige Diagnostik ist bei den kombinierten klinischen Erscheinungsbildern erforderlich. Eine chirurgische Therapie des Torticollis spasmodicus mit Ausschaltung definierter Zielareale (stereotaktische Thalamotomie) für Rotation und Wendung setzt eine exakte Analyse der an der Fehlhaltung des Kopfes beteiligten Muskeln voraus. Dies bestätigen einige Krankheitsverläufe von Patienten, bei denen der erste Eingriff ohne Effekt auf den Torticollis blieb und erst die Zweitoperation auf der Gegenseite oder einem anderen Zielareal zu einer Besserung führte.

Eine weitere Aufgabe dieser klinischen Arbeit war es, ein Messverfahren zu finden, welches auch eine quantitative Aufbereitung telemetrisch registrierter EMG-Signale ermöglicht. Es wird die klinische Bedeutung eines von uns entwickelten Verfahrens und die Anordnung zur quantitativen Auswertung von Myogrammen in der Diagnostik und Rehabilitation zerebraler Bewegungsstörungen am Beispiel des Torticollis erläutert. Die quantitative Computeranalyse ist aber für den klinischen Routinebetrieb noch nicht einsatzfähig.

In der Literatur wurden bisher keine Methoden zur quantitativen Messung der Auswirkung krankengymnastischer Bewegungsübungen vorgestellt. Die Computeranalyse von Elektromyogrammen hat bisher nur eine Bedeutung in der neuromuskulären Diagnostik bei peripheren Störungen der Innervation und Muskelfunktion erlangt.

Simultanableitungen aus synergen hyperkinetisch kontrahierten Hals-Nacken-Muskeln hatten das Ziel, den Effekt von Bewegung, Anspannung, Entspannung und krankengymnastischen Anforderungen auf die Torticollis-Symptomatik zu objektivieren. Eine telemetrische EMG-Analyse der Motorik zerebraler Bewegungsstörungen ermöglicht das Studium von Muskelfunktionen in allen Phasen einer Bewegungstherapie (z. B. Krankengymnastik, Hippotherapie, Standradfahren, Feedbackübungen usw.).

Trotz zahlreicher somatotopischer Forschungsergebnisse bleiben viele Fragen bezüglich der Ätiologie und Genese des Torticollis spasmodicus offen. Deshalb muss der Behandlungsplan von Arzt und Therapeut auf die Möglichkeit einer psychogenen und einer organischen Ursache abgestellt sein.

Der Torticollis spasmodicus bleibt als Funktionsstörung nicht auf Kopf und Halswirbelsäule beschränkt, sondern wird beim Übergreifen auf Schultergürtel und Rumpf zu einem allgemeinen Achsenproblem. Daran erinnert das klinische Bild der Torsionsdystonie, die mit einem Torticollis beginnen kann, wobei die Dystonie später den oberen Körperquadranten und die Extremitäten erfasst.

Spontane Remissionen des Torticollis spasmodicus konnten wir bei 15% unserer nicht operierten 87 Patienten registrieren. Dies entspricht den Beobachtungen von Friedmann und Vaan (1986), bei denen 12% ihrer 116 Patienten spontane Remissionen aufwiesen.

Dagegen konnten über die Hälfte der Torticollispatienten durch konservative krankengymnastische Behandlungen (Brundi et al. 1974; Peterson 1985) gebessert werden.

Eine medikamentöse Behandlung des Torticollis spasmodicus ist praktisch erfolglos, wohl aber können bestimmte Medikamente mit zentraler Dämpfung eine Hemmung affektiver Impulse bewirken.

Zur Therapie des Torticollis wurden verschiedene Pharmaka (Anticholinergika, Benzodiazepine, Dopaminergika, Neuroleptika, Thiopropazat, Baclofen, Trihexyphenidyl) allein oder in Kombination eingesetzt.

Während Hagenah et al. (1983 b) auf eine bessernde Wirkung hinweisen, konnte Lee (1984) keine Effizienz der angewendeten Pharmaka auf die Dystonie beobachten.

Etwa die Hälfte der Torticollispatienten wurde zu Beginn ihrer Erkrankung mit einer orthopädisch ausgerichteten Krankengymnastik und Massagen versorgt. Der Effekt einer solche Manipulation auf einen organisch bedingten spastischen Schiefhals war unbefriedigend. Massagen und Hilfsapparate bewirkten sogar eine Zunahme der unwillkürlichen Bewegungsstörungen des Kopfes.

Mit der Krankengymnastik (Brunkow-Bobath-Konzept) wird das Ziel verfolgt, dem Patienten wieder „fühlbar" zu machen, welche Haltungs- und Bewegungsmöglichkeiten er hat und welche ihm fehlen. Die Verlaufsbefunde zeigen allerdings, dass ein solcher Lernprozess, ein monatelanges Therapietraining erforderlich macht. Mittels taktiler Reize durch Berührung oder leichten Druck der Finger auf den Kieferrand kann der Patient die Kopffehlhaltung leichter ausgleichen. Diese antagonistischen Gesten, denen wahrscheinlich ein Feedback-Mechanismus zugrunde liegt, wurden von Meige und Feindel (1902) sowie von Wartenberg (1954) beschrieben.

Zu den ergänzenden Maßnahmen einer krankengymnastischen Behandlung gehören Ballspiele, Laufen, Standradfahren, Schwimmen sowie das therapeutische Reiten (Hippotherapie). Diese Bewegungsformen stellen hohe Anforderungen an unsere Haltungs- und Gleichgewichtsreaktionen, wozu es automatisch einer sicheren Kopfkontrolle bedarf. Hagenah et al. (1983 a) berichten über den Wert einer Schulung koordinativer Leistungen beim Schwimmen.

Erst nach einer erfolglosen konservativen Behandlung, wobei die Psychotherapie, Krankengymnastik, medikamentöse und physikalische Behandlungen im Vordergrund stehen, sollte die Indikation zu einer chirurgischen Therapie gestellt werden.

Der Wert einer speziellen Krankengymnastik auf neurophysiologischer Grundlage ist unbestritten, obwohl bisher nur wenige wissenschaftliche Ergebnisse darüber vorliegen. Dies unterstreichen die Langzeitresultate der konservativen Behandlung unserer 40 Torticollis-Patienten. Nach einjähriger Krankengymnastik konnte bei 6 Patienten (15%) ein sehr gutes, bei 12 Patienten (30%) ein gutes und 11-mal (27,5%) ein zufrieden stellendes Ergebnis erreicht werden, während 5-mal (12,5%) eine Progredienz der Ausgangssymptomatik zu beobachten war. Eine zusätzliche Myotomie bzw. Neurektomie des hyperkinetischen M. sternocleidomastoideus bewirkte eine Erleichterung der kontraversiven Kopfwendungen und Abnahme schmerzhafter Muskelverkrampfungen. Demgegenüber führten zervikale Wurzelresektionen von C1 bis C3, die bei 5% der Betroffenen durchgeführt wurden, nicht zu einer Abnahme der Torticollis-Symptomatik.

Unsere Langzeitergebnisse der rehabilitativen Therapie zeigen einen Behandlungserfolg von 72,5% (n=40). Da die operativen Behandlungen erst nach erfolgloser konservativer Therapie durchgeführt werden, ist ein direkter Vergleich der Behandlungsergebnisse von nicht operierten und operierten Patienten nur bedingt möglich.

Unbestritten ist dennoch die Erkenntnis, dass alle operativen Methoden zur Stabilisierung ihrer Wirkung auf die Torticollis-Symptomatik einer speziellen und permanenten krankengymnastischen Weiterbehandlung bedürfen. Dies wird unterstrichen, wenn wir die Operationsergebnisse nach stereotaktischer Thalamotomie (n=37) mit den Langzeitergebnissen nach einer 1-jährigen krankengymnastischen postoperativen Weiterbehandlung betrachten.

Während postoperativ nur 17 Patienten (45,9%) eine zufrieden stellende und 5 Patienten (13,5%) eine gute Verbesserung des Torticollis aufwiesen, konnten wir durch die krankengymnastische Weiterbehandlung bei 28 Patienten (75,6%) ein vergleichbar gutes bzw. sehr gutes Ergebnis erreichen.

Die stereotaktische Thalamotomie ist aber mit gravierenden operationsbedingten Nebenwirkungen und Komplikationen belastet. Aber auch die Nebenwirkungen wie Motorneglegtsyndrom, Hemiparese und Dyssynergien konnten durch die krankengymnastische Weiterbehandlung von 51,3% (19 Patienten) auf 10,8% (4 Patienten) reduziert werden.

Die klinischen Befunde anderer Autoren Augustinson et al. (1977), von Essen et al. (1980), Hassler u. Dieckmann (1982) sowie Lücking u. Struppler (1977) zeigen ebenfalls bei einer mittleren Beobachtungszeit von 2 Jahren, nach stereotaktischer Thalamotomie, die besten Ergebnisse.

Zu den invasiven, destruktiven Operationsverfahren gehört auch die mikrovasculäre Dekompression des N. accessorius und die Durchtrennung nervaler Anastomosen zu den Hinterwurzeln C1 und C2 bzw. eine Resektion der zervikalen Wurzeln C1 beidseits. Die positiven Ergebnisse von Hagenah et al. (1983 c), und Freckmann et al. (1986) über die Wirkung der Dekompression nervaler Strukturen in der hinteren Schädelgrube können wir nicht bestätigen.

Demgegenüber erscheinen die Resultate nach Implantation eines hochzervikalen Elektrostimulationssystems eindeutig günstiger. Die Frage, ob mit einer spinothalamischen Elektrostimulation (Hemmung) der Torticollis dauerhaft beeinflusst werden kann, oder ob dadurch nur eine günstigere Voraussetzung für die krankengymnastische Therapie geschaffen wird, ist noch nicht endgültig zu beantworten. Die EMG-Befunde zeigen immerhin eine signifikante hemmende Wirkung von 20–30% auf die Intensität der hyperkinetischen Muskelerregung. Damit bietet sich in der Kombination einer zervikalen Elektrostimulation und speziellen Krankengymnastik (Brunkow-Bobath) eine risikoarme Behandlung auch des therapieresistenten Torticollis an. Deshalb sollte dieser Eingriff jeder destruktiven Operation vorangestellt werden.

In Anlehnung an die von Bertrand (1982) beschriebene Operation wird bei Torticollis-Patienten eine selektive Denervation autochtoner Hals-Nacken-Muskeln mit Resektion verschiedener Äste des N. accessorius und der Rami dorsales der Zervikalwurzeln C1 bis C6 durchgeführt. Unsere Langzeitergebnisse von 26 Patienten nach selektiver Denervation und einer einjährigen Weiterbehandlung nach dem Brunkow-Bobath-Konzept zeigen eine eher günstige Prognose, wenn man die Erfolgsquote mit 75% betrachtet.

Zu den Nebenwirkungen dieses peripheren Eingriffes gehören allerdings Gefühlsstörungen und Neuralgien am Hinterhaupt, sowie über das Versorgungsgebiet des N. accessorius hinausgehende Atrophien von Muskeln im Bereich des Schultergürtels, die wir bei 9 Patienten (34,6%) beobachten konnten. Die Frage, ob eine Begrenzung der Denervierung auf die kranialen Rami dorsales C1 bis C4 bereits die gewünschte Wirkung auf den Torticollis hat, die gravierenden Ausfälle im Versorgungsbereich des N. axillaris (C5/6), N. dorsalis scapulae (C5) bzw. suprascapularis (C5/6) aber vermieden werden können, soll hier zur Diskussion gestellt werden.

Die hier aufgezeigten Kombinationsbehandlungen zeigen eine gleiche Häufigkeit von Rezidiven.

Wegen der genannten Risiken destruktiver Operationen im Thalamus, an Zervikalwurzeln, peripheren Nerven und hyperkinetisch verspannten Muskeln hat die Injektionsbehandlung mit Botulinum-Toxin-A bei zervikalen Dystonien zugenommen.

Damit wurden Besserungen der dystonen Symptomatik von 63–90% beobachtet, insbesondere bei Patienten mit schmerzhaften Verkrampfungen der Hals-Nacken-Muskeln (Blackie u. Lee 1990; Ceballos-Baumann et al. 1990; Jankowic 1990). Die Wirkung der lokalen Botox-Therapie hielt durchschnittlich 12 Wochen an. Vorübergehende Nebenwirkungen sind Schwäche der behandelten Muskeln, Müdigkeit, Mundtrockenheit, Dysphonie und Schluckstörungen.

Unsere klinischen und elektromyographischen Langzeitergebnisse unterstreichen die Forderung, dass eine Erfolg versprechende Torticollis-Therapie nicht vor 1 1/2 Jahren beendet werden sollte. Die Resultate dieser Arbeit stützen die Forderung an alle Kostenträger von Heilbehandlungen, dass eine optimale rehabilitative bzw. kombinierte operativ-krankengymnastische Torticollis-Therapie nicht vor 1 bis 2 Jahren beendet werden sollte. Außerdem hat sich gezeigt, dass es zweckmäßig ist, vor jeder invasiven, destruktiven Operation den Krankheitsverlauf einer einjährigen konservativen Behandlung abzuwarten.

Bei der Eigenart zerebraler Bewegungsstörungen gelten diese therapeutischen Ansprüche in gleichem Umfange auch für andere extrapyramidale Syndrome mit ihren unterschiedlichen Erscheinungsformen.

Literatur

Alpers BJ, Drayer CS (1937) The organic background of some cases of spasmodic torticollis. Report of case with autopsy. Amer J Med Sci193: 378-384
American Academy of Neurology, Therapeutics and Technology Assessment Subcommittee (1990) The clinical usefulness of botulinum toxin-A in treating neurologic disorders. Neurology 40: 1332-1336
Andrew J, Fowler CJ, Harrison MJ (1983) Stereotaxie thalamotomy in 55 cases of dystonia. Brain 106: 981-1000
Anishtchenko GY, Gruzman GB (1974) Some features of the course of spastic torticollis. Zh Nvropatol Psikiatr 74: 1322-1328
Arns W, Hüter A (1975) Krankengymnastik bei neurologischen Erkrankungen. Pflaum, München
Arseni C, Maretsis M (1971) The surgical treatment of spasmodic torticollis. Neurochirurgia 14: 177-180
Augustinsson LE, Essen C von, Lindqvist G (1977) V.O.I.-thalamotomy in spasmodic torticollis. Abstr. Third Meeting, European Society of Stereotactic and Functional Neurosurgery Freiburg, pp 59
Beck AT, Ward CJ, Mendelson M, Mock H, Erbaugh J (1961) An inventory for measuring depression. Arch Gen Psychiat 4: 561-571
Beckmann D, Brähler E, Richter HE (1990) Der Gießen-Test. Ein Test für Individual- und Gruppendiagnostik. 4. Aufl. mit Neustandardisierung H. Huber, Bern Stuttgart Wien
Beevor CE (1904) The croonian lectures. Adlard, London
Bergmans J (1973) Computer-assisted measurement of the parameters of single motor unit potentials in human electromyography. In: Desmedt JE (Hrsg) New developments in electromyography and clinical europhysiology. Karger, Basel, pp 263-280
Bertrand C, Molina-Negro P, Martinez SN (1978) Combined sterotactic and peripheral surgical approach for spasmodic torticollis. Appl. Neurophysiol. 41: 122-133
Bertrand C, Molina-Negro P, Martinez SN (1982) Technical aspects of selective peripheral denervation for spasmodic torticollis. Appl. Neurophysiol. 45: 326-330
Bertrand C, Molina-Negro P, Bouvier P, Gorczyca W (1987) Observations and analysis of results in 131 cases of spasmodic torticollis after selektive denervation. Appl. Neurophysiol. 50: 319-323
Bertrand C (1988) Surgical management of torticollis and adult-onset dystonia with emphasis on selective denervation. In: Schmidek, H (Hrsg.) Operative Neurosurgical Techniques, W. Sweet; Grune and Stratton Inc., Orlando, FL., 2. Aufl., pp 1261-1269
Biglan AW, Gonnering R, Lockhart B, Rabin B, Fuersate FH (1986) Absence of antibody production in patients treated with Botulinum A toxin. Am J Ophtalmol 101 :232-235
Birklein F, Erbguth F (2000) Sudomotor testing discriminates between subjects with and without antibodies against botulinum toxin A–a preliminary observation. Mov Disord 15:146-149
Blackie JD, Lees AJ (1990)Botulinum toxin treatment in spasmodic torticollis. J. of Neurology, Neurosurg., Psychatry 53: 640-643

Block R (1977) Dissoziationsübungen, Stemmübungen – eine krankengymnastische Behandlungsmöglichkeit nach Roswitha Brunkow. Z. Krankengymnastik 29: 112–113

Bobath B, Bobath K (1964) The facilitation of normal postural reactions and movements in the treatment of zerebral palsy. Physiotherapy 50: 246–264

Bobath B (1980) Die Hemiplegie Erwachsener. 2. Aufl. Thieme, Stuttgart New York

Bogaert L. van (1941) Etudes anatomo-cliniques de syndromes hypercin' étiques complexes. Mschr. Psychiat. Neurol. 103: 321–342

Borodic GE, Ferrante R (1992) Effects of repeated botulinum toxin injections on orbicularis oculi muscle. J Clin Neuro-ophtalmology 12: 121–127

Borodic GE, Ferrante R, Pearce LB, Smith K (1994) Histologic assessment of dose-related diffusion and muscle fiber response after therapeutic botulinum A toxin injections. Mov Disord 9: 31–39

Braun V, Richter HP, Schröder JM (1995) Selective peripheral denervation for spasmodic torticollis: is the outcome predictable? J Neurol 242: 504–507

Brierley H (1967) The treatment of hysterical spasmodic torticollis by behaviour therapy. Behav Res Ther 5: 139–142

Brin MF et al. (1999) Safety and efficacy of NeuroBloc (botulinum toxin type B) in type A-resistant cervical dystonia. Neurology 53: 1431–1438

Brissaud E, Feindel E (1899) Sur le traitement du torticollis mental et des tics similaires. J. Neurol Brüssel 4: 141–149

Brudny J, Grynbaum BB, Korein J (1974) Spasmodic torticollis: treatment by feedback display of the EMG. Arch Phys Med Rehabil 55: 403–408

Brunkow R (1977) Exterozeptive und propriozeptive Bahnung normaler Brunkow R (1978) Stemmführung, eine krankengymnastische Behandlungsmethode bei neuromuskulären Störungen. Hrsg. Arbeitsgemeinschaft R. Brunkow, Neuwied

Bucher V, Bürgi S (1945) Untersuchungen über die Faserverbindungen im Zwischen- und Mittelhirn der Katze. Confin Neurol 6: 317–340

Buchthal F, Pinelli P, Rosenfalck P (1954) Action potential parameters in normal human muscle and their physiological determinations. Acta Physiol Scand 32: 219–229

Buchthal F, Kamieniecka Z, Schmalbruch H (1975) Fibers types in normal and diseased human muscles and their physiological correlates. In: Milhorat T (Hrsg) Exploratory concepts in muscular dystrophy, Excerpta Med Amst 333: 317–340

Ceballos-Baumann AO, Konstanzer A, Dengler R, Conrad B (1990) okale Injektionen von Botulinum-Toxin A bei zervikaler Dystonie: Verlaufsbeobachtungen an 45 Patienten. Akt. Neurol 17: 139–145

Ceballos-Baumann AO, Sheean G, Passingham RE, Marsden D, Brooks DJ (1995) Motor reorganisation after botulinum toxin treatment for writer's cramp: a PET study. Mov Disord 10: 389

Chan J, Brin MF, Fahn S (1991) Idiopathic cervical dystonia: clinical characteristics. Movement Disorders 6: 119–126

Choppy-Jacolin M, Ferrey G, Demaria C (1977) A psychometric study of 34 patients afflicted with spasmodic torticollis. Acta Neurol Scand 55: 43–492

Clemessen S (1951) Some studie on muscle tone. Proc roy Soc Med 44: 637–646

Cockburn JJ (1971) Spasmodic torticollis: a psychogenic condition. J Psychosom Res 15: 471–477

Cooper IS (1965) Clinical and physiologic implications of thalamic surgery for dystonia and torticollis. Bull NY Acad Med 41"870–897

Cremonesi E, Murata KN (1986) Infiltration of a neuromuscular relaxant in diagnosis and treatment of torticollis. Anesth Analg 65: 1077–1078

Curschmann H (1907) Über Labyrintherkrankungen als Ursache des spastischen Torticollis. Dtsch Z Nervenheilkd 33: 305–316

Dandy WE (1930) An operation for the treatment of spasmodic torticollis. Arch Surg 20: 1021–1032

Dengler R, Wohlfahrt K (1994) Die Behandlung von Dystonien mit Botulinumtoxin. Akt Neurol 21: 199–203

Deuschl G, Heinen F, Kleedorfer B, Wagner M, Lücking CH, Poewe W (1992) Clinical and polymyographic investigation of spasmodic torticollis. J Neurol 239: 9–15

Deuschl G, Seifert C, Heinne F, Illet M, Lücking CH (1992) Reciprocal inhibition of forearm flexor muscles in spasmodic torticollis. J Neurol Sci 113: 85–90

Deuschl G, Glocker FX (1995) Evidence for differential uptake-mechanisms in hypercontracting muscle fibers. Mov Disord 10: 366

Dieckmann G, Veras G (1985) Bipolar spinal cord stimulation for spasmodic torticollis. Appl Neurophysiol 48: 339–346

Duane DD (1988) Spasmodic torticollis. In: Jankovic J, Tolosa E (Hrsg) Advances in Neurology 49: 135–150

Duensing F, Schaefer KP (1960) Die Aktivität einzelner Neurone der Formatio reticularis des nicht gefesselten Kaninchens bei Kopfwendungen und vestibulären Reizen. Arch Psychiat Z Ges Neurol 201: 97–122

Engel GL (1970) Conversion symptoms. In: MacBryde CM, Blacklow RS (eds) Signs and Symptoms. 5th Edition; Pitman Medical, London, pp 650–668

Erbguth F, Lang BM (1991) Typ-A-Verhalten, „Locus of control" und subjektive Krankheitstheorie bei Patienten mit Hirninfarkt. Akt Neurol 18: 9

Erbguth F, Claus D, Druschky A, Neundörfer B (1994) Who are the „drop-outs" during long-term treatment with botulinum toxin in cervical dystonia. Mov Disord 9 [Suppl 1]: 45

Essen C von, Augustinsson LE, Lindquist G (1980) V.O.I.-Thalamotomy in spasmodic torticollis. Meeting of the Amer Soc Stereotactic and Functinal Neurosurgery, Houston. Appl Neurophysiology 43: 159–163

Fabinyi G, Dutton J (1980) The surgical treatment of spasmodic torticollis. Aust NZ J Surg 50: 155–157

Finney JMT, Hughson W (1925) Spasmodic torticollis. Ann Surg 81: 255–269

Foerster O (1920) Diskussionsbeitrag zu: L. Mann, Torticollis spasmodicus. Bericht der Breslauer Chirurgischen Gesellschaft. Zbl Chir 47: 1106

Foerster O (1921) Zur Analyse und Pathophysiologie der striären Bewegungsstörungen. Z Ges Neurol Psychiat: 73161–169

Foerster O (1929) Torticollis spasmodicus. Verh Dtsch Orthop Ges 23. Kong. 1928. Z Orthop 51: 144–168

Foerster O (1933) Mobile spasm of the neck muscles and its pathological basis. J Comp Neurol 58: 725–735

Frazie, CH (1930) Spasmodic torticollis. Interruption of the afferent system alone in the traitment. Ann Surg 91: 848–854

Freckmann N, Hagenah R, Hermann HD, Müller D (1981) Treatment of neurogenic torticollis by microvascular lysis of the accessory nerve roots. Indication, technique and first results. Acta Neurochir (Wien) 59: 167–175

Freckmann N, Hagenah R, Herrmann HD, Müller D (1986) Bilateral microsurgical lysis of the spinal accessory nerve roots for treatment of spasmodic torticollis. Acta Neurochir (Wien) 83: 47–53

Friedmann H, Fahn S (1986) Spontaneos remissions in spasmodic torticollis. Neurology 36: 398–400

Gandevia SC, Applegate C (1988) Activation of neck muscles from the human motor cortex. Brain 111: 801–813

Gelb DJ, Yoshimura DM, Olney RK, Lowenstein DH, Aminoff MJ (1991) Change of pattern in muscle activity following botulinum toxin injections for torticollis. Ann Neurol 29: 370–376

Giladi N, Kidan C, Reches A, Gross B, Honigman S (1994) Long term improvement (remission?) of cervical dystonia after treatment with botulinum toxin. Mov Disord 9 Suppl 1: 46

Giladi N, Christiakov A, Hafner H, Kidan H, Soustiel JF, Honigman S, Feinsod M (1995) The effect of botulinum toxin treatment for cranio-cervical dystonia on brainstem auditory and trigeminal evoked potentials. Mov Disord 10: 364

Giladi N Persönliche Mitteilung vom 7.3.1995

Goldhahn G, Goldhahn WE (1977) Die Ergebnisse stereotaktischer Hirnoperationen beim Torticollis spasmodicus. Zbl Neurochir 38: 87–96

Gonnering RS (1988) Negative antibody response to long term treatment of facial spasm with botulinum toxin. Am J Ophtalmol 105: 313–315

Grafmann J, Cohen LG, Hallett M (1991) Is focal hand dystonia associated with psychopathology? Movement Disorders 6: 29–35

Greene P, Kang U, Fahn S, M, Moskowitz C, Flaster E (1990) Double-blind, placebo-controlled trial of botulinum toxin injections for the treatment of spasmodic torticollis. Neurology 40: 1213–1218

Greene P, Fahn S, Diamond B (1994) Development of resistance to botulinum toxin type A in patients with torticollis. Mov Disord 9: 213–217

Grinker RR, Walker AE (1933) The Pathology of spasmodic torticollis with a note on respiratory failure from anaesthesia in chronic encephalitis. J Nerv Ment Dis 78: 630–637

Gudex CM, Hawthorne MR, Butler AG, Duffey P (1995) Cost utility analysis of botulinum toxin therapy in the treatment of dystonia. Mov Disord 10: 373

Hagenah R, Habich C, Müller D (1983a) Die Wirksamkeit allgemeiner, nicht invasiver Therapie bei Torticollis spasmodicus. Psycho 9: 315–316

Hagenah R, Habich C, Müller D (1983b) Medikamentöse Therapie des Torticollis spasmodicus. Psycho 9: 319–320

,Hagenah R, Habich C, Müller D, Freckmann N (1983c) Subjektive Beurteilung der Wirkung operativer Therapieverfahren beim Torticollis spasmodicus. Psycho 9: 320–321

Halbgewachs FJ, Aschoff JC (1992) Chronischer Verlauf des idiopathischen Torticollis. TW Neurol Psychiat 6: 426–435

Hambleton P, Cohen HE, Palmer BE, Melling J (1992) Antitoxins and botulinum toxin treatment. Brit Med J 304: 959–960

Hamby WB, Schiffer A (1970) Spasmodic torticollis: Results after cervical rhizotomy in 80 cases. Clin Neurosurg 17: 29–37

Hassler R, Hess WR (1954) Experimentelle und anatomische Befunde über die Drehbewegungen und ihre nervösen Apparate. Arch Psychiat Z Neurol 192: 488–526

Hassler R (1960) Thalamo-corticale Systeme der Körperhaltung und der Augenbewegungen. In: Tower and Schade (Hrsg) Structure and function of the zerebral Kortex, Elsevier Publ Comp, Amsterdam: 124–130

Hassler R (1961) Motorische und sensible Effekte umschriebener Reizungen und Ausschaltungen im menschlichen Zwischenhirn. Dtsch Z Nervenheilk 183: 148–171

Hassler R, Dieckmann G (1968) Locomotor movements in opposite directions induced by stimulation of pallidum or of putamen. J Neurol Sci 8: 189–195

Hassler R, Dieckmann G (1970) Die stereotaktische Behandlung des Torticollis aufgrund tierexperimenteller Erfahrungen über die richtungsbestimmten Bewegungen. Nervenarzt 41: 473–487

Hassler R, Dieckmann G (1982) Stereotaxic treatment for spasmodic torticollis. In: Schaltenbrand G and Walker A. Earl (Hrsg) Stereotaxy of Human Brain Thieme, Stuttgart New York, pp 522–531

Herz E, Glaser GH (1949) Spasmodic torticollis. II. Clinical evaluation. Arch Neurol Psychiat 61: 227–239

Hess WR (1940) Diencephale Reizsymptome am Körperstamm; Beziehungen derselben zu Bewegungseffekten im Gesicht und an den Extremitäten. Pflügers Arch Ges Physiol 243: 741–747

Hess WR (1941) Charakter der im Zwischenhirn ausgelösten Bewegungseffekte. Ein Beitrag zur extrapyramidal gesteuerten Motorik. Pflügers Arch Ges Physiol 244: 767–786

Hess WR (1954) Das Zwischenhirn, Syndrome, Lokalisationen und Funktionen. 2. Aufl. Benno Schwabe, Basel

Holst, E.von, Mittelstaedt H (1950) Das Reafferenzprinzip. (Wechselwirkungen zwischen Zentralnervensystem und Peripherie) Naturwissenschaften 37: 464–476

Jahanshahi M, Marsden CD (1988) Depression in torticollis: a controlled study. Psychol Med 18: 925–933

Jahanshahi M, Marsden CD (1988) Personality in torticollis: a controlled study. Psychol Med 18: 375-378

Jahanshahi M, Marion MH, Marsden DC (1990) Natural history of adult-onset idiopathic torticollis. Arch Neurol 47: 548-552

Jahanshahi M, Marsden CD (1992) Psychological functioning before and after treatment of torticollis with botulinum toxin. J Neurol Neurosurg Psychiat 55: 229-231

Jankovic J, Schwartz K, Donovan DT (1990) Botulinum toxin treatment of crominal-cervical dystonias and hemifacial spasm. J Neurol Neurosurg Psychatry 53: 633-639

Jankovic J, Brin MF (1991) Therapeutic uses of botulinum toxin. N Engl J Med 324: 1186-1194

Jankovic J, Leder S, Warner D, Schwartz K (1991) Cervical dystonia: clinical findings and associated movement disorders. Neurology 41: 1088-1091

Jankovic J, Schwartz KS (1991) Clinical correlates of response to botulinum toxin injections. Arch Neurol 48: 1253-1256

Jankovic J, Schwartz KS (1993) Longitudinal experience with botulinum toxin injections for treatment of blepharospasm and cervical dystonia. Neurology 43: 834-836

Janetta PJ (1967) Arteriol compression of the trigeminal nerve at the pons in patients with trigeminal neurolgia. J Neurosurg 26: 159-162

Janetta PJ (1986) Microvascular decompression for hemifacial spasm. In: May M (ed) The facial nerve. Thieme, Stuttgart New York

Jayne D, Lees AJ,. Stern GM (1984) Remission in spasmodic torticollis. J Neurol Neurosurg Psychiatry 47: 1236-1237

Jorgensen C, Porphyris H (1985) Idiopathic spasmodic torticollis. J Neurosurg Nurs 17: 169-174

Kaji R (1995) Afferent and feedback effects. Mov Disord 10: 365

Keen WW (1891) A new operation for spasmodic wry neck, namelym division or exsection of the nerves supplying the posterior rotator muscles of the head. Ann Surg 13: 44-47

Kemberling SR, Baird HW, Spiegel EA (1952) Experimental torticollis of rhombencephalic origin. J Neuropath Exp Neurol 11: 184-191

Mc Kenzie KG (1924) Intrameningeal division of the spinal accessory and roots of the upper cervical nerves for the treatment of spasmodic torticollis. Surg Gynecol Obstet 39: 5-10

Kessler KR, Skutta M, Benecke R (1999) Long-term treatment of cervical dystonia with botulinum toxin A: efficacy, safety, and antibody frequency. German Dystonia Study Group. J Neurol 246: 265-274

Kopec J, Hausmanova-Petrusewicz I (1983) Computeranalyse des EMG und klinische Ergebnisse. Z EEG-EMG 14: 28-35

Korein J, Liebermann A, Kupersmith M, Levidow L (1981) Effect of L-glutamine and isoniazid on torticollis and segmental dystonia. Ann Neurol 10: 247-250

Kostic VS, Stojanovic M, Sternic N (1995) Long-term effects of botulinum toxin in focal dystonias after discontinuation of the therapy. Mov Disord 10: 373

Kunze K (1973) Quantitative EMG analysis in myogenic and neurogenic muscle disease. In: Desmedt JE (ed) New development in elektromyography and clinical Neurophysiology. Bd 2. Karger, Basel, p 469

Laitinen L, Johannsson GG (1966) Stereotaxic treatment of hyperkinesia. Nordisk Medicin 75: 676-679

Lal S, Young SN, Kiely ME, Hoyte K, Baxter DW, Sourkes TL (1981) Effekt of L-tryptophan on spasmodic torticollis. Can J Neurol Sci 8: 305-308

Lang AE, Sheehy MP, Marsden CD (1982) Anticholinergics in adult onset focal dystonia. Can J Neurol Sci 9: 313-319

Lang AE, Shulman M, Shulman G(1994) Psychogenic dystonia: a review of 18 cases. Mov Disord 9 [Suppl 1]: 54

Lee MC (1984) Spasmodic torticollis and other idiopathic torsion dystonias. Medical management. Postgrad. Med. 75: 139-141

Lee., White DG (1973) Computer analysis of motor unit action potentials in routine clinical electromyography. In: Desmedt JD von (Hrsg) New development in electromyography and clinical neurophysiology. Bd 2. Karger, Basel, pp 454-461

Leifer L, Pinelli P (1976) Analysis of motor units by computer aided electromyography. Third Int Congr Electrophysiol Kinesiol, Pavia
Lesser RP, Fahn S (1978) Dystonia: a disorder often misdiagnosed as a conversion reaction. Am J Psychiat 153: 349–352
Lowenstein DH, Aminoff MJ (1988) The clinical course of spasmodic torticollis. Neurology 38: 530–532
Lozano-Saavedra J (1979) Der Torticollis spasmodicus und seine stereotaktische Behandlung. Inaugural-Dissertation, Göttingen
Lücking C (1980) Phasische und tonische Bewegungsstörungen des Torticollis und der Torsionsdystonie. Verhandlungen der Dtsch. Gesellschaft für Neurologie, Springer, Berlin Heidelberg New York, Band I: 144–155
Lücking C, Struppler A (1977) Results of stereotactic treatment in spasmodic torticollis. Vortrag 3. Meeting of the European Society for Stereotactic and Functional Neurosurgery, Maschinenschriftlich, Freiburg
Lützenkirchen HJ (1979) Psychodynamik von Dystonien, Dyskinesen und Tics. Vortrag, Arbeitskreis EPMS, Maschinenschriftlich, Würzburg
Magnus R, Kleijn A de (1912) Die Abhängigkeit des Tonus der Extremitätenmuskeln von der Kopfstellung. Pflügers Arch Ges Physiol 145: 455–548
Marin C, Marti MJ, Tolosa E, Alvarez R, Montserrat LL, Santamaria J (1992) Modification of muscle activity after BOTOX injections in spasmodic torticollis. Ann Neurol 32: 411–412
Martin PR (1982) Spasmodic torticollis: A behavioral perspective. J Behavioral Med 5: 249–273
Marsden CD (1976) The problem of adult-onset idiopathic torsion dystonia and other isolated dyskinesias in adult life (including blepharospasm, oromandibular dystonia, dystonic writers cramp and torticollis, or axial dystonia). Adv Neurol 14: 259–276
Marsden CD (1986) Hysteria – a neurologist's view. Psychol Med 16: 277–288
Matthews WB, Beasley P, Parry-Jones W, Garland G (1978) Spasmodic torticollis: a combined clinical study. J Neurol Neurosurg Psychiat 41: 485–492
Meares R (1971) Features with distinguish groups of spasmodic torticollis. J Psychosom Res 15: 1–11
Meares R (1971) Natural history of spasmodic torticollis and effect of surgery. Lancet: 149–150
Meige H, Feindel E (1902) Les tics et leur traitment. Masson, Paris
Meyers R (1940) The modification of alterating tremors, rigidity and festination by surgery of the basal ganglia. In: The diseases of the basal ganglia. Bd 21. N.Y. Annual Meeting, pp 602–665
Mitscherlich M (1971a) Spasmodic torticollis. Psychother Psychosom.19: 62–75
Mitscherlich M (1971b) Zur Psychoanalyse des Torticollis spasmodicus. Nervenarzt 42: 420–426
Montanelli RP, Hassler R (1964) Motor effects elicited by stimulation of the pallido-thalamic system in the cat. In: Bargmann W, Schadé JP (Hrsg) Lectures on the Diencephalon. Elsevier, Amsterdam, pp 56–66
Mundinger F (1965) Die Subthalamotomie zur Behandlung extrapyramidaler Bewegungsstörungen. Dtsch Med Wochenschr 90: 2002–2007
Mundinger F, Riechert T, Disselhoff J (1972) Long-term results of stereotactic treatment os spasmodic torticollis. Confin Neurol 34: 41–46
Naber D, Weinberger DR, Bullinger M (1986) Torticollis spasmodicus. Eine Untersuchung zu Symptomatik, Verlauf, Familienanamnese und Psychopathologie. Nervenarzt 57: 238–243
Naber D, Weinberger DR, Bullinger M, Polsby M, Chase TN (1988) Personality variables neurological and psychopathological symptoms in patients suffering from spasmodic torticollis. Comprehensive Psychiat 29: 12–17
Naumann M, Toyka KV, Mansouri Taleghani B, Ahmadpour J, Reiners K, Bigalke H (1998) Depletion of neutralising antibodies resensitises a secondary non-responder to botulinum A neurotoxin. J Neurol Neurosurg Psychiatry 65: 924–927
Naumann M, Magyar-Lehmann S, Reiners K, Erbguth F, Leenders KL (2000) Sensory tricks in cervical dystonia: perceptual dysbalance of parietal cortex modulates frontal motor programming. Ann Neurol 47: 322–328

Neng T, Yi C, Xiu-Bao Z, Zhi-Jiao Q (1983) Acute infectious torticollis. Neurology 33: 1344–1346
Netter H.F (1987) Nervensystem I. Thieme, Stuttgart New York
Nix WA, Vogt T (1991) Botulinustoxin in der Behandlung fokaler Dystonien. Nervenheilkunde 10: 172–175
Olivecorna H (1931) Der spastische Schiefhals und seine chirurgische Behandlung. Sv. Lök.-Söllskapets Handlinger 20: 284–289
Peterson E (1982) Ziele und Kontraindikationen bei der Hippotherapie mit Multiple-Sklerose-Patienten. In: Kuratorium f. Therap. Reiten (Hrsg) 4. Internat. Kongress Therapeutisches Reiten, Dillenburg, pp 218–221
Paterson MT (1945) Spasmodic torticollis. Results of psychotherapy in 21 cases. Lancet: 556–559
Patterson RM, Little SC (1943) Spasmodic torticollis. J Nerv Ment Dis 98: 571–599
Peterson E (1983) Telemetrische EMG-Befunde in der Rehabilitation des Torticollis spasmodicus. Psycho 9: 310–312
Peterson E (1985) Ein neues Konzept der krankengymnastischen Behandlung extrapyramidalmotorischer Bewegungsstörungen am Beispiele des Torticollis spasmodicus. Krankengymnast 37: 827–844
Peterson E (1986) Stereotaktische und krankengymnastische Therapieverfahren bei Torticollis-Patienten Langzeitergebnisse sind ermutigend. Psycho 12: 10–15
Peterson E (1991) Hippotherapie bei extrapyramidal-motorischen Bewegungsstörungen. Krankengymnastik (KG) 43: 1252–1256
Peterson E (1993) Ergebnisse der Kombinationsbehandlung von Operationen und Physiotherapie des Torticollis spasmodicus. In: Richter HP u. Braun V (Hrsg) Schiefhals. Springer, Berlin Heidelberg New York: 79–97
Podivinsky F (1969) Torticollis. In: Vinken PJ, Bruyn GW (Hrsg): Handbook of clinical neurology. Vol 6. Elsevier, Amsterdam, pp 567–603
Poewe W, Schelosky L, Kleedorfer B, Heinen F, Wagner M, Deuschl G (1992) Treatment of spasmodic torticollis with local injections of botulinum toxin. J Neurol 239: 21–25
Prochazka VI, Conrad B, Sindermann F (1973) Computer single unit interval analysis and clinical application. In: Desmedt JE (ed) New Development in Elektromyography and clinical Neurophysiology. Bd 2. Karger, Basel, pp 462–468
Rademaker GG (1935) Réactions labyrinthiques et équilibre. Masson, Paris
Rathjen R, Simons DG, Paterson GR (1968) Computer analysis of duration of motor unit potentials. Arch Phys Med Rehab.49: 524–527
Rentrop E, Straschill M (1986) Der Einfluß emotionaler Faktoren beim Auftreten des idiopathischen Torticollis spasmodicus. Zschr Psychosom Med 32: 44–59
Rentrop E, Straschill M (1987) Über die Wirkung emotionaler Einflüsse auf den Verlauf des idiopathischen spasmodischen Torticollis. Zschr Psychosom Med 33: 42–51
Richter HP, Braun V (1990) Operative Therapie des Torticollis spasmodicus. Fortschr Med 108: 589–592
Rondot P, Marchand MP, Dellatolas G (1991) Spasmodic torticollis – review of 220 patients. Can J Neurol Sci18: 143–151
Rumpf HJ, Wessel K (1995) Copingmuster und Adaptivität bei multipler Sklerose. Nervenarzt 66: 624–629
Sandyk R (1984) Benefecial effect of sodium valproate and baclofen in spasmodic troticollis. A case report. S Afr Med J 65: 62–63
Sano K et al. (1970) Stimulation and destruction of and around the interstitial nucleus of Cajal. In Man Confin Neurol 32: 118–125
Schaltenbrand G (1928) The development of human motility and motor disturbandes. Arch Neurol Psychiat 20: 720–723
Scheidt CE, Rayki O, Heinen F, Nickel T (1995) Subgruppen bei Torticollis spasmodicus aus psychosomatischer Sicht. Nervenarzt 66: 422–429
Schmidt RF, Thewes G (1977) Physiologie des Menschen. Springer, Berlin Heidelberg New York
Schneider S, Heinen F, Feifel E, Köster B, Maximov M, Deuschl G (1994) Long-term results of botulinum toxin treatment. Mov Disord 9 [Suppl 1]: 47

Schulze A, Gaebler K (1988) Verlaufstypen des Torticollis spasmodicus – eine Evaluationsstudie. Psychother Med Psychol 3: 401–404

Schulze A, Hemke S (1988) Torticollis spasmodicus. Ein Beitrag zur Psychogenese und Psychotherapie. Psychiat Neurol Med Psychol 40: 564–571

Schwartz KS, Jankovic J (1990) Predicting the response to botulinum toxin injections for the treatment of cervical dystonia. Neurology 40 [Suppl 1]: 382

Sherrington CS (1913) Reflexinhibitation as a factor in the coordination of movements and postures. Quar. J Exp Physiol 6: 251–253

Siatkowski RM et al. (1993) Serum antibody production to botulinum A toxin. Ophtalmology 100: 1861–1866

Sorembe V, Westhoff K (1985) Skala zur Erfassung der Selbstakzeptuierung (SESA). Handanweisung. Verlag für Psychologie, Dr. C.J.Hogrefe, Göttingen Toronto Zürich

Muthny FA (1989) Freiburger Fragebogen zur Krankheitsverarbeitung (FKV). Manual. Beltz, Weinheim

Singer C, Shulman LM, Parra A, Weiner WJ (1994) An analysis of variables effecting botulinum toxin response in spasmodic torticollis. Mov Disord 9 [Suppl 1]: 49

Sorensen BF,. Hamby WB (1966) Spasmodic torticollis. Results in 71 surgically treated patients. Neurology 16: 867–878

Spiegel EA (1927) Der Tonus der Skelettmuskulatur. 2. Aufl. Springer, Berlin Heidelberg New York

Spiegel EA, Wycis HT, Freed H, Lee AJ (1948) Stereoencephalotomy. Proc Soc Exp Biol Med 69: 175–177

Stell R, Thompson PD, Marsden CD (1988) Botulinum toxin in spasmodic torticollis. J Neurol Neurosurg Psychiat: 920–923

Szentagothai J (1952) Die Rolle der einzelnen Labyrinthrezeptoren bei der Operation von Augen und Kopf im Raume. Akadémiai Kiado, Budapest

Talairach J, Paillas JE, David M (1950) Dyskinésie de type hémibaillique traitée par cortectomie frontale limitée, puis par coagulation de l'anse lenticulaire et de la portion interne du globus pallidus. Amélioration importante depuis un an. Rev Neurol (Paris) 83: 440–451

Tanzi F et al. (1979) Computerized EMG analysis. Electromyogr Clin Neurophysiol 19: 495–503

Tarlov E (1969) The postural effect of lesions of the vestibular nuclei: A note on species differences among primates. J Neurosurg 31: 187–195

Tibbetts RW (1971) Spasmodic torticollis. J Psychosom Res 15: 461–469

Tönnis W (1935) Die operative Behandlung des spatischen Schiefhalses. Münch Med Wochenschr 82: 654–655

Trender I, Ceballos-Baumann AO, Conrad B (1995) Botulinum toxin treatment discontinuation in cervical dystonia. Mov Disord 10: 384

Tretiakoff C (1919) Contribution á léetude de l'anatomie pathologique du locus niger des Soemmering avec quelque déductions rélatives la pathogenie des troubles du tonus musculaire de la maladie de Parkinson. Thése de Paris

Truong DD, Dubinsky R, Hermanowicz N, Olson WL, Silverman B, Koller WC (1991) Posttraumatic torticollis. Arch Neurol 48: 221–223

Tsui JKC, Eisen A, Stoessl AJ, Calne S, Calne DB (1986) Double-blind study of botulinum toxin in spasmodic torticollis. Lancet: 245–247

Tsui JKC, Wong NLM, Wong E, Calne DB (1988) Production of circulating antibodies to botulinum A toxin in patients receiving repeated injections for dystonia. Ann Neurol 23: 181

Vasilescu C, Dieckmann G (1975) Electromyographic investigation in torticollis. Appl Neurophysiol 38: 153–160

Vogt C, Vogt O (1941/42) Morphologische Gestaltungen unter normalen und pathogenen Bedingungen. Ein hirnanatomischer Beitrag. J Psychol Neurol 50

Walsh LS (1974) Spasmodic torticollis. J Neurol Neurosurg Psychiat 37: 1285

Walshe FMR (1923) On certain tonic or postural reflexes in hemiplegia with special reference to the socalled associated movements. Brain 46

Wartenberg R (1954) Das extrapyramidale System. Kap. IV. In: Neurologische Untersuchungsmethoden in der Sprechstunde. Thieme, Stuttgart New York: 137–152

Weidhaas HJ (1988) Verhaltensmedizinischer Gesamtbehandlungsplan bei Torticollis spasmodicus. Praxis der Verhaltensmedizin und Rehabilitation 2: 114-121

Weisz S (1938) Studies in ewquilibrium reactions. J Nerv Ment Dis 88: 150-162

Whiles WH (1940) Treatment of spasmodic torticollis by psychotherapy. Br Med J: 969-971

Williams A (1993) Consensus statement for the management of focal dystonias. Br J Hosp Med 50: 655-659

Wilson SAK (1913/14) An experimental research into the anatomy and physiology of the corpus striatum. Brain 36: 427-492

Wimmer A (1929) Le spasme de torsion. Rev Neurol 36: 904-915

Witzmann A, Quatember R, Valenzak E, Grunert V (1984) Neurophsychologische Aspekte des Torticollis spasmodicus. Wien Med Wochenschr 134: 45-48

Wohlfarth K, Dengler R, Schubert M, Rothe B (1995) Effects of botulinum toxin A on alpha motoneurones. Mov Disord 10: 375

Wycis HT, Moore JR (1954) The surgical treatment of spasmodic torticollis. J. Bone Jt Surg 36: 119-126

Xinkang C (1981) Selective resection and denervation of cervical muscles in the treatment of spasmodic torticollis, results in 60 cases. Neurosurgery 8: 680-688

Yee WC (1987) Mechanisms of postsynaptic plasticity: remodeling of the junctional acetylcholine receptor cluster induced by motor nerve terminal outgrowth. J Neurosci 7: 2019-2024

Zacher A (1989) Der Schreibkrampf - fokale Dystonie oder psychogene Bewegungsstörung ? Eine kritische Literaturstudie. Fortschr Neurol Psychiat 57: 328-336

Zador J (1938) Les réactions d'equilibres chez l'homme. Masson, Paris

Zielke M, Kopf-Mehnert C (1978) Manual zum Veränderungsfragebogen des Erlebens und Verhaltens (VEV). Beltz, Weinheim

Zuber M, Sebald M, Bathien N, De Recondo J, Rondot P (1993) Botulinum antibodies in dystonic patients treated with type A botulinum toxin: frequency and significance. Neurology 43: 1715-1718

Sachverzeichnis

A
antagonistische Geste   30, 148, 149
Anterocollis   3, 4
Antikörper   91, 118
Ätiologie   125
- psychogene   125

B
Basalganglien   8
- Pallidum   8
- Putamen   8
- Striatum   8
- Substantia nigra   8
Basalglientheorie   5
BDI (s. Beck-Depressionsinventar)
Beck-Depressionsinventar (BDI)   61
Befindlichkeit   69, 85, 88, 101
- psychosoziale   69, 85, 88, 101
Begleitdystonie   80
- oromandibuläre   80
Bewegungsmuster   100
Bewegungsrichtung des Kopfes   3
bilaterale Thalamotomie   168
- Ergebnisse   161
- Nebenwirkungen   162, 167
- stereotaktische   159
- telemetrischer EMG-Befund   156, 165
Blepharospasmus   81, 113, 122
Bobath, B.   129
Bobath-Konzept   130
Boostern   119
Botulinumtoxin   57 ff
- Antikörper   91
- Dosierung   97
- Gesamtdosis   86
- Injektionszyklus   97
- Langzeittherapie   96
- Muskelselektion   73
- Nebenwirkungen   82 ff
- Peakeffekt   98
- Prädiktoren der Wirkung   83
Bremse   10
- striäre   10
Brunkow, R.   129, 131, 134, 139
- Stemmführungen   131, 134
- Stemmübungen   139
Brunkow-Bobath-Konzept (s. auch Krankengymnastik)   2, 27

C
chirurgische Therapie
- Denervation   181
- Elektrostimulation, hochzervikal   168, 169, 178
- mikrovaskuläre Dekompression d. N. accessorius   168
- Myotomie, M. sternocleidomastoideus   152
- Neurektomie d. M. sternocleidomastoideus   181
- selektive periphere Denervation   181
- stereotaktische Thalamotomie   159
- Wurzelresektion C1-C3   181
Cluster   72
- psychosoziales   72
Clusteranalyse   77
Computeranalyse des EMG   22
Coping   72, 88, 114
Coping-Stile   65
Cristae acusticae   7

D
Dehnungsreflexe   29
Dekompression   168
- mikrovaskuläre   168
- N. accessorius, mikrovaskuläre   168
Denervierung   127, 161, 167, 176

Sachverzeichnis

- N. accessorius 161
- periphere 161
- selektive periphere 127, 176
- zervikaler Muskeln 161, 167
- Zervikalwurzeln 161
Depression 61, 123
Dosierung 97
- Botulinumtoxin 97
Dysphagie 82
Dysphonie 81
Dystonie 62, 80, 81, 85, 113
- Extremitätendystonie 81
- oromandibuläre 113
- oromandibuläre Begleitdystonie 80
- Schluckdystonie 81
- Schweregrad 85
- segmentale 80
- Torsionsdystonie 113
- zervikale 62, 113
dystonische Hyperkinese 3, 130
dystonischer Torticollis 1

E

Elektromyogramm, telemetrisches 14
- Ableitung 23
- Ableitungstechnik 23
- Anzeigesignale 17
- Ausgangssignale 14, 17
- Auswertung 14, 19
- Histogramm 17
- Muskelaktionspotentiale 18
- Muskelsignale 23
- Standardabweichung 14
- Summenpotentiale 11, 23
- Telemetrie 23
Elektromyographie (EMG) 11, 12, 22
- Computeranalyse 22
- Interferenzbild 11
- Muskelaktionspotentiale 18
- quantitative Messung 12, 22
- quantitatives Aufbereiten von EMG-Signalen 12
- Summenpotential 11, 23
- telemetrische Untersuchung 11
Elektrostimulation 169, 170, 174
- EMG-Befunde 170-174
- Ergebnisse 173, 174
- hochzervikale 169, 174
EMG (s. Elektromyographie)
EMG-Ableitung 74
EMG-Befund 32, 41, 47
- telemetrischer 32, 41, 47
Enthemmungssyndrom 9

Epidemiologie 57
Ereignis 58, 113
- Lebensereignis 113
- psychosoziales 58, 113
Ergebnisse 149, 161
- der Rehabilitation 149
- Langzeitergebnisse 149
- postoperative 161
Erkrankungsalter 27, 57, 84, 113, 120
- zervikale Dystonie 113
Erstinjektion 77
Extremitätendystonie 81

F

Feedback-Mechanismus 147, 148
- antagonistische Geste 148
Foerster'sche Rhizotomie 43
Formatio reticularis 6, 8

G

GABA-Mangel 56
Geschlechterrelation 113
Geste 30, 60, 116, 148, 149
- antagonistische 30, 148, 149
geste antagonistique (s. Geste, antagonistische)
Gießen-Test (GT) 61
Gleichgewichtsreaktion 129
GT (s. Gießen-Test)

H

Haltungsreflexmechanismus 129
Haltungstonus 130
Hemmung 9, 130
- reziproke 9, 130
Hilfsmittel 145
- orthopädische 145
Hippotherapie 141, 143
hochzervikale Elektrostimulation 169, 174
horizontaler Torticollis 36
Hyperkinese 3, 130
- dystonische 3, 130
Hypophonie 83

I

Injektionszyklus 86, 97
In-vivo-Test 118

K

Kinesiologie 11, 130
klinische Untersuchung 27
Kloßgefühl 83
kombinierter Torticollis 45, 52, 53
Konzept der Torticollisbehandlung 129
Kopfstellreflexe 129
Körperstellreflexe 130
Krankengeschichte 36, 42, 50
- horizontaler Typ 36
- kombinierter Typ 50
- rotatorischer Typ 42
Krankengymnastik 127, 149
- Bobath-Konzept 130
- Brunkow-Bobath-Konzept 129
- Brunkow-Stemmübungen 131, 134, 139
- Ergebnisse 149
- Langzeitergebnisse 149
Krankheitsbewältigung 73
Krankheitstheorie 61, 114
- subjektive 61
Krankheitsverarbeitung 61, 65, 72, 114

L

labyrinthäre Rezeptoren 6
Labyrinth-Kopfstellreflexe 129
Labyrinthreflexe 129
Langzeitergebnisse 149
Langzeittherapie 96
Langzeitverlauf 117
Lebensereignis 59, 113
life events 113
logistische Regression 77, 84
Lokomotionsbewegungen 7, 154
- Nucleus interstialis 7
- Nucleus praecommissuralis 7
- Nucleus praestitialis 7
- Nucleus subthalamicus 7
- Putamen 7, 8

M

M. sternocleidomastoideus 167
Massage 145
- telemetrisches EMG
medikamentöse Therapie 55
- Anticholinergika 56
- Baclofen 56
- Lorazepam 56
- L-Tryptophan 56
- Meclofenoxat-Piracetam 56
- Meprobamat 56
- Muskelrelaxantien 56
- Natriumvalproat 56
- Thiopropazat 56
- Tiaprid-HCL 56
- Trihexyphenidyl-HCL 55
mikrovaskuläre Dekompression 168
- Ergebnisse 169
Misserfolg 95, 101
Modus der Innervation 25
Motorneglect-Syndrom (s. auch stereotaktische Therapie) 162, 167
- Nebenwirkungen 167
- operationsbedingte Nebenwirkungen 162
Mundtrockenheit 83
Muskel-Haltungstonus 130
Muskelrelaxantia
Muskelselektion 73
Muskeltonus 130
Myogramm 165
- telemetrisches 165
Myopathie 22
Myotomie 9, 151, 160, 168, 178
- des M. sternocleidomastoideus 9, 152, 168, 178

N

N. accessorius 181
N. auricularis magnus 177
N. axillaris 177
N. dorsalis scapulae (C5) 177
N. occipitalis 177
N. suprascapularis 177
Nachuntersuchung 91
Nackenschwäche 94
natürlicher Verlauf 120
Nebenwirkungen 87, 88
Neigung (s. auch rotatorischer Torticollis) 4, 39
Neuralgie 177
Neurektomie 9, 151, 166, 168, 178
- des N. accessorius 9, 151, 166, 168, 178
neuronale Systeme 6
- Cristae acusticae 7
- Formatio reticularis 6
- labyrinthäre Rezeptoren 6
- Nucleus interstialis 7
- Nucleus praecommissuralis 7
- Nucleus praestitialis
- Nucleus subthalamicus 7
- Pallidum 8
- Putamen 8
- retikuläre Neurone 6
- Striatum 9

- Substantia nigra 8
- Vestibulariskerne 6
- Wecksystem 6
Nn. occipitales major et minor 177

O

Operation 9
- stereotaktische 9
oromandibuläre Begleitdystonie 80
oromandibuläre Dystonie 113
orthopädische Hilfsmittel 145

P

Pathophysiologie 8
Patientenrating 74
Peakeffekt 98
periphere Denervierung 161
- N. accessorius 161
- zervikale Muskeln 161
- Zervikalwurzeln 161
Perzeptionstraining 128, 148
PET (s. Positronen-Emissionstomographie)
Physiotherapie (s. auch Krankengymnastik) 127
Plasmapherese 119
Positronen-Emissionstomographie (PET) 116, 123
postoperative Ergebnisse 161
Programmstörung 123
psychogene Ätiologie 125
psychogene Theorie 5
Psychogenese 5, 61
Psychogenität 124
psychologische Variable 123
Psychosomatik 126
psychosoziale Befindlichkeit 69, 85, 88, 101
psychosoziale Variable 61
psychosoziales Cluster 72
psychosoziales Ereignis 58, 113

R

Radikulopathie 81
Rating 74
- Patientenrating 74
- Untersucherrating 74
- Videorating 74
Ratingskala 74
Reflexe 129, 130
- Kopfstellreflexe 129
- Körperstellreflexe 130
- Labyrinthreflexe 129
- Stellreflexe 129
Reflexerregbarkeit 29
Regression 77, 84
- logistische 77
Rehabilitationsergebnis 149
Reiten 141
- therapeutisches 141
Release-Phänomen 29
Remission 55, 92, 95, 101, 125, 180
- spontane 55, 180
Remissionsrate 119
Reorganisation 116
- zentrale 116
Reorganisationsvorgang 121
retikuläre Neurone 6
Retrocollis 4
reziproke Hemmung 9, 130
Rhizotomie 160
Rhythmizität 61
Rhythmustyp 59
Richtungstyp 60
Rorschach-Verfahren 124
Rotation 4, 39
rotatorischer Torticollis 4, 39, 42, 45
rotatorischer Typ 120

S

Schiefhals 3
- spastischer 3
Schluckdystonie 81
Schluckstörung 82, 83, 87, 94
Schmerzen 81
Schulter-Wangen-Winkel 27, 43, 49
Schutzstreckung der Arme 130
Schweregrad 74, 85
- der Dystonie 85
segmentale Dystonie 80
sekundäres Therapieversagen 92
Selbstakzeptierung 61, 64
selektive periphere Denervierung 127, 176
Sensomotorik 133
Sozialstatus 112
spastischer Schiefhals (s. auch Torticollis) 3
spontane Remissionen 180
Spontanremission 119
Stellreflex 129
Stemmführungen 131, 134
- nach Brunkow 131, 134
Stemmübungen 139
- nach Brunkow 139
stereotaktische Operation 9
stereotaktische Thalamotomie 37, 43, 50, 153, 159

stereotaktische Therapie 9, 37, 43, 50, 153, 162, 166
- Ergebnisse 161, 166
- Nebenwirkungen 162, 167
- Zielareale 160
striäre Bremse 10
subjektive Krankheitstheorie 61
Subthalamotomie 154, 167, 168
Symptomdauer 84, 120
Systeme 6
- neuronale 6

T
telemetrischer EMG-Befund 32, 41, 47
- Therapie 138, 143, 145
telemetrisches Myogramm 165
Thalamotomie 37, 43, 50, 153-162, 168
- bilaterale 168
- elektromyographische Untersuchungsbefunde 156
- Nebenwirkungen 162, 167
- postoperative Ergebnisse 161
- telemetrischer EMG-Befund 156, 165
Thalamus 8
- Centre median 8
Theorie 5
- psychogene 5
therapeutisches Reiten (s. auch Hippotherapie) 141, 143
Therapie 9, 37, 43, 50, 55, 153, 162, 166
- medikamentöse 55
- stereotaktische 9, 37, 43, 50, 153, 162, 166
Therapieabbrecher 90
Therapieabbruch 85, 91
- Nachuntersuchung 91
Therapiebeginn 57
Therapiefortsetzer 90
Therapiekontrolle 73
Therapiemißerfolg 93
Therapieunterbrecher 90
Therapieversagen 92
- sekundäres 92
Torsionsdystonie 8, 45, 46, 113
Torticollis spasmodicus 1, 3, 4, 36, 39, 42, 45, 52, 53, 165
- Anterocollis 4
- crampiformis 4
- dystonischer 1, 3
- horizontaler 4, 30, 36, 38

- kombinierter 45, 52, 53
- myoklonicus 165
- psychogener 5
- Retrocollis 4
- rigidus 4
- rotatorischer 4, 39, 42, 45
Torticollisbehandlung 129
- Konzept 129
Trickmanöver 60
Tsui-Skala 75, 84

U
Untersucherrating 74, 79
Untersuchung 27
- klinische 27
Ursachen der zervikalen Dystonie 62

V
Variable 61, 123
- psychologische 123
- psychosoziale 61
Verlauf 120
- natürlicher 120
Verlaufsbeobachtung 85
Verlaufsgruppe 101
Vestibulariskerne 6
Videobeurteiler 79
Videorating 74, 79

W
Wecksystem 6
Wendesysteme 9
Wendung (s. auch Torticollis, horizontaler) 30
Wiederholungsinjektion 85, 99
Wurzelresektion C1 bis C3 151

Z
zentrale Reorganisation 116
zervikale Dystonie 62, 120
- natürlicher Verlauf 120
- Ursachen 62
Zielareale 160
- stereotaktische 160
Zyklus 86
- Injektionszyklus 86, 97

MIX
Papier aus verantwortungsvollen Quellen
Paper from responsible sources
FSC® C105338

If you have any concerns about our products, you can contact us on
ProductSafety@springernature.com

In case Publisher is established outside the EU, the EU authorized representative is:
**Springer Nature Customer Service Center GmbH
Europaplatz 3, 69115 Heidelberg, Germany**

Printed by Libri Plureos GmbH
in Hamburg, Germany